常见肿瘤中医康复指导

主　编　刘　震　何立丽

副主编　吕文良　顾恪波　陈兰羽

编　者　（按姓氏拼音为序）

陈兰羽　程艳玲　顾恪波

何立丽　刘　震　吕文良

孙婷婷　汪九重　王新贤

吴　洁　武庆娟　闫　洁

赵　鑫　朱　丹

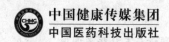

中国健康传媒集团

中国医药科技出版社

内 容 提 要

本书分总论和各论，以中医肿瘤康复学术思想为核心，把现代肿瘤康复医学的基本理念与中医传统养生康复观念相融合，介绍了中医肿瘤康复学的基本理论与特点及其基本康复手段措施与独特优势，详述了五禽戏、六字诀、八段锦、太极拳、气功、音乐疗法、芳香疗法、药膳等康复方法，重点对喉癌、肺癌、食管癌、胃癌、甲状腺癌等10余种常见肿瘤的中医康复、生活饮食指导等进行阐述。书中内容丰富，实用性强，适合肿瘤科及慢病康复科医护人员参阅，也可为肿瘤患者及家属答疑解惑。

图书在版编目（CIP）数据

常见肿瘤中医康复指导/刘震，何立丽主编.—北京：中国医药科技出版社，2023.6
ISBN 978-7-5214-3817-8

Ⅰ.①常… Ⅱ.①刘…②何… Ⅲ.①肿瘤-中医治疗法 Ⅳ.①R273

中国国家版本馆CIP数据核字（2023）第048684号

美术编辑 陈君杞
版式设计 友全图文

出版　**中国健康传媒集团** | 中国医药科技出版社
地址　北京市海淀区文慧园北路甲22号
邮编　100082
电话　发行：010-62227427　邮购：010-62236938
网址　www.cmstp.com
规格　710×1000mm $\frac{1}{16}$
印张　13
字数　247千字
版次　2023年6月第1版
印次　2023年6月第1次印刷
印刷　三河市航远印刷有限公司
经销　全国各地新华书店
书号　ISBN 978-7-5214-3817-8
定价　**49.00元**

获取新书信息、投稿、为图书纠错，请扫码联系我们。

前 言

2006年，世界卫生组织首次提出，癌症其实可以视为一种可以调控的"慢性疾病"。这意味着，肿瘤患者可以和糖尿病、高血压病患者一样，通过精细的长期管理，获得长期生存和有尊严的较高质量的生活。

但是，这要求无论是医护还是患者家属，甚或患者本人都能较好的理解和实践如何在急性期过后迅速从病痛中康复，快速回到日常生活的正轨。

本书正是基于国内肿瘤患者乃至从事相关行业的医护人员对于康复不够重视这一客观背景出发，以临床常见的、发病率较高的多种恶性肿瘤，如喉癌、肺癌、食管癌、胃癌、肠癌、肝癌、胰腺癌、胆囊癌、乳腺癌、宫颈癌、卵巢癌、甲状腺癌、肾癌、膀胱癌及神经胶质瘤的手术、放化疗后康复为落脚点，以现代康复医学结合传统中医手段，形成有中医特色的综合性康复方法，推动中医肿瘤康复的运用、实践和系统总结，为中医肿瘤康复学的发展贡献绵薄力量。

本书除了介绍有关肿瘤疾病的现代康复理念和操作方法之外，还结合了有中医特色优势的太极拳、气功、八段锦、音乐疗法、中医外治法、芳香疗法及二十四节气养生食谱等内容，有趣又实用，让不同爱好、不同性格和不同习俗的读者都可以找到适合自己的特色康复方法，具有很好的实用性和适用性。本书适合肿瘤科及慢病复康科医护人员参阅，也可为肿瘤患者及家属答疑解惑。希望广大读者喜欢，也欢迎有想法的朋友提出中肯的意见建议，以便再版时不断完善。

编者
2023年3月

目录

第一章 总 论

第一节 肿瘤康复的概况

一、肿瘤康复的概念及意义

（一）肿瘤康复的概念

肿瘤康复，俗称"癌症康复"，最早由美国在1971年国家癌症计划中提出。1972年，美国国立癌症研究院（NCI）在举办"癌症康复计划会议"中，将"癌症康复"明确划分为：社会心理支持、体能优化、职业辅导、社会功能优化等4个方面[1]，全面探讨了癌症康复的内涵及意义。1978年，Cromes将癌症康复定义为"在癌症疾病本身和癌症治疗手段所导致的限制条件下，帮助癌症患者，使其能够最大限度地恢复身体、社会、心理和职业功能"[2]。

进入2000年之后，对癌症康复有了更深入的研究。根据康复目的不同可分为：恢复性康复、支持性康复、姑息性治疗和预防性康复[3]。

恢复性康复，是指争取以最小的功能损伤，恢复到癌症发病前的个人生理、心理、社会和职业功能状态。

支持性康复，则是指探索如何减少功能性困难，并对永久性损伤进行适当弥补。

姑息性治疗的对象通常是晚期患者，以治疗或减轻并发症，特别是疼痛为主要目的。

预防性康复，可以包括治疗过程中防止以后出现功能损伤的各种预防性措施，例如乳腺癌切除术中进行的关于上肢力量控制和关节活动度的术前训练等等。

（二）肿瘤康复的意义

近些年来，随着医学科学及相关检验检查技术的发展，恶性肿瘤的诊治水平不断提高，肿瘤患者存活时间逐渐延长，甚至临床治愈的病例也越来越多，这是一种积极的变化。但是，在患者临床治疗的同时及以后，均有必要进行相应的康复治疗以全面提高疗效和生活质量。

当今医学界已经把恶性肿瘤界定为一类难治性的慢性全身性疾病，而治疗恶性肿瘤尚缺乏特效的根治方法。通过手术、放化疗等手段即使把肉眼可见的瘤体完全清除掉，或达到了所谓临床疗效评估的完全缓解（CR），也很难保证以后肿瘤不会再复发或发生转移。因此，严格意义上讲，每一个肿瘤患者都需要后续的序贯治疗和康复指导。

随着社会的发展，生活水平的提高，人们珍惜来之不易的美好生活，追求更高更好的生活质量，更珍惜自己的身体、健康和生命，这是非常自然的事情。尽管恶性肿瘤难以完全治愈，但每个患者都渴望能够达到最终的治愈目标，并恢复到正常的生活。

因此，科学化、标准化和个体化的临床治疗无疑是目前治愈疾病的关键措施。但是，任何患者不可能总是一直住在医院里，一直泡在药罐中，出院之后如何能尽快修复缺损的生理功能、防止肿瘤复发和转移、适应新形势下的家庭和社会生活等等问题，都是患者非常关心和重视的。

当前，肿瘤康复的意义主要在于以下几点。

1. 有助于提高临床疗效　要想战胜恶性肿瘤，临床治疗是关键，而康复治疗是保证。

临床上经过手术、放化疗等重大治疗举措，肉眼可见的肿瘤可以被清除或达到完全缓解，但如能进一步实施科学的康复治疗，就有可能防止肿瘤复发或转移，使患者长期存活，甚至达到所谓临床治愈。

另外，也有不少带瘤生存者经过适当的康复治疗，可以使病情趋于稳定，甚至少数患者出现肿瘤完全消失的现象。

2. 有助于延长生存期　对于一些临床治疗效果不佳或者治疗手段有限的中晚期肿瘤患者，通过免疫、心理、中药、导引、气功等综合性康复治疗，可以起到延缓病情发展、延长患者生存期的作用。

3. 改善症状，提高生活质量　适当的心理治疗和护理、及时有效的对症处置、合理的营养措施、充分的功能康复等等，可以起到减轻患者身心痛苦，增强患者体质，提高生活质量及抗病信心的作用。

4. 回归社会　治疗肿瘤的目的不仅要让患者活着，而且要让其尽可能有社会尊严、有较高生活质量，能正常回归家庭和社会，承担相应的家庭和社会责任，同时享受家庭和社会生活带来的幸福感。

在促进社会角色回归这一点上，临床治疗后患者体质的恢复、受损器官功能的锻炼与修复、健康心理的重建等等显得尤为重要。

二、肿瘤康复亟需解决的问题

随着我国人口老龄化进程，以及癌症发生率的不断攀升，肿瘤患者数量日益增长。而限于社会力量、经费投入不足，医疗资源紧张等种种问题，目前肿瘤患者经医院系统诊疗完成后，往往缺乏后续的康复治疗及生活指导，其生活质量不高，预后不佳。肿瘤康复问题已经成为我国公共卫生领域亟待解决的重点任务之一。

我国肿瘤患者重点需求的康复内容包括营养、心理以及改善症状等诸多方面[4]。有关国内研究表明[5]，绝大多数患者认为对生活质量影响最大的痛苦是"没有控制住的症状"，其次为"心情不好"。有83.7%的患者愿意接受康复指导，由此可见康复医疗的缺口还是极大的。

从身体康复方面来讲[5]，困扰患者的前10位症状包括：乏力、健忘、睡眠不安、口干、苦恼、胃口差、疼痛、咳嗽、气短和怕冷等。在影响生活质量的最大痛苦症状方面，乏力、疼痛、失眠、纳差和咳嗽，占据了前5名的位置。大多数患者的康复需求具体包括：希望得到康复指导（58.4%），肿瘤知识咨询（50.7%），营养指导（46.0%）和心理辅导（21.5%）等。

同时，研究还表明[5]，有81.0%的患者愿意接受中医康复，并希望能够达到增加免疫力（72.4%），调节身体机能和修复平衡（61.2%），减轻症状（59.8%）和改善体力（53.2%）等目的。由此可见肿瘤患者康复过程中对中医中药也有着极大的需求。

总的来说，肿瘤康复需要解决的几个主要问题应包括以下方面[4-6]。

1.减轻患者痛苦 除了尽快清除肿块或压制肿瘤在体内的快速生长之外，对患者临床的各种症状及有关治疗的副作用采取相应措施给予处置及有效缓解，包括某些姑息治疗，如为解决消化道梗阻而进行的肠道改道手术、缓解肿瘤压迫呼吸道而进行的放射治疗、缓解骨转移引起的疼痛进行的放射治疗或局部封闭麻醉等，还有抑制恶心呕吐、改善营养状态、促进食欲、镇咳、改善呼吸困难等对症处理，均可大大减轻或缓解患者的躯体痛苦、改善症状，提高生活质量，也能在某种程度上缓解心理压力、释放不良情绪，同时为进一步完成各种治疗及适应家庭和社会生活提供较好的身体条件。

2.心理康复 肿瘤的难治性、长期的疾病折磨，以及疾病引起的社会适应性的明显降低，都可以使患者产生较为严重的心理问题或心理障碍。因此，所有肿瘤患者都需要得到他人的理解、支持、鼓励和安慰，以减轻心理上的痛苦。

随着肿瘤心理学的发展，人们也逐渐认识到社会心理因素，尤其是不良情绪比如疑虑、焦虑、悲伤、恐惧、愤怒等，在肿瘤发生、发展和预后中起到非常大的不良推动作用。

肿瘤患者自怀疑诊断起，就普遍存在不同程度的心理压力，这种不良情绪、心理压力得不到宣泄和排解，其作为应激源就可能引起机体强烈的应激反应，并通过降低机体免疫力、影响进食和睡眠等，大大降低机体的抗病能力，促进肿瘤发展，降低治疗效果。

更有甚者，患者可因心理绝望而拒绝接受任何治疗，出现轻生或自杀的念头与行为，这种情况在临床上并不罕见。

同时研究也发现，心理素质较好、心理压力相对较小的患者，治疗效果往往较为理想，预后也较好。心理压力偏大、情绪低落的患者，往往疗效和预后也较预期为差。

因此，心理康复对提高肿瘤患者的治疗有效率及生活质量可起到很关键的指导作用。肿瘤心理康复措施可包括认知疗法、心理疏导、音乐、放松、暗示、催眠、心理支持等。

3.促进器官功能康复 在肿瘤治疗过程中，不可避免地导致一些邻近器官功能受到牵累损伤。因此，促进这些比较重要的器官恢复功能，可以提高患者生活质量，促进临床疗效。

例如，喉癌患者喉切除术后配置人工喉或锻炼运用食管发音，可以促进语言能力的恢复。胃大部切除术或全胃切除术后，消化功能的逐步康复，则有利于增强营养、提高体力和体质，增强抗病能力。乳腺癌术后，上肢水肿和上肢功能的康复有利于提高生活质量。直肠癌和泌尿道术后瘘口的护理，有助于减少感染、促进创伤修复。面部手术的整容、截肢患者残肢功能的重建，有助于患者增强自信、提高生活质量等，都属于器官功能康复内容。

4.促进膳食营养合理 合理膳食营养可起到预防和减轻恶病质、尽快帮助患者恢复体质、增强抗病能力的作用。

事实上，合理的饮食甚至有愉悦心情、改善情绪、调节心理障碍、促进睡眠等作用。

5.增强抗病能力 采用生物免疫、中医中药治疗、营养支持、体育锻炼等举措提高患者的免疫力，增强体质，提高抗病力，可起到抑制肿瘤生长、减少复发和转移的作用。

6.增强体能锻炼 适当运动可提高机体抗病能力，也可以疏导精神压力所引起的各种病理生理反应。

适度参加体育锻炼可使人精力充沛、体力增强，自信心修复，并且思维敏捷、乐观开朗。

运动还可使人更多地关注自身身体的变化，唤起对自身健康的责任心，提高耐力和毅力。

因此，体育锻炼不仅可以增强体质，而且也是有效的心理治疗方法。

7.身心并修——气功导引 气功是练功者发挥主观能动作用，综合运用调息、调身和调心的综合锻炼手段，对身心进行综合性训练，通过调动和培养自身的生理潜能，来实现强身康复的一种传统中医保健方法。

导引是我国古人针对性创制的一些躯体运动方法，也配合有呼吸方法的锻炼，与气功主静略有不同的是，导引多为动功，可发挥类似太极拳、武当长拳之类的修身修心作用。

8. 提供生活指导 肿瘤患者仍然具有正常的社会属性，患者有得到家庭及社会支持、受人尊重、建立人际关系、参加社会活动、重新工作等的权利和需求。这些都需要通过康复治疗和生活指导来给予解决。

生活指导的内容包括怎样处理治病养病与生活学习及工作之间的关系，怎样调整病后的生活目标，肿瘤患者的婚姻和生育问题，如何建立一个健康的生活方式，如何有效的融入正常人的生活圈子而不受到干涉和区别对待等。

9. 提供家庭及社会支持 家庭和社会的关爱与支持，可以从精神上、经济上、社会适应性上给患者以实实在在的支持，并可作为患者与其他健康人沟通、互动的桥梁，有利于促进患者的全面康复。

10. 提供临终关怀 对晚期患者、临终患者给予生理、心理、精神、社会等多方面的照顾，同时对其家属提供心理支持。

第二节 中医肿瘤康复的概况

一、中医肿瘤康复的基本理论与特色

（一）中医肿瘤康复学的概念及目标

中医肿瘤康复学是在中医学理论的指导下，研究肿瘤患者康复的医学理论、医疗方法及其临床应用的一门学科。该学科以中医基础理论为指导，综合运用调摄情志、传统体育、娱乐活动、沐浴熏洗、饮食调摄、针灸推拿、药物服敷等综合方法，针对肿瘤患者的临床病理特点，进行辨证康复的综合应用。

中医肿瘤康复的目标是使肿瘤患者生理功能的缺陷得以改善或康复，乃至复如正常，最大限度提升生活和劳动能力，充分参与社会生活，同健康人一道分享社会、经济及医疗事业发展带来的最新成果。其康复对象是各种恶性肿瘤患者。

（二）中医肿瘤康复学的基本理论与特点

中医对于健康和疾病的认识是立体的，健康与疾病是一个矛盾的统一体，是一个事物的两个面，中医对于人体的认识着重于功能，因此康复的重点也在于功能的康复。中医治病主张综合治疗，内外兼顾，方法上重视外治法、针灸法、手法、功法等，特色鲜明[7, 8]。

1. "天人合一"的整体康复观 中医肿瘤康复理论强调人与大自然相适应，以及身心的一致性，即"天人相应""形神合一"，所有患者都要充分利用自然环境，适应并改造社会环境，形神兼顾，以达到全面康复。

这个所谓"天人合一"，对于接受现代科学教育的人而言似乎很"玄乎"，实际上要真正理解它并不难，换一个词就好理解了：生态。

"天人合一"的涵义就是说，人只不过是大自然（天）这个生态系统中的一员。从人的角度来看，人相对大自然（天）而言是极其渺小的，人对于大自然（天）必须要以"敬畏"的心态来从事各种活动，概言之"顺天则昌，逆天则亡"。

所以"天人合一"的意思，用生态系统的观念来理解，就是说：人必须与大自然（天）的这个生态要求相统一，人要去适应"天"的变化，顺应"天"的要求。通俗点讲"天"让你添衣服，赶紧添衣服（寒），让你脱衣服，也得赶紧脱衣服（热），该起床起床（晨），该睡觉睡觉（昏）。在"天"这个大生态条件下，如果"人"非要"逆天行事"，估计就得考虑"后果自负"了。

还有"形神合一"，它的涵义换句话来说其实就是"表里如一"，也就是说外在的身体的活动，和内里的心理活动应该保持一致，这样有利于身心健康。如果身心不一致，就会有"错乱"的感觉，不仅如此，还可能会有损人的健康。

在中医典籍《黄帝内经》中就有"天人合一"、"形神合一"的整体观念，是中医康复理论乃至中医肿瘤康复学理论体系的核心。综合利用中医调摄情志、针灸、气功、按摩、饮食调理、体育运动等，则是中医肿瘤康复学的特色。

另外，当今中医肿瘤康复学多在中医辨证的基础上，借鉴现代肿瘤康复医学功能评估和分析的方法，系统评价肿瘤患者功能障碍的性质和程度，并有利于系统观察评估康复治疗的疗效，使得中医康复学靶向更加精准，这是当代中医肿瘤康复学的一种发展趋势。

2.脏腑功能康复观 中医是建立在"五脏六腑"的藏象生理功能认知和相互"生化克制"理论之上的，强调加强或恢复五脏六腑正常功能，以增强或康复自我生活自理能力，并进行必要的脏腑功能补偿，这是中医肿瘤康复学的又一重要特点。

中医五脏理论是从何而来的呢？本质上，古人认为"天"是一个大的生态系统，在这个大的生态系统中，有生发、炎上、趋中、沉降、涵养等五种不同属性的物质存在，中医分别用"木、火、土、金、水"来代表这五种不同的物质属性。换言之：古代中国人把刚刚萌生而向上发展的事物比拟为"木"，事物发展壮大到火起来的程度比拟为"火"，事物成熟度很高比较稳定的状态比拟为"土"，事物厚重内敛甚至开始固化萎缩比拟为"金"，沉淀敛藏而不显露于外比拟为"水"。这五种属性是对世界万物特征的一种概括而不是指具体事物。

在"天"这个大生态内部，这五种不同属性的物质之间可以相互转化、也可以相互制约，从而维持整个大生态系统的动态恒定，也就是"阴阳平衡""阴平阳秘"的状态。

把"人"跟"天"相比拟，"麻雀虽小，五脏俱全"，"人"虽然比"天"小很多，但是在内涵上也是有生发、炎上、趋中、沉降、涵养等五种不同属性的物质存在，把它们隶属于五脏来统领，其功能相互协调、互相促进，也相互制约和克制，这就是中医五脏理论的渊源。

中医肿瘤康复学也是在脏腑功能相互协调、促进、转化、制约、克制的基础上发展而来的，因此具有"天人合一"的整体视角和五行理论的临床特征。

3.康复预防观 正如医典《素问·四气调神大论篇》中所谓的"圣人不治已病，治未病"，以及隋唐时代著名医仙孙思邈"上工治未病，中工治欲病，下工治已病"的说法，中医强调未病养生、防病于先，欲病救萌、防微杜渐，已病早治、防其传变，瘥后调摄、防其复发，这都是中医康复理论的特色鲜明之处。

这实际上也是中西理论的区别之处，也就是说中医侧重于"治"，当然这个治不是治疗的治，而是治理的治，所以中医往往说调理而不是治疗。西医强调的"治"，实则是指干预，等它迈过"病"的门槛，再好好"修理"它。

中医的哲学也是秉承这种"治"（治理）的思想的。所以，中医就说"上工治未病"，不等其发展成为病，就把这个萌芽给掐灭，给治理掉，不能发展为"病"再去花大力气，那样劳民伤财，效果也未必是最好的。"未病先防"，不等它发展到不能调和才去处理，这个思想很是超前的。

因此，中医往往在肿瘤治疗和康复中强调"扶正"的重要性，也就是搞建设的重要性，这个思想和中国人的哲学是一脉相承的。

4.因人因地因时制宜 由于患者处于不同的时空环境，如有的患者生活在冰雪封地的北方，有的患者生活在潮湿闷热的南方，有的在春光明媚的日子发病，有的在秋风萧瑟之时得病，身体条件、生活条件、心理差别、社会关系等等诸多因素，都可以成为疾病的干扰因素，也可以转变为促进康复的因素，中医对这些不同予以区别对待、善加利用，如果综合利用得好，甚至可能变坏为好、变废为宝，把不利因素控制在最低程度，把有利因素综合发挥到极致，就能充分发挥康复治疗的作用，求得最好的结果。这是中医肿瘤康复学的第四个基本特点。

坚持三因制宜的原则，中医"扶正培本"要根据各自患者的特点来决定入手的方向和方法，是有鲜明个体化特征的。

二、中医肿瘤康复的基本手段和措施

传统中医康复疗法主要有两大部分组成：内治法和外治法。内治法，即内服药物。外治法，包括药物外治法、器械外治法，手法、功法、音乐疗法、五色五味疗法等都属于外治法范畴。

事实上，内治法与外治法都涵盖了心、身两个方面的康复内容，并体现了中医整体观、天人合一观、辨证康复观、三因制宜观等中医特色。

如《养生方·导引法》中云："病心下积聚，端坐伸腰，向日仰头，徐以口纳气，因而咽之，三十过而止，开目。……腹有疾积聚者，张吸其腹，热乃止，瘕散破，即愈矣。"详细阐述了运用导引配合呼吸的方法治疗癥瘕积聚。

再如《理瀹骈文·健脾膏》中记载"破积导饮丸"，用木香、槟榔、陈皮、青皮、枳壳、蓬术、三棱、半夏、神曲、麦芽、干姜、车前子、泽泻、甘草各五钱，白丑头末六钱，黄连三钱，巴豆二十粒，炒熨以消诸积聚癥块，谓之甚效。

除此之外，中医也观察到精神情绪与肿瘤疾病的相互影响，认为七情过度是肿瘤发生的重要原因。七情过度可影响肿瘤的全过程，"七情过度致癌，治必涉及于心"，情志调节是肿瘤防治值得注意的重要途径。

调节七情、避免急躁情绪、保持乐观心态，对于肿瘤的预防及康复是有益的[9]。对肿瘤放化疗患者焦虑情绪的研究表明，治疗组焦虑自评量表（SAS）和抑郁自评量表（SDS）评分均低于对照组，日常生活质量相关指标睡眠状况、精神状况、饮食情况、心理状况评分均优于对照组，满意度评分明显高于对照组，提示缓解肿瘤放化疗患者焦虑情绪，对肿瘤疾病好转具有重要价值[10]。

除此之外，中医食疗具有抗肿瘤作用，可以抑制致癌物的形成、干扰致癌物的代谢、阻止致癌物与大分子结合活化、抑制肿瘤促进剂的作用[11]。

针灸在肿瘤康复治疗中可有助于缓解症状、减轻痛苦、提高生活质量、促进器官和心理功能的康复以及提高抗病能力，具有简、便、效、廉等优势，可更好用于临床，以促进患者整体的康复，早日融入社会[12]。

总之，当代中医根据肿瘤患者需要，综合配置了一些现代化的康复措施，针对性的康复训练可促进躯体功能障碍的恢复，个体或团体化心理治疗可减轻焦虑等不良情绪，营养康复可改善晚期肿瘤患者的不良营养状态，运动康复有助于提高免疫功能、改善症状，癌痛康复明显减轻晚期癌症患者痛苦，保证生活质量。

我们认为，多种康复手段复合运用，兼以个体化的精准康复将是未来趋势，跨专业人才进入、多学科联合、标准化的康复指南是未来中医肿瘤康复学发展的方向[13]。

三、中医在肿瘤康复中的作用及意义

恶性肿瘤已成为严重威胁人类健康的主要疾病之一，人类欲克服这类疾病仍任重道远。当前，随着肿瘤研究的深入，消灭肿瘤已不再是治疗的最终目标，而以提高肿瘤患者生活质量为目标的姑息疗法已广泛运用于临床。毫无疑问，中医对肿瘤的康复治疗具有极大的优势，通过调节情志、支持治疗、运动疗法、针灸、音乐，甚至五声、五色、五味疗法等调理正气、抑制肿瘤、促进康复，正是中医的独到之处[14]。

四、中医肿瘤康复学的优势

中医肿瘤康复学有其特点，也有其特有的优势，最重要的是它强调整体康复与辨证康复相结合。中医肿瘤康复疗法将局部的功能障碍从整体出发，采取全面康复措施来达到治疗的目的。其次，在采取措施的过程中不求急功近利，而是从顺其自然、适应社会过程中求得个体的康复，始终强调循序渐进的功能恢复。再者，中医肿瘤康复学继承中医重要的辨证思想。辨证是肿瘤康复的前提和依据，采用因人而异、因证而异的个体化辨证康复思想。

第二个重要的优势是形体康复与情志康复相结合，中医肿瘤康复强调"形神合一"，功能康复即是训练"神"对"形"的支配作用及相互配合与影响，用肿瘤患者的强大意志力来支配身体的行动，并最终求得身体的康复。中医强调肿瘤康复的"形神兼养"，既有一套形体康复的手段，又有一套情志康复的手段，两者互相配合、互相促进、交互为用，注重肿瘤患者身体和心理的共同修养与康复。

第三个优势在于自然康复和药物康复相结合，且多数药物偏于"绿色""无毒害"。中医的治疗措施多样化也是其特点之一：内服药物和外治措施相结合，使患者的康复更加容易。内服药物以外，还注重饮食疗法。外治手法上包括针灸、推拿、功法训练等多种措施，趣味性和实用性相结合。

五、中医肿瘤康复学的现状

中医肿瘤康复学与现代肿瘤康复有着学术观点相似的共同点（全面康复的整体观念），治疗理念也较接近（被动和主动），也有着相似的运动疗法，但中医肿瘤康复学的指导思想源于中医诊疗理念，特色鲜明。

中医肿瘤康复的主要适应证不外"虚""实"两端。虚在脏腑气血津液不足，实在痰饮瘀血停滞。这些病证的主要病理机制是由于气血衰少，脾肾不足，气血津液推动无力，血瘀痰阻等相互胶结而致。使用中医肿瘤康复学有关措施需要有确定的康复指征，例如患者体弱，活动受限，生活自理困难，临床治疗的后期或疾病愈后仍有不适者，或理化检查仍不稳定者，术后放疗或化疗后有并发症或有其他不适者。

中医肿瘤康复学应用动静结合、药食结合、内治与外治法相结合、调神与养形相结合等诸多方法。具体包括：调摄情志法、娱乐法、传统体育法、自然沐浴法、针灸推拿法、饮食法、药物法等。其方法简单易行，不需要昂贵的医疗设备和复杂的操作技术而受到国内外学者和患者普遍重视，可由患者自身或其家属，或基层医务人员来辅导完成，适合家庭康复和社区康复。

随着国家对中医药发展的重视，中医肿瘤康复学也得到了蓬勃发展，作为一门较为独立的学科在我国中医药学中发挥的作用越来越大。一方面，各地中医药院校都先后开设了针灸、推拿、营养、药膳等专业课程，培养中医肿瘤康复方面的人才充实各地医疗机构。另一方面，随着人们越来越重视中医肿瘤康复学，其学科水平也在不断提高，通过开展各种学术会议和学术交流活动来提高有关人员的理论和临床水平。有关专著杂志也有相继出版，为从业人员相互交流学术思想和心得体会提供了有利的平台。

但在看到进步的同时，也要了解中医肿瘤康复学存在的不足和问题。例如，中医肿瘤康复理论尚未形成完善的体系，早期康复意识仍需要加强，对于多数患者在住院期间医护人员只重视了疾病本身的救治，而忽视或错过了有关康复的指导，给患者心身方面康复造成较大困难。现在关于中医肿瘤康复学的研究方法、科学性、系统性等方面还有待加强，需要增强研究结果的可行性和可信度，有利于推广。另外，要注重对疗效评定标准的统一，诸多疗效评估方法还没有得到国内公认和普遍应用。这些问题都要在学科实践中逐步得到解决。

六、中医肿瘤康复学的进展

随着中医肿瘤康复学的发展，肿瘤康复医疗的对象明显增多，其构成情况也不断发生变化，中医肿瘤康复学越来越显示出其重要性。但在发展的过程中应既要继承中医的传统，又要在应用中求实创新，努力跟上时代前进的步伐，保持中医肿瘤康复学的特色。

中西医相结合的肿瘤康复学是中国肿瘤康复学的发展方向，在结合的过程中发扬中医肿瘤康复疗法独有特色和专长，如运动疗法可科学合理结合八段锦、易筋经、太极拳等古老的运动方式；物理疗法可与针灸和推拿等外治法相结合；作业疗法配合书法、国画和民乐等；心理疗法和气功治疗相结合的方式等等。

总之，发展中医肿瘤康复学，要挖掘整理、继承发扬传统肿瘤康复疗法的优势和特色；建立中医肿瘤康复或中西医结合肿瘤康复的治疗规范；培养复合型肿瘤康复医学人才；建立中西医结合肿瘤康复的执业规范。这种中西医肿瘤康复疗法的规范结合，才有可能显著提高肿瘤康复疗效，促进我国乃至国际肿瘤康复医疗的进一步发展。

第三节　具有中医特色的肿瘤康复方法

中医肿瘤康复学是建立在中医基础理论和方法学之上的，而中医基础理论出自古人传统而深邃的世界观、人生观，与中国古人日常生活的方法、实践与经验是一致的。因此，古人在康复学上的一些做法，对于当今的肿瘤康复仍然具有参考价值，并深深烙上传统思维的烙印。具有中国特色和中医特色的康复方法有很多，包括在古代哲学思想上由当代学者发明的一些方法，在此仅做选择性摘录，供广大学者和患者参考。

一、传统功法

（一）五禽戏

1.五禽戏的源流 由于远古时代中原地区河水泛滥、湿瘴弥蒙，许多人因此而患上了关节不利之症，先民们"乃制为舞"，"以利导之"，创制了具有疏通经络、活动关节的"舞"蹈，以祛除寒湿痛痹，这是远古气功导引的一种萌芽。

到了东汉末年，名医华佗对这些导引之术进行了系统编排和改良，创制出流传于世的"五禽戏"，分别模拟"虎、鹿、熊、猿、鸟"的动作，精简编制而成。新中国成立后，国家体育总局在传统五禽戏基础上进行了合理适度改良，编成新式五禽戏加以推广，使之形神兼备，意气相随，内外合一。

2.五禽戏的特点

（1）安全易学，左右对称 新式的五禽戏，是在对传统五禽戏进行挖掘整理的基础上编创的，便于大多数人习练。

（2）引伸肢体，动诸关节 五禽戏动作体现了身体躯干的全方位运动，包括前俯、后仰、侧屈、拧转、折叠、提落、开合、缩放等各种不同的姿势，对颈、胸、腰椎等部位进行了有效的锻炼。总的来看，该功法以"腰"为主轴和枢纽，带动上下肢向各个方向运动，以增大脊柱的活动幅度，增强健身功效。

（3）外导内引，形松意充 古人将"导引"解释为"导气令和，引体令柔"。所谓"导气令和"，就是指疏通气血、调顺呼吸。所谓"引体令柔"，就是指活动关节、韧带、肌肉，使之拉伸、柔韧性增强。习练过程在保持功法要求的正确姿势前提下，各部分肌肉应尽量保持放松，做到舒适自然，不僵硬、不拿劲、不软塌。只有肢体松沉自然，才能做到以意引气，气贯全身。以气养神，气血通畅，从而增强体质。

（4）动静结合，练养相兼 五禽戏模仿"五禽"的动作和姿势，舒展肢体、活络筋骨，同时在起势、收势以及每一戏结束后配以短暂的静功站桩，诱导习练者进入相对平稳的状态和"五禽"的意境，以此来调息、宁心、安神，起到"外静内动"的功效。

3.五禽戏的习练要领 习练"五禽戏"，必须把握好"形、神、意、气"四个环节。

（1）形 所谓"形"，即练功时的姿势，或者给人的外观形态。古人说"形不正则气不顺，气不顺则意不宁，意不宁则神散乱"，说明姿势在练功中的重要性。要尽量保持头身正直、含胸垂肩、体态自然，使身体各部位尽量放松、舒适，不仅肌肉放松，而且精神、心情上也要放松，呼吸要调整匀和，逐步进入练功状态。

（2）神　所谓"神"，即神态、神韵，于形体之外给人的感觉或者说内涵。古人认为，养生之道在于"形神合一"。习练健身气功应当做到"惟神是守"。只有"神"守于"中"，而后才能"形"全于"外"。只有掌握"五禽"的神态，进入玩耍、游戏的意境，神韵方能显现出来，动作形象才可能逼真。

（3）意　所谓"意"，即意念、意境，通俗的解释就是想法、念头，在每个动作时应该配合上思维方面的构图，这时思维、形体与神气就会统一。在习练中要尽可能排除不利于身体健康的情绪和思想，创造一个美好的思维环境。

（4）气　所谓"气"，既是指练功时对呼吸的锻炼，也是指通过思维意念对身体内气的引领，俗称调息、运气。就是习练者有意识地注意呼吸调整，并不断去体会、掌握、运用与自己身体状况或与动作变化相适应的呼吸、领气方法。不管选用何种呼吸方式，都要求松、静、自然，不能憋气。同时，呼吸的量和使力程度都不能太过、太大，以不疾不徐为宜，逐步达到缓慢、细匀、深长的程度，以利身体健康。

另外，在习练五禽戏过程中要特别注意以下两个原则：

①由浅入深：五禽戏虽然相对简单，容易学会，但要练得纯熟，动作细化、精化，必然要经过一段时间的认真习练。因此，初学者不要着急，须先掌握动作的姿势变化和运行路线，搞清来龙去脉，跟随他人一起边模仿边学习，尽快融入集体锻炼中，初步做到"摇筋骨，动肢节"即可。随后，在习练中要注意动作的细节，逐步过渡到以腰为轴的完整动作习练，最后进行综合完整的习练，使动作符合规范，逐渐达到熟练的程度。此后再注意动作和呼吸、意识、神韵的结合，充分理解动作的内涵和意境，真正达到"形神兼备、内外合一"。

②因人而异：习练时，中老年人需要根据自身体质状况来进行。动作的速度、步姿的高低、幅度的大小、锻炼的时间、习练的遍数、运动量的大小都应很好把握。其原则是练功后感到精神愉快，心情舒畅，肌肉略感酸胀但不疲劳，不妨碍正常的工作和生活。切忌急于求成，贪多求快，这样反而"欲速则不达"，甚至出现反效果。

（二）六字诀

六字诀，即"嘘、呵、呼、呬、吹、嘻"6个字，均读汉语拼音的第一声，也叫"六字诀养生法"，是我国古代流传下来的一种养生方法，属于"吐纳法"的一种。它的最大特点，是可以强化人体内部的组织机能，通过呼吸引导，充分诱发和调动脏腑的潜在机能来抵御疾病的侵袭，防止随着人的年龄增长而出现过早衰老。

具体操作方法简介如下：

（1）预备式 两足开立，与肩同宽，头正颈直，含胸拔背，松腰松胯，双膝微屈，全身放松，呼吸自然。

（2）呼吸法 顺腹式呼吸，先呼后吸，呼时读字，同时提肛缩肾，体重移至足跟。

（3）调息 每个字读六遍后，调息一次，以稍事休息，恢复自然。

（4）导引功法 主要将"嘘、呵、呼、呬、吹、嘻"六个字的呼气方法，配以相应的形体动作，达到调养身心、通畅气机、理顺气血、调和脏腑功能的作用，最终达到防病祛病的目的。

①嘘字功平肝气：嘘，读音为（xū）。口型为两唇微合，有横绷之力，舌尖向前并向内微缩，上下齿有微缝。

呼气时念"嘘"字，足大趾轻轻点地，两手自小腹前缓缓抬起，手背相对，经胁肋至与肩平，两臂如鸟张翼向上、向左右分开，手心斜向上。两眼返观内照，随呼气之势尽力瞪圆。屈臂两手经面前、胸腹前缓缓下落，垂于体侧。再做第二次吐字。如此动作六次为一遍，作一次调息。"嘘"气功法可以防治目疾、肝脾肿大、胸胁胀闷、食欲不振、两目干涩、头目眩晕等症。

②呵字功补心气：呵，读音为（hē）。口型为半张，舌顶下齿，舌面下压。

呼气时念"呵"字，足大趾轻轻点地，两手掌心向里由小腹前抬起，经体前至胸部两乳中间位置向外翻掌，上托至眼部。呼气尽吸气时，翻转手心向面，经面前、胸腹缓缓下落，垂于体侧，再行第二次吐字。如此动作六次为一遍，作一次调息。"呵"气功法有助于防治心悸胸痛、失眠健忘、神昏盗汗、口舌糜烂、舌强语謇等疾患。

③呼字功培脾气：呼，读音为（hū）。口型为撮口如管状，舌向上微卷，用力前伸。

呼气时念"呼"字，足大趾轻轻点地，两手自小腹前抬起，手心朝上，至脐部，左手外旋上托至头顶，同时右手内旋下按至小腹前。呼气尽吸气时，左臂内旋变为掌心向里，从面前下落，同时右臂回旋掌心向里上穿，两手在胸前交叉，左手在外，右手在里，两手内旋下按至腹前，自然垂于体侧。再以同样要领，右手上托，左手下按，作第二次吐字。如此交替共做六次为一遍，做一次调息。"呼"字功法可用于防治腹胀腹泻、四肢疲乏、食欲不振、肌肉萎缩、皮肤水肿等疾患。

④呬字功补肺气：呬，读音为（si）。口型为开唇叩齿，舌微顶下齿后。

呼气时念"呬"字，两手从小腹前抬起，逐渐转掌心向上，至两乳平，两臂外旋，翻转手心向外成立掌，指尖对喉，然后左右展臂宽胸推掌如鸟张翼。呼气尽，随吸气之势两臂自然下落垂于体侧，重复六次，调息。"呬"字功法可用于防治咳嗽喘憋、气短懒言、表虚出汗等病症。

⑤吹字功补肾气：吹，读音为（chuī）。口型为撮口，唇出音。

呼气时念"吹"字，足五趾抓地，足心空起，两臂自体侧提起，绕长强、肾俞向前划弧并经体前抬至锁骨平，两臂撑圆如抱球，两手指尖相对。身体下蹲，两臂随之下落，呼气尽时两手落于膝盖上部。随吸气之势慢慢站起，两臂自然下落垂于身体两侧。共做六次，调息。"吹"字功法可防治腰膝酸软、盗汗遗精、阳痿早泄、子宫虚寒等疾患。

⑥嘻字功理三焦：嘻，读音为（xī）。口型为两唇微启，舌稍后缩，舌尖向下。有喜笑自得之貌。

呼气时念"嘻"字，足第四、五趾点地。两手自体侧抬起如捧物状，过腹至两乳平，两臂外旋翻转手心向外，并向头部托举，两手心转向上，指尖相对。吸气时五指分开，由头部循身体两侧缓缓落下并以意引气至足四趾端。重复六次，调息。"嘻"字功法可防治由三焦不畅而引起的眩晕耳鸣、咽干喉痛、胸腹胀闷、小便不利等疾患。

（三）八段锦

在我国古老的导引术中，八段锦是流传最广、对导引术发展影响最大的一种。其历史悠久，简单易学，功效显著。

八段锦分为武八段与文八段两种：武八段，多为马步式或站式，又称北派，适合青壮年与体力充沛者。文八段，则又称南派，多用坐式，注重凝神行气。

1.肿瘤患者主要适合坐式八段锦，故稍加重点介绍。

（1）宁神静坐　采用盘膝坐式，正头竖颈，两目平视，松肩虚腋，腰脊正直，两手轻握，置于小腹前的大腿根部。要求静坐3~5min。

（2）手抱昆仑　牙齿轻叩二三十下，口水增多时即咽下，谓之"吞津"。随后将两手交叉，自身体前方缓缓上起，经头顶上方将两手掌心紧贴在枕骨处，手抱枕骨向前用力，同时枕骨后用力，使后头部肌肉产生一张一弛的运动。如此行十数次呼吸。

（3）指敲玉枕　接上式，以两手掩住双耳，两手的食指相对，贴于两侧的玉枕穴上，随即将食指搭于中指的指背上，然后将食指滑下，以食指的弹力缓缓地叩击玉枕穴，使两耳有咚咚之声。如此指敲玉枕穴十数次。

（4）微摆天柱　头部略低，使头部肌肉保持相对紧张，稳定好下盘后，头缓缓向左转，直至下颌靠肩，再向缓缓后仰、依次向右、向下、向左，呈微摆天柱之势，动作要慢、要柔，摆动24次。

（5）手摩精门　做自然深呼吸数次后，闭息片刻，随后将两手搓热，以双手掌推摩两侧肾俞穴20次左右。

（6）左右辘轳　接上式，两手自腰部顺势移向前方，两脚平伸，手指分开，稍作屈曲，双手自胁部向上划弧如车轮形，像摇辘轳那样自后向前做数次运动，随后再按相反的方向前向后做数次环形运动。

（7）托按攀足　接上式，双手十指交叉，掌心向上，双手作上托劲。稍停片刻，翻转掌心朝前，双手作向前按推劲。稍作停顿，即松开交叉的双手，顺势做弯腰攀足的动作，用双手攀两足的涌泉穴，两膝关节不要弯曲。如此锻炼数次。

（8）任督运转　正身端坐，鼓漱吞津，意守丹田，以意引导内气自中丹田沿任脉下行至会阴穴接督脉沿脊柱上行，至督脉终结处再循任脉下行。

2.部分患者在体力许可情况下，可以练习站式八段锦。

（1）两手托天理三焦　自然站立，两足平开，与肩同宽，含胸收腹，腰脊放松。正头平视，口齿轻闭，凝神调息，气沉丹田。双手自体侧缓缓举至头顶，转掌心向上，用力向上托举，足跟亦随双手的托举而起落。托举六次后，双手转掌心朝下，沿体前缓缓按至小腹，然后自然还原。

（2）左右开弓似射雕　自然站立，左脚向左侧横开一步，身体下蹲成骑马步，双手虚握于两髋之外侧，随后自胸前向上划弧提于与乳平高处。右手向右拉至与右乳平高，与乳距约两拳许，意如拉紧弓弦，开弓如满月。左手捏剑诀，向左侧伸出，顺势转头向左，视线通过左手食指凝视远方，意如弓箭在手，等机而射。稍作停顿后，随即将身体上起，顺势将两手向下划弧收回胸前，并同时收回左腿，还原成自然站立。此为左式，右式反之。左右调换练习六次。

（3）调理脾胃须单举　自然站立，左手缓缓自体侧上举至头，翻转掌心向上，并向左外方用力举托，同时右手下按附应。举按数次后，左手沿体前缓缓下落，还原至体侧。右手举按动作同左手，惟方向相反。

（4）五劳七伤往后瞧　自然站立，双脚与肩同宽，双手自然下垂，凝神调息，气沉丹田。头部微微向左转动，两眼目视左后方，稍停顿后，缓缓转正，再缓缓转向右侧，目视右后方稍停顿，转正。如此六次。

（5）摇头摆尾去心火　两足横开，双膝下蹲，成"骑马步"。上体正下，稍向前探，两目平视，双手反按在膝盖上，双肘外撑。以腰为轴，头脊要正，将躯干划弧摇转至左前方，左臂弯曲，右臂绷直，肘臂外撑，臀部向右下方撑劲，目视右足尖。稍停顿后，随即向相反方向，划弧摇至右前方。反复六次。

（6）两手攀足固肾腰　松静站立，两足平开，与肩同宽。两臂平举自体侧缓缓抬起至头顶上方转掌心朝上，向上作托举劲。稍停顿，两腿绷直，以腰为轴，身体前俯，双手顺势攀足，稍作停顿，将身体缓缓直起，双手顺势起于头顶之上，两臂伸直，掌心向前，再自身体两侧缓缓下落于体侧。

（7）攒拳怒目增力气　两足横开，两膝下蹲，呈"骑马步"。双手握拳，拳眼向下。顺势头稍向左转，两眼通过左拳凝视远方，右拳同时后拉。与左拳出击形成一种"争力"。随后，收回左拳，击出右拳，要领同前。反复六次。

（8）背后七颠百病消　两足并拢，两腿直立、身体放松，两手臂自然下垂，手指并拢，掌指向前。随后双手平掌下按，顺势将两脚跟向上提起，稍作停顿，将两脚跟下落着地。反复练习六次。

（四）二十四式太极拳

1.二十四式太极拳源流　二十四式太极拳，也叫简化太极拳，是国家体委（现为国家体育总局）于1956年组织太极拳专家汲取杨氏太极拳之精华编串而成，只有24个动作，相比传统的杨氏太极拳来讲，其内容更精练，动作更规范，并且也能充分体现太极拳的运动特点，有健身防病、易于习练和推广的优点。

由于篇幅所限，这里只介绍其动作名称及大致动作要领，以作参考，如果需要学习者，可通过正当渠道索取影像资料和正式出版的书籍来学习，如果有正规的教练则更好。

2.二十四式太极拳动作要领

（1）起势　①两脚开立；②两臂前举；③屈膝按掌。

（2）野马分鬃

1）①收脚抱球；②左转出步；③弓步分手。

2）①后坐撇脚；②跟步抱球；③右转出步；④弓步分手。

3）①后坐撇脚；②跟步抱球；③左转出步；④弓步分手。

（3）白鹤亮翅　①跟半步胸前抱球；②后坐举臂；③虚步分手。

（4）搂膝拗步

1）①左转落右手；②右转收脚举臂；③出左步屈肘；④左弓步搂推。

2）①后坐撇左脚；②跟步举臂；③出步屈肘；④右弓步搂推。

3）①后坐撇右脚；②跟步举臂；③出步屈肘；④左弓步搂推。

（5）手挥琵琶　①跟步展手；②后坐挑掌；③虚步合臂。

（6）倒卷肱　①两手展开；②提膝屈肘；③撤步错手；④后坐推掌。（此动作需连贯重复三次，再接下一动作）

（7）左揽雀尾　①右转收脚抱球；②左转出步；③弓步棚臂；④左转随臂展掌；⑤后坐右转下将；⑥左转出步搭腕；⑦弓步前挤；⑧后坐分手屈肘收掌；⑨弓步按掌。

（8）右揽雀尾　①后坐扣脚，右转分手；②回体重收脚抱球；③右转出步；④弓步棚臂；⑤右转随臂展掌；⑥后坐左转下将；⑦右转出步搭手；⑧弓步前挤；⑨后坐分手屈肘收掌；⑩弓步推掌。

（9）单鞭 ①左转扣脚；②右转收脚展臂；③出步勾手；④弓步推掌。

（10）云手 ①右转落手；②左转云手；③并步按掌；④右转云手；⑤出步按掌；（此动作需连贯重复两次，再接下一动作）

（11）单鞭 ①斜落步右转举臂；②出步勾手；③弓步按掌。

（12）高探马 ①跟步后坐展手；②虚步推掌。

（13）右蹬脚 ①收脚收手；②左转出步；③弓步划弧；④合抱提膝；⑤分手蹬脚。

（14）双峰贯耳 ①收脚落手；②出步收手；③弓步贯拳。

（15）转身左蹬脚 ①后坐扣脚；②左转展手；③回体重合抱提膝；④分手蹬脚。

（16）左下势独立 ①收脚勾手；②蹲身仆步；③穿掌下势；④撇脚弓腿；⑤扣脚转身；⑥提膝挑掌。

（17）右下势独立 ①落脚左转勾手；②蹲身仆步；③穿掌下势；④撇脚弓腿；⑤扣脚转身；⑥提膝挑掌。

（18）右玉女穿梭 ①落步落手；②跟步抱球；③右转出步；④弓步推架。

（19）左玉女穿梭 ①后坐落手；②跟步抱球；③左转出步。④弓步推架。

（20）海底针 ①跟步落手；②后坐提手；③虚步插掌。

（21）闪通臂 ①收脚举臂；②出步翻掌；③弓步推架。

（22）搬拦捶 ①后坐扣脚右转摆掌；②收脚握拳；③垫步搬捶；④跟步旋臂；⑤出步裹拳拦掌；⑥弓步打拳。

（23）如封似闭 ①穿臂翻掌；②后坐收掌；③弓步推掌。

（24）十字手和收势 ①后坐扣脚；②右转撇脚分手；③移重心扣脚划弧；④收脚合抱；⑤旋臂分手；⑥下落收势。

当然，实际的太极拳也要配合手眼身法步、意气神贯通，由内而外产生连绵不断的缠丝劲。另外，内劲不只从套路动作产生，而且有站桩、静功等方法培养内气，使得身体康健、身心合一。

3.注意事项

（1）保持心静体松 所谓"心静"，就是在练习太极拳时，思想上应排除一切杂念，不受外界干扰。所谓"体松"，不是指全身松懈软塌，而是指在练拳时保持身体姿势正确的基础上，有意识地让全身关节、肌肉以及内脏等达到最大限度的放松状态。

（2）动作圆活连贯 太极拳练习所要求达到的"连贯"是多方面的。其一是指肢体延伸的连贯，即所谓的"节节贯穿"。肢体的连贯是以腰为枢纽的。要求以腰带胯，以胯带膝，以膝带足。以腰带背，以背带肩，以肩带肘，再以肘带手。动作与动作之间的衔接，不要有间断和停顿。而"圆活"是在连贯基础上的进一步要求，意指活顺、自然。

（3）切换虚实分明　要做到"运动如抽丝，迈步似猫行"，首先要注意虚实变换要适当，维持平衡稳定。虚实之间不但要互相渗透，还需在意识指导下变化灵活。

（4）呼吸保持自然　太极拳练习的呼吸方法有自然呼吸、腹式顺呼吸、腹式逆呼吸和拳势呼吸。以上几种呼吸方法，不论采用哪一种，都应自然、匀细，徐徐吞吐，要与动作自然配合。

（五）真气运行法

1.真气运行法源流　真气运行五步功法（静功）是著名中医、养生学家李少波教授根据《黄帝内经》"全真导气"理论及古代各家行气养生要旨，结合自身实践，经数十年的临床观察、科学实验所创编的一种自练自养的医疗保健养生方法。

2.练功姿势　练习真气运行有行、立、坐、卧四种形式，其中以坐式为主，其他姿势为辅。

（1）坐式　有盘腿和垂腿坐式两种，一般采用垂腿（坐椅凳）坐式较为便利。

盘腿坐式：把左脚放在右大腿上面，再把右脚搬到左大腿上，两手相合置于小腹前面。这个坐法只是为了坐得稳固不易动摇，但没有相当功夫不易做到。

垂腿坐式：坐在高低适宜的椅凳上，以坐下来大腿面保持水平为度，小腿垂直，两脚平行着地，两膝间的距离以能放下两拳（拳眼相对）为准。两手心向下，自然地放在大腿面上。两肩下垂，腰须直，勿用力，不要挺胸、驼背、仰面、低头。下颌略向回收，头顶如悬。体态以端正自然为标准。此式为现代习惯采用之姿势。

（2）卧式　右侧着床伸下腿屈上腿，右手屈肱将手置于头之前下侧枕上，左手放在左胯上，此式应用为坐功之辅助，或体弱不能坐者采用之。

（3）站式　站式有各种姿势，这里只介绍方便易行的一个姿势：两脚并立，两手覆于丹田（左手掌心覆于丹田，右掌心覆于左手背上）。松肩垂肘，含胸拔背，虚心实腹，眼半垂帘，其他要求同坐式。

（4）行式　行路和散步时，目视前方三五步处，意守鼻尖，神不外驰，依行路的速度，一般为三步一呼，一步一吸，四步一个呼吸。如能长期锻炼此法，对走长路很有帮助，可以久行不倦。

3.五官要求

（1）口腔　口唇自然闭合，舌尖轻轻地抵住上腭。

（2）眼睛　闭目内视，练哪一步功就内视哪一个被要求的部位。

（3）耳朵　用耳朵留意自己的呼吸，使之保持从容自然。

（4）呼吸　在练习真气运行法的过程中，注意呼吸自然，若存若无。

4.收功 真气运行五步功法收功的时候，慢慢睁开眼睛，搓搓双手，再用双手搓面，最后用十指梳头片刻，再慢慢站起来活动。

5.练功方法

（1）第一步 呼气注意心窝部（巨阙穴）。

①方法：做好练功准备，放松身心，集中思想，精神内守，在呼气的同时，意念随呼气趋向心窝部。

②时间：条件许可的话，每日早、中、晚练习三次，每次20min。

③反应：练功到三至五天，感到心窝部沉重，再往后，每呼气时，感觉到有一股热流注入心窝部，这是真气集中的表现。有了真气的集中，就给第二步功打下了基础。

④效果：开始几天由于不习惯，姿势也不够准确，有的人会感到头晕，腰背酸痛，呼吸也不自然，舌尖抵不住上腭等，这都是自然的现象。不要有顾虑，只要按要求坚持锻炼慢慢就会好了。

（2）第二步 意息相随丹田趋（下丹田）。

①方法：当第一步功做到每一呼气即觉心窝部发热时，就可意息相随，自心窝部开始，呼气注意丹田，不可操之过急。用力太大产生高热也不舒服。

②时间：依法每天三次，每次25min，十天左右就可以气沉丹田。

③效果：由于真气已通过胃区，脾胃功能已有改善。真气沉入丹田后，周围脏器如大小肠、膀胱、肾等都逐步发生生理上的改变，一般都感到食欲增进；大小便异常现象有程度不同的改善。

（3）第三步 调息凝神守丹田。

①方法：当第二步功做到丹田有了明显感觉，就可以把呼气有意无意地止于丹田。不要过分注意呼气往下送，以免发热太过，耗伤阴液，犯"壮火食气"之弊。呼吸放自然，只将意念守在丹田部位，用文火温养。"少火生气"正是此义。

②时间：每天三次或者再多一些。每次30min以上。这一段是培养丹田实力阶段，需要时间较长，一个月左右可以感到小腹充实有力。

③效果：由于任脉通畅，心肾相交，中气旺盛，因此心神安泰，睡眠安静。凡患有心火上炎，失眠多梦，以及心脏不健康的人，都有好转。通过练功不断给肠胃增加热能，脾胃消化吸收能力增强，体重增加，精力充沛，元气充足，肾功能增强。患有阳痿病症的大有好转，女子月经不调均有程度不同的改善。肾水旺盛，肝得滋荣。因此，在这一阶段，患有慢性肝炎和初期肝硬化的都有明显好转。坚持锻炼，可期痊愈。

（4）第四步 通督勿忘复勿助。

①方法：原则上还是按照第三步操作，真气沿督脉上行的时候，意识应该跟随上行的力量，这就是勿忘。若行到某处停下来，不要用意念去导引，这就是

勿助。

②时间：每天练功次数可适当增加，每次的时间也应延长到40min或1h左右。每个人的情况不同，通督的时间和力量不可能一样。有的人一刹那就通过了，而且力量很猛，震动很大。有的人通督时间稍长，并且力量也不大。

③效果：通督脉之后，一呼真气入丹田，一吸真气入脑海，但不可有意追求，一呼一吸形成任督循环。真气不断地补益脑髓，大脑皮层的本能力量增强。凡是由于肾精亏损和内分泌紊乱所引起的头晕耳鸣、失眠健忘、腰酸腿软、月经不调、精神恍惚、易喜易怒、心慌气短、性欲减退等神经官能症状，都可得到改善。

（5）第五步　元神蓄力育生机

所谓元神，就是大脑调节管制的本能力量，与识神对立。识神是有意识的精神状态。元神和识神是体和用的关系，元神为体，识神为用。第四步功已通督脉，肾气不断灌溉脑髓，元神的力量不断得到补充。心主神明，心气上照于脑，才能发挥其全面的调节管制作用。

①方法：原则上还是守下丹田。丹田是长期意守的部位。通督后各个经脉相继开通。如果头顶百会穴处有活动力量，也可以意守头顶。可以灵活掌握，这叫"有欲观窍，无欲观妙"。

②时间：每天三次，或更多些，每次1h或更长一些。总的说时间越长越好。大约一个月左右，身体内的各种触动现象才能逐渐消失，只剩下下丹田和上丹田的力量更加集中旺盛的现象。

③效果：根据身体的表现，尤其是丹田与头顶百会穴互相吸引的磁性力量说明，大脑皮层的本能力量增强，内分泌协调而旺盛。这种力量有形有色，功夫越深，表现得越活泼，对全身的生理机能调节就更好，真气也就更加充实，不断地补偿和增强身体的机能，可充分发挥机体的潜在力量。活力旺盛，抗病力就增强了，一般致病因素就可减少甚至避免，原有的沉疴痼疾也可以得到改善或痊愈。坚持锻炼，就可以达到身心健康、益寿延年的效用。

以上五步，是真气运行法静功锻炼过程中的基本概况。在实践中，由于每个人的体质不同，具体条件又不一样，所以效果与表现也是因人有大同而小异。鉴于此，练功时既要顺乎自然，灵活运用，不能刻意拘执。又要本着一定的要求，耐心求进，持之以恒，不可自由放任，实为成功之要诀。

6.练功须知　练真气运行法，必须树立坚定不移的信心，持之以恒，勿求速成，也不要畏难而退。不要执意妄想，勉强追求。否则，"欲速则不达"。意态越是融和自然，真气发动就活泼，进步就会越加明显。

在练功过程中，因为身体上发生很多生理上的变化，出现各种触动现象，要泰然处之，不必惊慌失措，也不要执意追求，稍时便会消失的。

（1）初习真气运行法，因需要思想集中，找一个比较安静的环境练习为宜。

但是，也不过分强调这个问题。在练功时，要尽量避免他人的干扰。若练功中有意外干扰（如突然声响、有人急叫或闯进练功室内等），则不必惊慌，须慢慢放松意念，临时收功后，再慢慢起坐应对，待恢复平静后再补练。调息时，鼻吸鼻呼，注意呼气，吸气任其自然，不可用口呼吸。

（2）注意不要在大饥、大饱、大怒、大惊等剧烈变化时勉强行功。当风雨、雷鸣时亦勿做功，以免受到强刺激，发生不适。

（3）意守丹田是真气运行法始终保持的一个准则。当丹田真气充实到一定程度，自然会顺经运行。这种运行的力量，是基于丹田力量的大小而定的。勿用意识导引，顺其自然，防止出偏。

（4）练习本法者，尚未通关之前，须保存精力，节制房事，以免影响练功进程。女性如遇例假，不宜意守下丹田，可守中丹田（心窝部）。怀孕前期（1~3个月）不能练，中后期可以练。

二、音乐疗法

（一）音乐疗法的实践和实例

美国罗素哈特医院音乐治疗队主任凯·金太尔是一名癌症患者。在1975年，她患上了乳腺癌，当时情绪十分低落，病情很快恶化。后来，会弹钢琴的父亲为她弹奏了一些乐曲，她的心情开始变得愉快起来。再后来，她在坚持医学治疗的同时，还接受了"音乐疗法"，慢慢地奇迹出现了，病魔被赶跑了，她神奇地活了下来。

后来研究就发现，人如果是快乐的，大脑就会分泌多巴胺等"快乐激素"，让人情绪放松，产生欣快感，而这种良好状态可以使人体各种功能互相协调、达到平衡，而整体的免疫能力也能够有效地被加强，从而提高抗癌的能力。

在我国，音乐疗法也一直存在。2016年7月，国内首家具有康复特色的音乐治疗中心在中国康复研究中心落成。作为全国的康复技术资源中心、康复人才培养中心和康复技术服务示范窗口，他们充分利用"音乐康复治疗中心"这一平台，积极开展音乐康复专业的临床、科研、教学和培训工作，打造音乐治疗技术资源中心、示范窗口和人才培养基地，推动"音乐治疗"在疾病康复服务中的应用，促进康复技术与服务水平的提高。

2017年，在湖南、湖北两个邻近的省区，先后发生了几乎同样的事情。3月7日，湖南省肿瘤医院"临床心灵关怀部"在门诊大楼举办了一场别开生面的音乐会，与会者就是医院肿瘤康复期的部分病友。在简单的游戏后，心灵关怀小组特地播放了他们精心搜集的一些经典传唱歌曲，通过病友们熟悉的曲调，帮助他们打开积极的回忆，从回溯童年时代的蓬勃活力，到青年时代的花样年华，到中年时代的神采奕奕，音乐带领着病友们回顾着往昔岁月的幸福点滴，激发着大家对生命的美好认同与渴求。一位女性肿瘤患者参加心灵关怀小组活动的音乐治疗后表达了她的感受，"在音乐中，我仿佛又回到了那个无忧无虑的童年，回到了魂牵梦绕的家乡小镇，回到了日思夜想的家中小院，回到了让我念念不忘的母亲的温暖怀抱！"这些舒缓清新的音乐能进一步激活患者大脑皮层的记忆，引导听觉神经系统的愉悦与兴奋，帮助病友们在愉悦的情绪中进行畅想，调整心态，树立战胜疾病的信心，重整投入美好生活的愿望，从而发现自我价值，肯定自我价值，重拾自信与力量，增强对医务工作者的信任与尊重，对亲人的理解与关爱，回归对社会功能与角色的完善，也激发了身体抗病的潜能。

同年6月，在武汉同济医院光谷院区门诊大厅也上演了一场小型音乐会，这是由医院与高校音乐团队合作，首次对肿瘤患者进行音乐治疗。整台音乐会由民乐演奏、音乐广播操、鼓圈演奏、小合唱组成。特别是"鼓圈演奏"这种源自非洲的音乐形式，让肿瘤患者参与互动。20多位肿瘤患者围坐成一个圈，在音乐老师和医生的共同引导下，一起演奏，感受节拍对心灵的触动。

根据该院对200名肿瘤患者的调查问卷，在音乐疗法前，32%的患者认为音乐可改善心理状况。在进行一次音乐疗法后，这一数字提高到50%以上。

这些实例告诉我们，面对癌症绝不要失去生存信心。信心可以促使体内分泌更多的有益于健康的激素、酶和乙酰胆碱等，使免疫系统及各器官功能调节到最佳状态，从而大大增强人体免疫力和抗癌能力。

目前认为，音乐康复治疗不仅包括传统意义上的声乐演唱和器乐演奏，还包括利用音乐体验的不同形式，以及音乐本身包含的多样元素进行的心理情绪、认知智力、语言、肢体运动、肺功能、音乐镇痛、意识促醒等功能和状态改善。作为国内康复治疗领域新兴的、具有特色的项目，音乐康复治疗不仅可满足患者心理和身体功能康复的需求，同时也为音乐治疗学科在康复领域的研究和临床应用，提供了更为广阔的发展空间。

（二）音乐疗法的可能机制

音乐疗法（music therapy），是通过生理和心理两个方面的途径来治疗疾病。一方面，音乐声波的频率和声压会引起生理上的反应。音乐的频率、节奏和有规律的声波振动，是一种物理能量，而适度的物理能量会引起人体组织细胞发生和谐共振现象，能使颅腔、胸腔或某一个组织产生共振，这种声波引起的共振现象，会直接影响人的脑电波、心率、呼吸节奏等。

从自然医学概念出发，音乐治疗以自然、无毒、无副作用的自然疗法来预防和治疗疾病，具有"无毒无公害"的先天优势。通过音乐与人体产生的共振，来刺激细胞分子的重建，达到细胞再生、调节新陈代谢功能的作用，并以此为基点，激活、唤醒人体自身的治愈能量，使饱受亚健康困扰的人通过自身的能力达到最健康的身体状态，同时有效降低药物对身体的副作用，提升人体免疫系统的功能。

目前认为，音乐治疗的生理机制可能包括：

（1）音乐刺激能影响大脑某些递质如乙酰胆碱和去甲肾上腺素的释放，从而改善大脑皮层功能。

（2）音乐能直接作用于下丘脑和边缘系统等人脑主管情绪的中枢，能对人的情绪进行双向调节。

（3）情绪活动的中枢下丘脑、边缘系统及脑干网状结构与自主神经系统密切相关，也是人体内脏器官和内分泌腺体活动的控制者，因而情绪的紧张状态能直接导致某些内脏器官的病变，而罹患"心身疾病"。音乐能调节人的情绪，所以也就能帮助治疗某些心身疾病。

（4）大脑听觉中枢与痛觉中枢同在大脑颞叶，音乐刺激听觉中枢对疼痛有交互抑制作用，同时音乐还能提高垂体脑啡肽的浓度，而脑啡肽能抑制疼痛，所以音乐有镇痛作用。

（5）音乐能改善大脑功能，协调大脑左右半球，从而促进人的智力发展，所以常被应用于儿童的早期智力开发。音乐能改善智力障碍儿童的能力，所以音乐广泛地应用于特殊教育。

（6）心理学研究显示，音乐能影响人格，情感培养对人格成长至关重要，而音乐包容了人的情感的各个方面，所以能有效地铸造人格。音乐能超越意识直接作用于潜意识，因而在心理治疗中有特殊功效。音乐活动是极有序的行为，有助于协调身心及建立和谐的人际关系，因此被广泛应用于行为治疗。

（三）音乐治疗的作用

1.对于普通人而言，音乐可产生以下影响。

（1）对人体生理功能的影响 音乐能通过大脑边缘系统调节躯体运动及自主神经、大脑皮质功能，并刺激网状结构提高或降低中枢神经系统的活动水平，对人体产生良好的影响。

（2）提供一个发泄情绪的方式 现代医学明确指出，人的心理因素在疾病的发生发展中起着很大的作用。如情绪的过分压抑，是许多疾病发生的主要原因。心理因素与癌症发生有着内在必然联系。保持情绪平衡的一个有效方法就是表现出来，音乐就能满足人的这一需要，为人提供一个情绪发泄的方式，能影响人的情绪，使其平静下来。

（3）交流情感 疾病使人与外界的交流出现障碍。而通过音乐使人产生丰富的联想及表现情感，达到改善与外界交流的目的。音乐也是现实和非现实、意识和无意识之间的一条桥梁。通过想象，平衡及满足人的情感，达到治疗作用。

（4）音乐是一种物理能量 音乐是一种声音，声音是声波的振动，是一种物理能量，一定声波的振动，作用于体内各个系统发生同步的和谐共振，产生一种类似细胞按摩的作用，使其产生兴奋和抑制，从而达到降压、镇痛的目的。

2.对于癌症患者来说，音乐的功能就有了一定的拓展。

（1）癌症患者多是焦虑抑郁状态，康复期的患者时刻都在担心复发转移。这种担心严重的话会导致患者的内分泌和神经系统的紊乱、抵抗力下降，我们总说要放轻松，积极去面对，但是积极面对的同时免不了还是会担心。怎么办呢？音乐可以有效地帮助患者缓解紧张担心的情绪，起到放松舒缓的作用。

（2）音乐治疗对调节睡眠有显著疗效。

（3）音乐治疗可以起到镇痛效果，对接受放化疗后身体疼痛的患者有一定帮助。

（4）性格方面，音乐治疗可以帮助患者保持平和放松的心态，有助于建立和谐的人际关系。多项研究证明，健康的人际关系有助于癌症康复。

（四）音乐治疗的方法

音乐治疗的方法有主动性、被动性和综合性三种。

（1）主动性音乐治疗是通过患者自身的唱歌、跳舞或演奏来调节情绪，逐步建立适应外界的能力。

（2）被动性音乐治疗是让患者感受音乐。在欣赏音乐的过程中通过音乐的旋律、节奏、音色等因素影响人的神经系统，达到治疗作用，主要被用于精神及心身疾病的治疗。被动性音乐治疗较适合于癌症患者的需要。但在音乐的选择上要格外注意。应选择内容健康、节奏明朗、旋律优美、声音和谐的音乐。还要根据患者的具体情况对症应用，不但要考虑患者的个性、职业、修养等因素，还应考虑患者的情绪状态，所选择的曲子应适应患者的情绪。一般古典音乐、浪漫音乐及一些民歌对人有益。而节奏快、兴奋的曲子就不能用于焦虑及高血压的患者。同样较伤感的音乐也不能用于抑郁、悲伤的患者。

（3）综合性音乐治疗将音乐与其他方法相结合，如国内的音乐导引气功疗法、音乐电疗法及国外的音乐心理疗法等。音乐治疗对众多的心身疾病均有效，综合各方面研究结果发现，采用听放松性音乐的方法，对癌症患者在整个的治疗、康复中起着有效的辅助调节作用。

（五）对症音疗

1.可根据治疗功效列出一些音乐节目，以作参考。

（1）抗焦虑、制怒类 《喜洋洋》《祝您快乐》《祝您幸福》《春天来了》《命运交响曲》《春风杨柳》《江南好》《同舟共济》《星期六的晚上》《天鹅》《降E大调上夜曲》等。

（2）治疗抑郁症类 《喜洋洋》《啊，莫愁》《步步高》《采花灯》《喜相逢》《春江花月夜》《娱乐生平》《狂欢》《解放军进行曲》《金蛇狂舞曲》，李斯特的《匈牙利的狂想曲》，门德尔松的第三交响曲《苏格兰》C小调等。

（3）治疗失眠类 《渔歌唱晚》《梦幻》《摇篮曲》《绿色小夜曲》《醉夜》《大海一样的深情》《梁祝》《良宵》《莫扎特摇篮曲》《小夜曲》《春江花月夜》《二泉映月》《平湖秋月》《烛影摇红》《军港之夜》《宝贝》《春思》《银河会》等，以及门德尔松的《仲夏夜之梦》，莫扎特的《催眠曲》，德彪西的钢琴协奏曲《梦》，海顿的《G大调托利奥》，舒曼的小提琴小夜曲《幻想曲》等。

（4）治疗神经衰弱类 《夜深沉》《彩云追月》等。

2.可根据肿瘤患者的特点安排相应的音乐。

（1）晨间曲 肿瘤患者经过一夜的睡眠，机体及精神并未完全恢复，此时仍处于周身酸麻、困倦无力的状态。如有音乐轻轻地唤醒患者，让他们聆听那些振奋精神的、充满生机的，但又节奏缓慢平匀、宽广舒展的乐调，可以唤起其生活的勇气。

（2）镇痛曲 肿瘤患者尤其是晚期肿瘤患者，无时无刻不在遭受着疼痛的折磨，剧烈、持续的疼痛不仅影响睡眠，而且会使其丧失治疗信心，甚至失去生活勇气。在精神安慰和镇痛处置的基础上，聆听一些曲调优美和谐、平缓柔情的，充满着遥远梦幻、仙境般的艺术感染力的音乐，可使患者从心理上、精神上达到最大的安抚，从而起到镇痛作用。可以选择：《光明行》《雨打芭蕉》《啊，莫愁》《仙女牧羊》《塞上曲》《平沙落雁》《渔舟唱晚》《寒鸭戏水》《天鹅湖组曲》。

（3）进餐曲 肿瘤患者在治疗期间，因化疗、放疗的不良反应或疼痛而影响食欲，又因恶心、呕吐等不适而拒食。采用能使人兴奋的华尔兹三拍节奏，用愉快、轻松、委婉的旋律来激发患者对美好生活的憧憬和热爱。此时患者仿佛看见了精美的餐具及色、香、味俱佳的饮食，可舒心顺气，增强食欲，减轻不良反应的影响。可以选择：《餐桌音乐》《欢乐舞曲》《北国之春》《花好月圆》《花谣》。

（4）入睡曲 患者因机体的不适及精神的压力，惧怕晚间的寂寞，常因恐惧、悲观影响入睡。采用平缓的节奏，舒展的旋律和回响环绕的效果，并配合有柔和夜虫声的音乐，可让患者眼前展现出满院的夜来香花散发阵阵清香，安详而宁静，使患者舒适地进入梦乡。

总之，音乐疗法是一种低花费、易实行、低风险，并能够改善肿瘤患者生存体验的辅助疗法，它能够优化患者心理状态，激发情感效应，增强机体免疫力，达到保健和治疗的作用。同时聆听音乐时全身心投入，从音乐中寻求感受，每次时间以30~60min为宜，音量不宜过大，经常更换曲目，以增加注意力和兴趣，避免疲劳和厌倦情绪。

（六）音乐疗法的探索

音乐为什么有这样的功效呢？每个人的大脑中都有一个特定的音乐敏感区，每当外部的音乐语言与内部的心理频谱相呼应时，就会产生巨大的谐振和深刻的共鸣。

当音乐声波作用于大脑，可提高神经细胞的兴奋性，通过神经及体液的调节，使人体分泌一些有益于健康的激素、酶和乙酰胆碱等，这些物质对调节体液的分泌和加强新陈代谢、提高免疫功能等都具有重要作用。

事实证明，大多数癌症患者在接受放、化疗治疗的同时，聆听到优美、欢快的音乐声波，在心灵上都会产生一定的感染力。不过，音乐处方的选择对临床治疗起着关键性的作用。

研究者发现，中国传统音乐所分为宫、商、角、徵、羽五种民族调式音乐，其特性与五脏相对应，直接或间接影响人的情绪和脏腑功能。如果根据五种民族音乐的特性与五脏五行的关系及患者的不同心理状况来选择曲目，患者获得的治疗效果会更加满意。

（七）传统的中医乐疗

音乐疗法也是中医传统疗法之一。两千年前的《黄帝内经》中就提出了五音应五脏的学说。说明了音乐与人的身体健康有着十分重要的关系。现代医学研究表明：优美动听的音乐，可以使人的大脑皮层松弛，还有刺激人体内分泌酶和激素的作用，使内脏及躯体活动得到调节，从而有益于健康。

因此，和谐优美的音乐，不仅是人类不可缺少的精神食粮，而且也是促进健康不可缺少的重要环境因素。目前，西方国家开始用音乐疗法治疗各种疾病，在治疗恶性肿瘤方面等取得了可喜的效果。

众所周知，人凡有病，心情都不好，癌症患者得病后心情往往极度复杂——恐惧、惊骇、怀疑、否认、忧郁寡欢、焦躁不安、消沉和绝望。这时如果让患者适当地听听音乐，看看歌舞或喜剧性较强的电影，那些充满优美、动听而欢快的音乐会使患者心情愉快，精神振作，并可驱散癌症的引起心烦意乱和焦躁不安的不良情绪。

大自然中那些优美的音响亦会对癌症患者的康复产生十分有利的影响，如风吹树叶的飒飒声，山川小溪的潺潺声，海涛打岸的拍击声，以及虫鸣鸟语、松涛等汇成的天然交响乐可以醉人心扉，使人心旷神怡，胸怀开阔，精神放松，进而忘却病魔的苦痛。

如果患者能歌善舞，会弹琴高歌，则对增强体质、早日康复的益处更大。弹琴需要全身运动，可以疏通经络，加快体内气血的运行。唱歌讲究"气沉丹田"，要求气息下至小腹并能保持住，而气功和瑜伽术的修炼前提亦是"气沉丹田"，"意守丹田"，他们之间的调整方法是十分相似的，况且唱歌时，要调动全身之躯，不仅用气亦要用力。同时发出的优美歌声本身也能愉悦人心，增进健康。

当然，我们说音乐有利于肿瘤康复，但绝不是所有的音乐都对健康有益，相反，那些怪诞的音调、疯狂的节奏则对人的神经系统会产生强烈的刺激作用。那些悲哀的音调则会对癌患者的情绪和健康产生不良影响，甚至使人丧失信心和意志，对癌症患者的康复是极为不利的。

传统五行音乐应用《黄帝内经》关于五行平气的名称，将各音乐篇命名为"敷和乐""升明乐""备化乐""审平乐"和"静顺乐"，分别利于促进木气的展放，火气的上升、土气的安稳、金气的内收与水气的降低，对于人体则分别利于调节肝、心、脾、肺、肾五大体系的功能，进而达到优化相干的心理状况和激发相应的感情变化，使该脏腑气机与功能到达优化。

事实上，中医学认为音乐对于身心疾病患者有很大的助益。早在唐代之前，中国已发展出以宫、商、角、徵、羽五音调和心、肝、脾、肺、肾五脏的音乐治疗理论。而过去数十年来，医学界一度非常讲求"科学"，音乐与医疗的密切关系被忽略，甚或在有意无意间被否定。近年来，美、加、日等已将"音乐治疗"应用在医疗上，其音乐治疗师都拥有专业执照，受过专门训练，随着它们的应用传播，现市面上有睡眠音乐、消除神经疲劳音乐、养生音乐出现。

我国学者发现，五行音乐疗法应用于晚期肿瘤患者治疗中，可有效缓解其焦虑、抑郁等不良情绪[15]。分析其原因可能是音乐声波、声压与频率有助于消除社会、心理等因素导致的恐惧、焦虑等不良情绪，以提高患者应激能力[16]。

五行音乐疗法根据中医学的"辨证施护"理论，与患者情志及病证表现相结合，且选用个性化的治疗曲目开展音乐疗法：以"喜"为主，可选"安神宁静"之"徵"音。以"怒"为主，可选"宣悲消气"之"角"音。以"悲"为主，可选"兴奋解郁"之"商"音。以"思"为主，可选"开郁散结"之"宫"音。以"恐"为主，可选"激发固志"之"羽"音。

通过五音疗法中不同调式音乐的声波振荡，影响生物体内气机的运行方式，分别顺应木气的展放、火气的上升、土气的平稳、金气的内收、水气的下降，进而达到气血运行的协调、有序与脏腑功能运行的稳态，且通过五音之间的相生相克原理，精妙配合，可以起到补五脏、调气血、和阴阳、祛邪气之功效。

目前有研究认为，可以根据不同证型患者运用古典音乐的特点"辨证施乐"，显示中医治病的特色。

1.心神不宁

表现：心悸怔忡，紧张焦虑，夜寐不安，多梦易醒，脉结代或细。

辨证："惊则气乱，喜则气缓"，惊喜过度，致心神不宁。

选曲原则：安神镇静。

宜选：速度缓慢轻悠，节奏安静平稳，旋律柔和婉转，优美低吟，清幽和谐的曲目。

代表曲目：《春江花月夜》《南渡江》《月夜》《小夜曲》《摇篮曲》等。

功效：具有安神宁心、除烦静气、镇静促眠的作用。

2.肝郁气滞

表现：胸闷不舒，胁肋胀痛，纳呆嗳气，苦闷愁烦，忧虑悲伤，舌暗脉弦。

辨证："悲则气消"，忧悲过度，耗散肺气，气耗郁滞，肝气不舒。

选曲原则：兴奋解郁。

宜选：旋律流畅，速度轻松明快，节奏鲜明，优美喜悦的曲目。

代表曲目：《流水》《喜相逢》《假日海滩》等。

功效：具有通调气血、开阔胸怀、舒解郁闷的作用。

3.肝阳上亢

表现：头痛头胀，眩晕耳鸣，烦躁易怒，失眠多梦，舌红绛，脉弦数。

辨证："怒则气上"，大怒之后，肝之气血上涌，致肝阳上亢。

选曲原则：宣悲消气。

宜选：节奏缓慢，曲调低沉悲哀，旋律沉闷，压抑，凄怆悲凉的曲目。

代表曲目：《江河水》《二泉映月》《天涯歌女》《葬花》等。

功效：具有悲哀动情、悲则气消、悲则气下、以悲潜阳的作用。

4.脾虚肝郁

表现：面黄无华，倦怠少言，食少腹胀便溏，舌淡苔白，脉沉细或细弦。

辨证："思则气结"，思虑过度，暗耗心血，气结不行，致脾虚肝郁。

选曲原则：开郁散结。

宜选：速度平稳、稍快、节奏鲜明、庄严、旋律悲壮愤怒的曲目。

代表曲目：《满江红》《松花江上》《离骚》《蓝色狂想曲》等。

功效：具有消沉泄郁、以怒胜思的作用。

5.肾虚心怯

表现：头晕耳鸣，腰膝酸软，失眠健忘，心悸恐惧，二便不固，脉沉弱。

辨证："恐则气下"，惊恐过度，肾气下陷，而致肾虚心怯。

选曲原则：激发固志。

宜选：节奏高亢激昂，旋律明快流畅的曲目。

代表曲目：《黄河大合唱》《骑兵进行曲》《大刀进行曲》等。

功效：具有振奋精神、激发斗志、愉悦心情、增强自信、益肾固志的作用。

总之，中医五行音乐运用于肿瘤临床，体现了中医整体观念，着重于治"病的人"而不是"人的病",以"调畅情志"为原则,全面考虑个体和个体所处的空间、时间,因季、因时、因人、因症辨证施乐。同时中医五行音乐也是中医学与古典艺术的完美结合,作为一种身心并调的手段,在临床工作中有着与手术、药物、放化疗同样重要的作用,为肿瘤患者的治疗和康复创造了绝佳的环境,以其廉价、实用、方便、低风险、显效性等优势,值得全面推广。

三、中医中药外治法

(一)中药保留灌肠

结直肠癌中药灌肠疗法:通过局部高浓度给药,免除了口服中药之苦。此疗法运用中药健脾理气、清热利湿、化瘀解毒,有抗癌抑瘤、稳定瘤体的作用,并对缓解腹痛腹胀、便秘便血等症状有较好康复作用。

放射性直肠炎中药灌肠疗法:采用肠清煎中药灌肠,方中当归补血、活血;生地、地榆清热、凉血、止血、活血生肌;败酱草清热解毒、凉血消肿;薏苡仁健脾除湿;木香健脾理气消滞,改善局部血液循环,促进组织修复;牡蛎、仙鹤草、三七粉收涩止血等。全方共奏清热解毒、活血化瘀、收敛止血、消肿生肌的作用。此法疗效肯定,副作用小,操作简便,费用低。

(二)中药外敷治疗癌性疼痛及恶性胸腹水

肿瘤患者常伴有疼痛,部分患者非常痛苦,生活质量低下。在WHO三阶梯止痛的基础上,针对癌痛或局部包块形成而未发生溃疡者,可选复方蟾酥散或消肿散结止痛散,加水及醋调至稠糊状外敷,活血化瘀、行气止痛,可以减轻患者临床症状,方便实惠,且不加重患者胃肠负担,患者耐受性较好。

癌性胸腹水:可依据中医辨证,采用中药超微颗粒配方外敷或消肿利水外敷散(医院自制药),结合常规治疗手段治疗胸腹水,通过中药超微颗粒皮肤吸收,达到活血化瘀,行气利水之功效,能提高常规治疗的疗效。

(三)中药外洗减轻患者肢体水肿、治疗手足综合征

癌症患者常出现肢体水肿。中医认为肢体水肿系气滞血瘀,水液停留所致,可选用行气活血,利水消肿的中药熏洗治疗。

肿瘤患者在接受化疗或分子靶向治疗的过程中可出现手足综合征。中医认为,主要是热毒蕴结、脉络不通所导致的。使用中药配方煎水外洗治疗,不仅可达到修复皮肤损害的目的,提高患者生活质量,而且不会降低分子靶向药物和化疗药物抗肿瘤的作用。

(四)穴位贴敷

运用中医理论,结合肿瘤病机特点,总结多年临床经验,择药处方,精心

制成多种药物，外敷于患者特定穴位，通过透皮吸收和经络穴位传导，扶正祛邪，调整机体功能，分别有：止吐剂、止痛剂、消胸腹水剂、免疫剂、止咳平喘剂等。

（五）艾条灸

用艾绒作为主要材料加工制成的艾条，点燃后在人体体表一定部位或穴位上方进行烧灼、熏烤，借助灸火的热力通过经络腧穴的作用，温散寒邪，达到防治疾病的目的。肿瘤科采用的隔物灸携带方便、安全性能高、温度高低便于调节。

（六）耳穴压豆

采用药籽或菜籽等物品贴压及刺激耳廓上的穴位或反应点，通过经络传导，达到通经活络、调节气血、防治疾病的一种治疗方法。适应于各种疼痛性疾病，各种慢性、炎症性、功能紊乱性、过敏与变态反应性以及内分泌代谢性病症。预防感冒、晕车、晕船以及预防和处理输血输液反应。

四、芳香疗法

（一）芳香疗法简介

芳香疗法（Aromatherapy）是一种古老的方法，是将气味芳香的药物制成适当的剂型，作用于全身或局部以防治疾病、养生保健、促进睡眠和美容的疗法，早在希波克拉底时代就有运用芳香植物沐浴治疗皮肤疾病的记载[17]。

芳香疗法是传统的自然疗法之一，是一种辅助性的疗法。与正统医疗相似，但并非取代正统医疗方案。

芳香疗法因为其精致的内容和质朴的外貌给予人们一种心理满足，一种新的时尚，它所表现的是精致的生活内涵和高品质的生活理念。

人们从大自然中的各种芳香植物的不同部位中如桉树的叶、玫瑰的花、柑橘的果皮等提炼出具有不同气味和颜色的精油。这些精油是由很小的分子组成，具有容易渗透、高流动性和高挥发性的特点，当它渗透入人的肌肤或挥发至空气中被人体吸收时，就会对人的情绪和身体的某些功能产生作用，安抚精神和愉悦心境。

每一种植物精油各有特殊的功能物质，也就是说，精油能强化人体的心理和生理功能。慎重、有效并节制地使用芳香精油能促进和增强身体、心理和精神健康。

目前，芳香疗法所运用的植物，分别取自植物的花朵、叶子、种子、树脂、根及果实等，调配时必须考虑疗效间的相容性，以及芳香挥发速度的快慢。

芳香疗法主要是通过嗅觉（从鼻子吸入）与直接接触（经皮肤吸收）两种途径来进行。利用嗅觉主要是运用芳香精油，以直接、蒸汽或香薰吸嗅等方式，让芳香分子经由鼻子传递到大脑，促使神经系统的化学物质释放讯息，产生镇静、放松、提振或刺激等效果。直接接触则利用按摩或精油成分直接添加在保养品中，经深入皮肤组织后，再由血液与淋巴的循环送达全身，进而产生平衡、镇静、振奋及美容护肤的效果。

研究发现，精油经由毛孔进入，3min即可渗透到真皮层，5min进入至血液及淋巴循环，4~12h内完全排出体外。

精油依不同的挥发程度可分为：①高度挥发油：挥发快、渗透快、具刺激性。以提神为主，对急症有效。其挥发时间为20min内。②中度挥发油：挥发中等，具镇定、稳定作用。其挥发时间在20~60min之内。③低度挥发油：挥发较前两者慢，与高、中度挥发油搭配，可平衡及抑制彼此挥发性。具镇定、安抚、松弛神经系统作用。其挥发时间在1~4h左右。

据有关专家研究，目前已发现300多种鲜花的香味中含有不同杀菌成分，其中许多对人体有益，所以，不同花卉的香味对不同的疾病有辅助治疗的功效。

例如，菊花含有龙脑、菊花环酮等芳香物质，被人吸入后，能改善头痛、感冒和视力模糊等症状。茉莉花香味可以减轻头痛、鼻塞、头晕等症状。丁香香味能净化空气，并能杀菌，有助于治疗哮喘病。百合花香味使人兴奋，还能净化环境。天竺花香味有镇静安神、消除疲劳、促进睡眠的作用，有助于治疗神经衰弱。玫瑰花、栀子花香味有助于治疗咽喉痛和扁桃体炎。桂花香味闻之疲劳顿消，有助于治疗支气管炎。夜来香香味可清除不良气味。郁金香香味可辅助治疗焦虑症和抑郁症。杜鹃花香味对气管炎、哮喘病有一定疗效。水仙花香味可使人精神焕发。牡丹花香味可使人产生愉快感，还有镇静和催眠作用。有的花卉还能吸收有害气体，净化空气。如腊梅花可以吸收蒸气，减少空气中的含汞量。米兰花能吸收大气中的一氧化碳。万寿菊能吸收氟化物。石榴花能降低空气中的含铅量。

芳香疗法的基本原理是运用植物的治疗力量来进行养生、美容、调理身体和稳定情绪。有效的芳香疗法可以营造氛围、增强创造力和提升工作效率。香薰除了能美体护肤之外，还具有多种好处，已成为日常生活中不可缺少的一部分。芳香疗法属于自然医疗的一种，是世界盛行的另类疗法。植物治疗的中心物质是植物的精华油，它可以通过视觉、触觉和嗅觉来刺激大脑皮层，启发思维，解除心理和精神上的压力，令人身心舒畅。芳香疗法不仅能使人建立积极的人生态度，还增强人与人之间的沟通能力。

芳香疗法总体上属于"防病保健"的范畴。但由于芳疗的物质产品以"精油"为基础，而精油又萃取于多种具有"草药"性能的植物，其作用于人体，又具有杀菌、消炎、调节内分泌、改善机体代谢水平与免疫能力等作用，同时还有局部理疗、治疗的作用，因此，在西方有些国度，将芳香疗法列入了常规"医疗"类行列。

目前，在法国、日本等国家，在一些风景宜人的疗养院，相继开设了"花香医院"，利用花香中的有效药物成分，调节患者的心理、生理功能，治愈了许多心血管病、气管炎、哮喘、神经衰弱、失眠的患者。

但在现阶段，我们只能赋予芳香疗法以"养生""保健"或"自然疗治"的定位。芳疗师的职业定位，也只能是"芳香保健"系列，而非"医师"系列。芳香疗法宗旨与功能的设定，也只能局限于"调理身心、养生保健"的范围，而不可涉及"医治""治疗"的宣传与实践。至于将来，芳香疗法能否像西方一些国家列入"医疗"的范畴，尚需拭目以待。

随着科学的不断发展以及人们对芳香疗法的不断深入了解，芳香疗法已逐渐渗透到人们的生活中，如利用香味中的有效药物成分，研制成香味杀菌消毒剂，来熏蒸杀死电器上的各种细菌。此外，香薰枕头、香薰灭蚊器等也相继问世。

随着人们生活水平的不断提高，对精油产品的开发和利用会日益深入和广泛，精油医疗的潜力巨大。许多研究已经提供了精油对改善情绪状态的证据。比如薰衣草及迷迭香精油能减轻健康成人的焦虑、使用薰衣草精油泡脚也能改善癌症晚期患者的疲倦等。

当然，在古老的中国，早就有运用芳香药物治疗疾病的经验，而且还可以通过与阴阳、四气五味、经络和三焦等概念结合起来，发挥中医药防病、治病特色。常用的藿香、佩兰就是芳香醒脾、祛湿和胃、改善食欲的有效药剂。许多含有辛香味的药物被用于解表，比如香薷、白芷等，而艾条常用于温灸，玫瑰花、代代花、白梅花、凌霄花、月季花等等被用于疏肝解郁，我们常用的风油精、万花油等等更是居家必备之品，诸多实例都说明古老的中医在运用芳香药剂上有着更多更广泛的经验。

其实，用阴阳观念、四气五味学说来看，芳香疗法中的精油也可以相当于中医疗法中的中药[18]，每一味药物都有着自身的功效以治疗相应的疾病，解决相应的问题。多种单味药物组成的方剂，就能更好地治疗某种疾病或治疗靠某种单味药不能治疗的疾病，这就是几味药物的共同作用。以中药理论对照来看，单方精油相当于单味药，复方精油则相当于一副方剂，而打底油的某些作用则似煎药的水或者辅助用药，形同中药方剂中的佐、使之剂。

中药需炮制，精油也需萃取。中医疗法会用到针灸针、刮痧板等器具，芳香疗法则需用到熏烟、芳香喷雾机等器具。中医疗法有推拿、点穴等手法，芳香疗法也有自己独特的按摩手法。中医疗法有药物内服、外敷、吸纳、推拿按摩、点穴针灸、刮痧等作用方法，精油也同样具有内服、吸纳、亲和等多种作用方式。

现下也有把传统中医技法与芳香疗法相结合的方式，比如"芳香按摩疗法"。按摩是中国最古老的一种手技疗法，亦称推拿、按跷等。而芳香按摩疗法是在人体体表及经络或穴位上运用各种手法，辅以芳香物质进行按摩治疗，达到强身健体和治疗疾病的目的。至于能否真正达到这一目的，关键在于是否能掌握和运用好各种芳香物质的品种以及合乎病情的科学按摩手法。

芳香按摩的治疗效果直接与芳香物质品种的配制、皮肤的透皮吸收、按摩手法的技巧和按摩手法的科学选择有关。

另外，还有芳香吸入疗法，是以吸入挥发性芳香物质进入大脑及肺部来治疗、缓解或预防各种病症和感染的方法。鼻腔吸入香气后在心理方面起到作用，可以调动人体内的积极因素，抵抗一些致病的因子，达到治疗、减轻、预防疾病的目的。

由芳香疗法延伸出的"芳香心理学"，是专门研究人吸入香气与人的心理状态的内在关系的科学，可用实验和各种仪器的测量结果来证实芳香疗法的效果，能够定量表示，使芳香吸入疗法有据可循。而经过科学加工处理的专用芳香吸入疗法产品，有助于"靶向给香"，达到疗效目的。研究表明，由于紧张焦虑、孤独压抑、悲哀忧伤、苦闷失望、急躁恼怒等抑郁情绪，长期受不良情绪刺激，机体生命节律发生紊乱，神经内分泌系统功能失调，进而导致内环境失衡，免疫力下降，可使淋巴细胞、巨噬细胞对体内突变细胞的监控能力和吞噬能力下降，容易发生癌症。而芳香疗法是一种温和的辅助疗法，可有效减缓患者身体不适及增加心灵缓和，促使疾病治疗过程顺利，改善心灵及心情的疲惫，让癌症患者敞开心胸，松弛紧张的情绪，能有更好的睡眠品质，进而能积极面对治疗。同时在一定程度也能强化治疗效果、提高患者的生活质量。

当然，药物会因个人体质而有不同的反应及药效，芳香疗法亦如是。对于不同癌症患者，可以多尝试各类芳香精油，选择个人喜欢的味道，借由熏香、蒸气吸入、按摩或泡澡等方式，促进身心舒适。而且在精油按摩时，增加身体舒适度，过程中亦可借由相互交流，促使患者焦虑的舒缓，对癌症患者来说，必定是获益良多的。许多癌症患者也常会出现食欲降低的情形，这个问题也可以使用甜橙精油来改善。多数癌症患者不能忍受的疼痛，则可用快乐鼠尾草、甜马郁兰、罗马洋甘菊、德国洋甘菊、薰衣草等精油。除此之外，口腔及伤口的异味能用茶树纯露或薄荷纯露。身体水肿可使用葡萄柚、柠檬、快乐鼠尾草、杜松等精油，再配合淋巴回流按摩，一定会有不错的功效。

另外，癌症患者因免疫力下降，常会导致伤口的不易复原，此时可以考虑使用薰衣草、茶树、德国洋甘菊等精油涂抹于伤口上，会促进伤口组织的康复。如果因为化疗而造成的恶心呕吐，则可使用柠檬、甜橙、薄荷、姜等精油，用熏香的方式让患者吸入，可以改善患者的症状。因病或是药物造成的胃肠胀气、便秘，可予橙花、甜橙、乳香、葡萄柚、佛手柑、柠檬等精油按摩腹部，促进胃肠蠕动。对于甚少药物能改善的疲乏，可使用橙花、佛手柑、乳香、葡萄柚、天竺葵、桧木、山鸡椒等精油。让患者感到困扰的失眠，则可于睡前用甜马郁兰、快乐鼠尾草、苦橙叶、岩兰草、佛手柑、安息香、檀香、甜橙等精油，于睡前按摩身体或者薰香使用，帮助患者能有更好的睡眠质量。让患者感到煎熬的焦虑、忧郁等情绪，可用橙花、快乐鼠尾草、佛手柑、乳香、檀香、葡萄柚、甜橙、桧木、香蜂草、迷迭香、甜马郁兰等精油，改善情绪。

专家们强调，芳香疗法是温和的辅助疗法，虽然无法用来消灭癌细胞，但看似简单的精油若能适当地使用于患者身上，必定能减缓身体不适、促进心灵缓和，帮助顺利完成治疗过程，提高患者生活品质，进而能积极面对各种治疗，是个一举多得的好帮手。

近年来，有学者以现代医学为基础，将《本草纲目》中所记载的植物进行萃取、调配成精油，每种精油配方都经过长期科学试验，既不必熬煮麻烦又苦难下咽的中药，效果也比传统单方精油更加明确，配合有效搭配经络穴位进行按摩，一边"享受"，一边康复，这就是芳香疗法在中国的发展新趋势。

（二）芳香疗法的可能作用机制

1.皮肤和结缔组织的作用　芳香精油会刺激并调和我们的皮肤、皮下组织及结缔组织，使局部温度增加并促进毒素的排除。它们能维持皮肤的年轻活力及光彩，使肤色健康亮丽。

2.对动静脉循环系统的作用　如果在进行柔和的按摩活动时使用香精油，它会在动静脉的微血管处制造一种循环的促进物，帮助血液和器官细胞间的养分与气体交换。香精油能借着加速排除人体内有毒废物，来促进肌肉的活动。

3.对淋巴循环的作用　有些外伤和疾病会使淋巴系统阻滞，而产生水肿、发炎等症状。运用芳香疗法可以疏通淋巴管，促进淋巴回流，减轻水肿、炎症。

4.对肌肉组织的作用　每天的紧张与压力会对人的肌肉组织产生影响，而这些负面影响则导致身体僵化、沉重、疲乏、疼痛和萎缩。按摩时使用香精油刺激肌肉，能促进肌肉纤维的抵抗力与弹性，可延缓肌肉产生疲乏与倦怠感，缩短肌肉消除疲劳的时间。施行按摩时用香精油能达到松弛肌肉组织的效果。

5.对脑脊髓神经组织的作用　脑脊髓神经系统的主要作用在于调和生命功能及感官讯息的集中。将香精油与按摩技术结合，在需要松弛的人体部分，施以温和的按摩活动，能使身体平静、和顺及舒适。

6.对自主神经系统的作用　人体器官组织的正常运作来自交感与副交感神经系统的均衡。当此神经系统补充能量并促进某些器官正常运作时，运用香精油施行人工按摩，可使交感与副交感神经维持平衡。

7.对脏腑的作用　在肠胃不适或胆汁分泌不足时，使用香精油配合按摩活动，即能获得调和的疗效。在肠胃痉挛的时候，用舒缓、深入的按摩活动并配合使用香精油，即能镇定并缓和痉挛。

8.对内分泌及外分泌腺的作用 经常使用香精油并配合施行人工按摩，能维持、促进并调整内外分泌腺的正常功能，包括皮脂腺等外分泌腺及肾上腺、卵巢等内分泌腺。

（三）芳香疗法的禁忌

虽然芳香疗法是纯绿色、纯天然的疗法之一，但是也不是纯无禁忌的，以下一些情况是属于要小心的。

（1）有些精油有明显的收缩血管等作用，因此孕妇、高血压患者、青光眼患者需要慎用。

（2）有些精油对中枢神经有强烈的兴奋或抑制作用，一定要注意控制用量，且癫痫、哮喘等病的患者禁止或限制使用。

（3）有些精油有发汗作用，体虚多汗者慎用。

（4）活动性肺结核患者慎用，防止出现活动性咯血。

五、二十四节气养生食谱

（一）立春

立春是一年中的第一个节气，"立"为"开始"之意，立春揭开了春天的序幕，表示万物复苏的春季的开始。

随着立春的到来，人们明显地感觉到白天渐长，太阳也暖和多了，气温、日照、降水也趋于上升和增多。农事活动由此开始，人们也走出门户踏青寻春，体会神妙的春意。

春季肿瘤患者养生要顺应春天阳气生发、万物始生的特点，注意保护阳气，着眼于一个"生"字，即生机盎然之意。春属"木"，与"肝"相应。"肝"的生理特点主疏泄，在志为怒，恶抑郁而喜畅达。在春季精神养生方面，要力戒暴怒，更忌情怀忧郁，做到心胸开阔，乐观向上，保持心境恬静愉悦。同时要充分利用、珍惜春季大自然"发陈"之时，借阳气上升、万物萌生、人体新陈代谢旺盛之机，通过适当的调摄，使阳气得以宣达，代谢机能得以正常发挥。这里推荐几款适合立春养生的膳品。

1.首乌肝片

［**配料**］首乌汁20ml，鲜猪肝250g，水发木耳25g，青菜叶少许，绍酒、醋、盐、淀粉、鲜汤、酱油、葱、姜、蒜、油适量。

［**做法**］首乌煎汤浓缩，取20ml药液备用，猪肝剔筋洗净切片，葱、姜、蒜洗净，葱姜切丝，蒜切片，青菜洗净控干。将猪肝片放入首乌汁内浸蘸（取一半首乌汁），加少许食盐，放适量淀粉搅拌均匀，另把剩余的首乌汁、酱油、绍酒、醋、湿淀粉和鲜汤兑成滋汁。炒锅置大火上烧热入油，待油热放入拌好的猪肝片

滑透，用漏勺淋取余油，锅内剩少量油，下入蒜片、姜末略煸出香味，下猪肝、水发木耳，爆炒数分钟，将青菜叶入锅翻炒数次，八成熟时倒入滋汁炒拌均匀，出锅前把葱丝下锅，翻炒即下，起锅即成。

[**功效**] 补肝肾，益精血，乌发明目。首乌既能保肝，又可降脂、降压。木耳有通利血脉之效，无病常吃也能健身益寿。但须注意首乌不可过量食用，每日最多10g，且要用制首乌为宜。

2.虾仁韭菜

[**配料**] 虾仁30g，韭菜250g，鸡蛋1个，食盐、酱油、淀粉、植物油、麻油各适量。

[**做法**] 虾仁洗净，用水涨发，约20min后捞出淋干水分待用。韭菜择洗干净，切3厘米长段备用。鸡蛋打破盛入碗内，搅拌均匀加入淀粉、麻油调成蛋糊，把虾仁倒入拌匀待用。炒锅烧热倒入植物油，待油热后下虾仁翻炒，蛋糊凝住虾仁后放入韭菜同炒，待韭菜炒熟，放食盐、淋麻油，搅拌均匀起锅即可。

[**功效**] 补肾阳、固肾气、通乳汁。韭菜含有大量粗纤维，能刺激肠壁，增强蠕动，故可作习惯性便秘患者之膳食。

有些肿瘤患者一看韭菜、虾仁、鸡蛋，似乎有"发物"之嫌，战战兢兢不敢食用，实际上食物比之药物来说，食物药性温和，不可能抵抗药物的药性，此其一。食物多数是用于补充人体必需的物质，营养跟不上，抵抗力和生活质量必然下降。此其二。所以食物必须要偏补一些，才能扛得住放化疗的消耗。

3.珍珠三鲜汤

[**配料**] 鸡肉脯50g，豌豆50g，西红柿1个，鸡蛋清1个，牛奶25g，淀粉25g，料酒、食盐、味精、高汤、麻油适量。

[**做法**] 鸡肉剔筋洗净剁成细泥。5g淀粉用牛奶搅拌。鸡蛋打开去黄留清。把这三种食材放在一个碗内，搅成鸡肉泥待用。西红柿洗净开水滚烫去皮，切成小丁。豌豆洗净备用。炒锅放在大火上倒入高汤，放盐、料酒烧开后，下豌豆、西红柿丁，等再次烧开后改小火，把鸡肉泥用筷子或小勺拨成珍珠大圆形小丸子，下入锅内，再把火开大待汤煮沸，入水淀粉，烧开后将味精、麻油入锅即成。

[**功效**] 温中益气，补精填髓，清热除烦。

[**食物禁忌**] 猪肝忌与黄豆、豆腐同食（同食易发痼疾）。忌与鱼肉同食（同食令人伤神）。

（二）雨水

雨水，是入春之后第二个节气，"斗指壬为雨水，东风解冻，冰雪皆散而为水，化而为雨，故名雨水。"雨水不仅表示降雨的开始，也表明雨量开始增多。随着雨水节气的到来，雪花纷飞、冷气浸骨的天气渐渐消失，春风拂面、冰雪融化，湿润的空气、温和的阳光和潇潇细雨的日子正向我们走来。

诗圣杜甫有云："好雨知时节，当春乃发生。随风潜入夜，润物细无声。"春雨伴着和风，于夜色中悄然降临，无声滋润于万物。万物萌生之时，正需要雨水的时候，雨就来了。

1.玫瑰花糕

[配料] 糯米粉1500g，黏米粉3500g，核桃肉250g，大枣500g，白糖300g，玫瑰花60g。

[做法] 将大枣、核桃肉洗净，切成小丁备用。把糯米粉、黏米粉放在盆内，加适量水，放入白糖、大枣、核桃肉、玫瑰花，用500ml水拌匀，揉成面团，做成糕状，然后将糕上笼蒸约25min即成。

[功效] 本品有疏肝理气、健脾暖胃的功效。

2.砂仁鲫鱼汤

[配料] 新鲜鲫鱼1条（约250g），砂仁、味精各3g，生姜6g，葱1条，花生油20g，料酒适量，淀粉少许。

[做法] 将鲫鱼去鳞、鳃，开肚去内脏，用清水洗净，沥干水分，待用。把葱去皮，清洗干净，切成段；生姜去皮，洗净，切成丝；砂仁洗净，沥干，研成末。把花生油、盐和砂仁拌匀纳入鱼腹，用淀粉封住刀口，把葱段、姜丝铺在鱼身上，放入料酒、味精，用碗盖严，隔水蒸熟即成。

[功效] 鲫鱼含有丰富的蛋白质、维生素、脂肪等营养素，尤其富含钙和磷，对补骨壮骨有很好的作用，可醒脾开胃、利浊止呕，肉质细嫩，易于消化吸收，适合恶心呕吐、不思饮食的患者食用。

3.金橘山药小米粥

[配料] 金橘20g，鲜山药100g，小米50g，白糖15g。

[做法] 将金橘洗净，切片备用。山药去皮，切片，与金橘片及淘洗干净的小米一同入锅，加适量水，用大火煮开，改用小火熬成稠粥，加入白糖即成。

[功效] 本品有疏肝健脾的功效。

（三）惊蛰

惊蛰，为入春后第三个节气，"斗指丁为惊蛰，雷鸣动，蛰虫皆震起而出，故名惊蛰。"所谓"斗"，即北斗中的斗柄随着天体的运行，指向不同的方位，其所指的位置就代表不同的月份。

此时天气转暖，春雷初鸣，惊醒了蛰伏在泥土中冬眠的各种昆虫，因此形象名之为"惊蛰"。此时，过冬的虫卵也要开始孵化，由此可见惊蛰是反映自然物候的一个非常形象的节气。但真正使冬眠动物苏醒出土的，并不是隆隆的雷声，而是气温回升到了一定程度。

惊蛰时节，我国有些地区已是桃花红、李花白，黄莺鸣叫、燕飞来的时节，大部分区域都已进入春耕季节。有谚云"惊蛰过，暖和和，蛤蟆老哥唱山歌""雷打惊蛰谷米贱，惊蛰闻雷米如泥"。这是说惊蛰日或惊蛰日后听到雷声是正常的，风调雨顺，是预示着好的年景。有些地区忌讳惊蛰日前听到雷声，并认为"惊蛰未到雷先鸣，大雨似蛟龙"，是将要大雨滂沱的警示。

1.软炸山药兔

[**配料**] 山药50g，兔肉250g，料酒10g，鸡蛋5个，淀粉50g，食盐2g，酱油10g，白糖3g，猪油50g。

[**做法**] 山药切片烘干，打成粉。兔肉洗净，去筋膜，切成2cm见方块，加酒、白糖、食盐、酱油、味精等拌匀，加蛋清搅拌。山药粉和淀粉调成糊状，倒入兔肉混匀。炒锅放入猪油烧至八成熟时，将兔肉逐块放在油锅内略炸，捞出。第一次炸完后，再同时将兔肉放入油锅内反复翻炸，待成色金黄浮面时，捞出即成。

[**功效**] 健脾和胃，气阴双补。

[**用法**] 适宜于脾胃虚弱之食少、乏力、懒言，气阴不足之体虚患者。

2.香酥鹌鹑

[**配料**] 鹌鹑6只，芝麻25g，蛋清两个，酱油10g，精盐2g，白糖6g，料酒20g，花椒粉0.5g，葱、姜各10g，淀粉10g，香油20g，熟猪油1000g（实耗75g）。

[**做法**] 除去内脏、头、脚的鹌鹑洗净，每只剁成4块，用葱、姜、白糖、酱油、料酒、精盐腌渍约20min，使其入味。将蛋清、淀粉调成糊，把腌好的鹌鹑块放在蛋糊内滚一下，再加入少许猪油拌匀。把芝麻下锅炒香取出，撒在每块浆好的鹌鹑肉上。烧热锅放入猪油，待油温达六七成热时，放入鹌鹑炸至金黄色，约5~6min，倒入漏勺内。原锅内放入香油、花椒粉、炸好的鹌鹑块，翻两番，取出装盘即可。

[**功效**] 健脾益肾，补气养血。

[**用法**] 适宜于体虚患者增气力、壮筋骨，对老年人、体虚者尤为适宜。

3.萝卜粳米粥

[**配料**] 白萝卜250g，粳米100g。

[**做法**] 白萝卜、洗净切成小块。粳米淘洗干净，放入锅内，加水适量。同时将萝卜块也放入锅内。将米锅置武火上烧开后，再用文火熬熟即成。

[**功效**] 健胃消食，理气和胃，促进消化。

[**用法**] 适宜人群：因放化疗后消化力较弱者，可辅食此粥。

[**禁忌**] 服用人参类药物时，不可同时服用。

（四）春分

"春分者，阴阳相半也，故昼夜均而寒暑平"。也就是说，"分"的意思是昼夜、寒热等分，各占一半，势均力敌，这时太阳的位置在赤道上方，所以昼夜等长而寒热感觉差不多。农历中也记载："斗指壬为春分，约行周天，南北两半球昼夜均分，又当春之半，故名为春分。"

春分日是春季90天的中分点，南北半球昼夜相等。从这一天后，太阳直射位置将渐渐向北移动，南北半球昼夜长短也随之而变化，北半球昼长夜短，而南半球将反之。

春分一到，雨水将明显增多。春分节气之后，气候变得温和，雨水充沛，阳光明媚，我国大部分地区的越冬作物开始进入春季生长阶段，此时也是早稻的播种期。

各地农谚对春分有不同的说法，比如湖北有"春分有雨家家忙，先种瓜豆后插秧"。山东谚语有"春分日植树木，是日晴，则万物不成"。广东谚语有"春分在前，斗米斗钱"。古人对春分也有描述："南园春半踏青时，风和闻马嘶，青梅如豆柳如眉，日长蝴蝶飞。"无论南方、北方，春分节气都是春意融融的大好时节。

1.白烧鳝鱼

[配料] 鳝鱼500g，黄酒、葱白、生姜、食盐、胡椒粉、植物油各适量。

[做法] 鳝鱼去骨及内脏，洗净切成寸段备用，锅内倒入植物油，烧至七成热时，放入鳝鱼、葱、姜，略炒后加入黄酒、食盐、少量清水，小火烧至熟透撒入胡椒粉即成。

[功效] 补虚损，止便血。对于虚羸少血，脏腑不足效果尤佳。

[注意] 无论以何种方法烹饪鳝鱼，都不可忘记少佐胡椒以去其土腥味。

2.杜仲腰花

[配料] 杜仲12g，猪肾250g，葱、姜、蒜、花椒、醋、酱油、绍酒、干淀粉、盐、白砂糖、植物油、味精各适量。

[做法] 杜仲清水煎浓汁50ml，（加淀粉、绍酒、味精、酱油、盐、白砂糖，兑成芡汁分成三份备用）。猪腰片去腰臊筋膜，切成腰花，浸入一份芡汁内，葱、姜、蒜洗净切段、片待用。炒锅大火烧热，倒入植物油烧至八成热，放入花椒，待香味出来，投入腰花、葱、姜、蒜快速炒散加入芡汁，继续翻炒几分钟，加入另一份芡汁和醋翻炒均匀，起锅即成。

[功效] 壮筋骨，补肝肾。药食合用，共奏补肾、健骨之功。无病者食之，亦可强健筋骨。

3.大蒜烧茄子

[配料] 大蒜25g，茄子500g，葱、姜、淀粉、酱油、白糖、食盐、味精、植物油、清汤各适量。

[做法] 茄子去蒂洗净，剖成两瓣，在每瓣的表面上划成十字花刀，切成

长4cm、宽2cm的长方形块（不要切断）。葱、姜洗净切碎，大蒜洗净切成两半备用。炒锅置大火上烧热，倒入植物油待七成热时，将茄子逐个放入锅内翻炒见黄色时，再下入姜末、酱油、食盐、蒜瓣及清汤，烧沸后，用文火焖10min，翻匀，撒入葱花，再用白糖、淀粉加水调成芡，收汁和匀，加入味精起锅即成。

［功效］凉血止血，消肿止痛。多用于便血、紫斑等病症。茄子有甘寒之性，清血热、散瘀消肿、利水湿、止疼痛，少佐以辛温之大蒜，可暖脾胃、行气滞、消癥瘕、解邪毒。茄子中所富含的维生素D，能增强血管弹性，防止小血管出血。

（五）清明

清明，乃天清地明之意。农历中指出："斗指丁为清明，时万物洁显而清明，盖时当气清景明，万物皆齐，故名也。"

清明节气，我国大部分地区的日均气温已升到12℃以上，此时正是桃花初绽、杨柳泛青的清朗景秀时间。

清明时节，自古以来又是人们祭祖扫墓的日子，作为中国人更是重视缅怀祖宗的追远活动。"清明时节雨纷纷，路上行人欲断魂，借问酒家何处有，牧童遥指杏花村"，这首诗歌正是此时应景之作。

各地清明虽都有祭祖之习俗，但祭祖方式各有不相同。北方地区常有"清明不戴柳，红颜成皓首"的说法，插柳、戴柳有驱邪避煞、消灾解祸的作用。民间还有把清明称为"寒食节"的，也就是说在清明这一天有不动灶火、忌食热食的风俗，否则要遭到神罚的说法。南方祭祖方式则有不同，有地方的县志曾记载："清明，祀其祖先，祭扫坟墓，必邀亲友同行。妇女驾车到山，祭毕，席地而饮，薄暮而还"，既表达了对祖先的缅怀，也同时与好友相伴、舒心解怀，借此山水之情展望未来美好生活。

1.家常鸡块

［配料］嫩鸡250g，芹菜75g，冬笋10g，辣椒20g，瘦肉汤30g，姜、豆瓣酱、白糖、酱油、醋、食盐、淀粉、味精、植物油各适量。

［做法］鸡肉切成小块，用开水焯后捞出备用。芹菜切断，冬笋切细条，辣椒剁碎，姜取其末，淀粉兑成湿粉，取一半和酱油、料酒、醋、盐放入同一碗内拌匀。另一半湿淀粉和白糖、味精、高汤、调和成粉芡备用。

植物油入锅加热，先煸鸡块至鸡肉变白，水分将干时，放进冬笋、豆瓣酱、姜等用大火急炒至九成熟，加入切好的芹菜，略炒一会儿，倒入调好的粉芡，随炒随搅至熟起锅即成。

［功效］温中补虚，降压安神。

［用法］适用于术后恢复期、营养补虚食用。

2. 口蘑白菜

[**配料**] 白菜250g，干口蘑3g，酱油、白糖、精盐、味精、植物油适量。

[**做法**] 白菜洗净切成3cm段，口蘑温水泡发。油入锅内烧热后，将白菜入锅炒至七成熟，再将口蘑、酱油、糖、盐入锅，炒熟后，放入味精搅拌均匀即成。

[**功效**] 清热除烦，益胃气、降血脂。

[**用法**] 适宜于口味清淡、体虚胃弱者。

3. 鸡汤鱼卷

[**配料**] 鲜活鲤鱼250g，瘦猪肉30g，鸡蛋清、豌豆各10g，火腿8g，冬笋、鸡汤、料酒、酱油、盐、淀粉、味精、姜各适量。

[**做法**] 火腿蒸熟切丝，冬笋切丝，姜、瘦肉剁成末，淀粉水调成湿粉，活鱼常规处理，剔去骨刺，片成小长方形鱼片。肉末加入酱油、半个蛋清和料酒、味精、姜末及一半湿淀粉搅拌成馅，剩下的蛋清与湿淀粉调成糊状，把鱼平放在案板上，先抹上一层糊，再放上肉馅，把鱼片卷起来，再涂上少许糊把鱼卷粘住。将鸡汤置于旺火烧开，改为小火，将卷好的鱼卷下入锅内氽一下，去掉浮沫使汤清凉，待鱼卷熟后，再把切好的火腿、冬笋和其他佐料加入汤内，烧开即成。

[**功效**] 滋阴润燥，清热利湿。

[**用法**] 对体虚水肿、消化不良者都较适宜。鱼肉蛋奶都是优质蛋白质，对促进伤口愈合、贫血、需要提高身体抵抗力的患者都是合适的。此类患者不应过于忌口或者素食，那样对身体并无益处。

（六）谷雨

谷雨，有"雨水生百谷"之意，是24个节气中的第6个，也是春季的最后一个节气。

谷雨时，"斗指癸"，此时我国大部分地区的平均气温都在12℃以上。谷雨后的气温回升速度加快，从这一天起雨量也开始增多，丰沛的雨水可使初插的秧苗、新种的作物得以滋润灌溉，五谷得以很好地生长。因此，谷雨后的农业生产已经进入到繁忙时期。

谷雨节气后降雨增多，空气中的湿度逐渐加大，此时在调摄养生中不可脱离自然环境的变化轨迹，通过体内调节使内环境与外环境相适应，维持正常的生理功能发挥，从而避免或减少疾病发生的基础。此时，在调摄养生时要考虑谷雨节气的因素，针对其气候特点有针对性地进行调养。

1. 参蒸鳝段

[**配料**] 鳝鱼1000g，党参10g，当归5g，熟火腿150g，食盐、绍酒、胡椒粉、

生姜、大葱、味精各适量，清鸡汤500g。

　　[**做法**] 党参、当归洗净浸润后切片备用。鳝鱼剖后除去内脏，清水洗净再用开水稍烫一下捞出，刮去黏液，剁去头尾，再把肉剁成6cm长的段。熟火腿切成大片，姜、葱洗净切片、段备用。

　　锅内入清水，下入一半的姜、葱、绍酒烧沸后，把鳝鱼段倒入锅内烫一下捞出，装入汤钵内，将火腿、党参、当归、放于面上，加入葱、姜、绍酒、胡椒粉、食盐，再灌入鸡汤，用绵纸浸湿封口，上蒸笼蒸约1h至蒸熟为止，取出启封挑出姜、葱加入味精，调味即成。

　　[**功效**] 温补气血，强健筋骨，活血通络。

　　[**用法**] 多用于气血不足、腰膝酸痛、脉络不利者。

　　2. 菊花鳝鱼

　　[**配料**] 粗活鳝鱼1斤（两条），白糖2两，番茄酱1两，干淀粉1两，黄酒、白醋、食盐、葱、姜、湿淀粉、麻油、蒜泥各适量，花生油500g。

　　[**做法**] 鳝鱼宰杀、剖腹去内脏，去骨去皮，切成2.5寸长片块，用刀顶头斜劈成两片（末端不批短），再直切成条状（一头不切断）加黄酒、盐、葱、姜浸渍起来，然后再逐个拍上干淀粉。将番茄酱、白糖、白醋、湿淀粉一起放入碗内，加适量水调成芡汁。

　　烧锅置旺火上烧热，锅内倒油500g，烧至八成热，将鳝鱼抖散入锅炸至金黄色，捞出装盘，锅内留少许油，投入蒜泥煸炒出香味，倒入调好的芡汁，烧沸后淋入麻油，起锅浇在菊花鱼上即成。

　　[**功效**] 补虚损，除风湿，强筋骨。

　　[**用法**] 对体虚乏力、手足麻木、风寒湿痹等患者尤为适宜。

　　3. 三色汤

　　[**配料**] 黄豆芽2两，姜丝20g，大红椒1个，植物油、白醋、湿淀粉、鸡汤、食盐、麻油、味精各适量。

　　[**做法**] 将油锅烧热，下黄豆芽煸炒几下，放入白醋炒至八分熟，出锅备用。将锅内放入鸡汤，姜丝，烧开后把大红椒入锅再次滚开后，将黄豆芽、盐、入锅，再用湿淀粉勾芡，淋上麻油出锅即成。

　　[**功效**] 祛风除湿，活血通络。

　　[**用法**] 对筋骨拘挛、腰膝疼痛者更为适宜。

　　[**禁忌**] 寒湿偏重之人忌食柿子、柿饼、西瓜、芹菜、生黄瓜、螃蟹、田螺、蚌肉、海带等生冷性凉的食物。湿热偏重患者忌食胡椒、肉桂、辣椒、花椒、生姜、葱白、白酒等温热助火之品。

（七）立夏

立夏是夏天的开始，"斗指东南，维为立夏，万物至此皆长大，故名立夏也。"气温明显升高，炎暑将临，南方雷雨增多，农作物进入旺季生长的一个重要节气。

立夏后，民间有畏忌夏季炎热而称体重的习俗，据说这一天称了体重之后，就不怕夏季炎热，不会消瘦，否则会有疾病缠身。南方一些地方还有"立夏饮茶"的习俗。

《礼记·月令》中言及立夏时说："蝼蝈鸣，蚯蚓出，王瓜生，苦菜秀。"说明在此时节，青蛙们开始聒噪夏日的来临，蚯蚓们也忙着帮农民翻松泥土，乡间田埂的王瓜、野菜也都彼此争相出土，日日攀长。当人们迎着初夏的霞光，漫步于乡间田野、海边沙滩时，就会从温暖的阳光中感受到大自然的热情。

1.荷叶凤脯

[配料] 鲜荷叶2张，火腿30g，剔骨鸡肉250g，水发蘑菇50g，玉米粉12g，食盐、白糖、鸡油、绍酒、葱、姜、胡椒粉、味精、香油各适量。

[做法] 鸡肉、蘑菇均切成薄片，火腿切成10片，葱切短节，姜切薄片，荷叶洗净，用开水稍烫一下，去掉蒂梗，切成10块三角形备用。

蘑菇用开水焯透捞出，用凉水冲凉，把鸡肉、蘑菇一起放入盘内加盐、味精、白糖、胡椒粉、绍酒、香油、鸡油、玉米粉、葱节、姜片搅拌均匀，然后分放在10片三角形的荷叶上，再各加一片火腿，包成长方形包，码放在盘内，上笼蒸约2h，若放在高压锅内只需15min即可。出笼后可将原盘翻于另一干净盘内，拆包即可食用。

[功效] 清芬养心，升运脾气。

[用法] 可作为夏季常用食物补虚之品。

2.鱼腥草拌莴笋

[配料] 鱼腥草50g，莴笋250g，大蒜、葱各10g，姜、食盐、酱油、醋、味精、香油各适量。

[做法] 鱼腥草摘去杂质老根，洗净切段，用沸水焯后捞出，加食盐搅拌腌渍待用。莴笋削皮去叶，冲洗干净，切成1寸长粗丝，用盐腌渍沥水待用。葱、姜、蒜择洗后切成葱花、姜末、蒜米待用。将莴笋丝、鱼腥草放在盘内，加入酱油、味精、醋、葱花、姜末、蒜米搅拌均匀，淋上香油即成。

[功效] 清热解毒，利湿祛痰。

[用法] 对肺热咳嗽，痰多黏稠、小便黄少、肺热胸痛等症均有较好的疗效。

3.桂圆粥

[**配料**] 桂圆25g，粳米100g，白糖少许。

[**做法**] 将桂圆同粳米共入锅中，加适量的水，熬煮成粥，调入白糖即成。

[**功效**] 补益心脾，养血安神。

[**用法**] 尤其适用于劳伤心脾，思虑过度、身体瘦弱、健忘失眠、月经冷痛等症。

[**禁忌**] 喝桂圆粥忌饮酒、浓茶、咖啡等物。

（八）小满

小满，"斗指甲为小满，万物长于此少得盈满，麦至此方小满而未全熟，故名也。"这是说从小满开始，大麦、小麦等作物已有结果，籽粒渐见饱满，但尚未成熟，所以称之为"小满"。

小满，是一个表示物候变化的节气。所谓物候，是指自然界的花草树木、飞禽走兽按一定的季节时令活动，而这种活动与气候变化息息相关。因此，它们的各种活动也成了季节的一种标志，如植物的萌芽、发叶、开花、结果、叶黄、叶落，动物的复苏、始鸣、繁育、迁徙、蛰眠等，都是受气候变化制约的，人们把这些现象叫作物候。

我国是世界上最早研究物候学的国家，《诗经》中云"四月秀罗、五月鸣蜩、八月剥枣、十月获稻"。西汉初期的《夏小正》是我国最早的物候专著，按一年12个月的顺序分别记载了物候、气象、天象及重要的政事、农事活动，如农耕、养蚕、养马等。此后，《吕氏春秋》《礼记》中都记载了有关物候的内容，并逐渐发展成一年24节气和72物候。

其实何止是草木和动物呢？人的身体变化也是随季节气候变化而变动的，因此《黄帝内经》才提出"天人合一"的思想，并指出人的身体调养应顺应季节、物候的变化而变化，这是古人非同凡响的智慧。

1.芹菜拌豆腐

[**配料**] 芹菜150g，豆腐1块，食盐、味精、香油各少许。

[**做法**] 芹菜切成小段，豆腐切成小方丁，均用开水焯一下，捞出后用凉开水冷却，控净水待用。

将芹菜和豆腐搅拌，加入食盐、味精、香油拌搅匀即成。

[**功效**] 平肝清热、利湿解毒。

[**用法**] 适宜夏季清凉爽口，祛暑热烦躁，为夏令之佳菜。

2.冬瓜草鱼煲

[**配料**] 冬瓜500g，草鱼250g，食盐、味精、植物油适量。

[**做法**] 冬瓜去皮，洗净切三角块，草鱼剖净，留尾洗净待用。先用油将草鱼（带尾）煎至金黄色，取砂锅一个，其内放入清水适量，把鱼、冬瓜一同放入砂锅

内，先武火烧开后，改用文火炖至2h左右，汤见白色，加入食盐、味精调味即可食用。

[功效] 平肝、祛风、利湿、除热。

[用法] 适宜于脾胃虚弱、水湿停滞者。

3.青椒炒鸭块

[配料] 青椒150g，鸭脯肉200g，鸡蛋1个，黄酒、盐、干淀粉、鲜汤、味精、水淀粉、植物油各适量。

[做法] 鸭脯肉劈成2寸长、6分宽的薄片，用清水洗净后淋干。将鸡蛋取清和干淀粉、盐搅匀与鸭片一起拌匀上浆。青椒去籽、去蒂洗净后切片。

锅烧热后加油烧至四成热，将鸭片下锅，用勺划散，炒至八成熟时，放入青椒，待鸭片炒熟倒入漏勺淋油。

锅内留少许油，加入盐、酒、鲜汤，烧至滚开后，再将鸭片、青椒倒入，用水淀粉勾芡，翻炒几下装盘即成。

[功效] 温中健脾，利水消肿。

[用法] 同样适宜于脾胃虚弱、水湿停滞者，并有开胃消食作用，对于食欲不佳者亦可适用。

（九）芒种

芒种，农历书中记载："斗指巳，为芒种，此时可种有芒之谷，过此即失效，故名芒种也。"就是说，芒种节气是最适合播种有芒的谷类作物，如谷、黍、稷等。芒种也是种植农作物时机的分界点，由于天气炎热，已经进入典型的夏季，农事种作都以这一时节为界，过了这一节气，农作物的成活率就越来越低。农谚"芒种忙忙种"说的就是这个道理。

此时，在长江中下游地区，雨量增多，气温升高，进入连绵阴雨的梅雨季节，空气十分潮湿，天气异常湿热，各种衣物器具极易发霉，所以在长江中下游地区把这种天气叫作"黄梅天"，或者"梅雨季节"。

我国的端午节就在芒种日前后，民间有"未食端午粽，破裘不可送"的说法，就是说：端午节还没过，御寒的衣服不要随意抛弃，以免受寒。

南方还有"芒种夏至天，走路要人牵"的谚语，意思是夏季气温升高，空气中湿度增加，体内的汗液无法通畅地发散出来，人之所及，呼吸所受，均不离湿热之气。所以，暑令湿盛，必多兼热，使人感到四肢困倦、萎靡不振。因此，在芒种节气里不但要搞好雨期的田间管理，更要注意避免季节性疾病和传染病的发生，如中暑、暑温、湿热等。

1.西红柿炒鸡蛋

[配料] 西红柿300g，鸡蛋3个，精盐、味精、白糖各适量。

[**做法**] 西红柿洗净切片，鸡蛋打入碗内搅匀。

油锅烧热，先将鸡蛋炒熟，盛入碗内。炒锅洗净，烧热放油，白糖入锅融化，把西红柿倒入锅内翻炒2min后，将鸡蛋、盐入锅同炒3min，放少许味精出锅即可。（注意糖尿病患者不要放糖）

[**功效**] 生津止渴，养心安神。

[**用法**] 适宜于绝大多数脾胃虚弱、身体困乏的患者。

2.香菇冬瓜球

[**配料**] 香菇、鸡汤、淀粉各适量，冬瓜300g，植物油、精盐、姜、味精、麻油各适量。

[**做法**] 香菇水发、洗净，冬瓜去皮洗净，用钢勺挖成圆球待用，姜洗净切丝。

锅内放入适量植物油烧热，下姜丝煸炒出香味，入香菇继续煸炒数分钟后，倒入适量鸡汤煮开后，将冬瓜球下锅烧至熟时，用水淀粉勾芡，翻炒几下放入味精，淋上香油，即可出锅。

[**功效**] 补益肠胃，生津除烦。

[**用法**] 冬瓜本身有解暑除烦作用，适宜夏季雨水湿重季节的膳用，香菇有很好的抗肿瘤作用，因此适合绝大多数肿瘤患者平时食用。

3.五味枸杞饮

[**配方**] 醋炙五味子5g，枸杞子10g，白糖适量。

[**做法**] 五味子和剪碎的枸杞子放入瓷杯中，以沸水冲泡，温浸片刻，再入白糖，搅匀即可饮。

[**功效**] 滋肾阴，养精血。

[**用法**] 适用于阴虚火燥者，是养生补益的有效之剂。

（十）夏至

夏至日，太阳直射在地球北回归线上，是北半球一年中白昼最长的一天。夏至这天虽然白昼最长，太阳角度最高，但并不是一年中天气最热的时候。因为接近地表的热量，此时还在继续积蓄，并没有达到最高的时候。俗话说"热在三伏"，真正的暑热天气是以夏至和立秋为基点计算的，大约在7月中旬到8月中旬，我国各地的气温均为最高，有些地区的最高气温可达40℃左右。

对于物候来说，这一时节可以开始割鹿角，蝉儿开始鸣叫，半夏、木槿等植物逐渐花开繁盛。《礼记》中曾记载，"夏至到，鹿角解，蝉始鸣，半夏生，木槿荣。"

从中医理论讲，夏至是一年中"阳气最旺"的时节，养生要顺应夏季阳盛于外的特点，注意保护阳气，着眼于一个"长"字。很多患者会不理解：夏至不是阳气最旺吗？为什么还要注意保护阳气？事实上，人体的阳气是阴精化生出来的，并非无穷无尽，而夏天阳气外露，反而最容易耗散、衰竭，所以不能过于消耗。就像一支蜡烛，燃得越旺就越难长久。所以说，要注意保护阳气。而且，此时还是最有利于平素身体虚寒的患者补益身体阳气、拔除宿有的寒气的，所以中医有"冬病夏治"的说法。

1.荷叶茯苓粥

[**配料**] 荷叶1张（鲜、干均可），茯苓50g，粳米或小米100g，白糖适量。

[**做法**] 先将荷叶煎汤去渣，把茯苓、洗净的粳米或小米加入药汤中，同煮为粥，出锅前将白糖入锅。

[**功效**] 清热解暑，宁心安神，止泻止痢，对某些心血管疾病、神经衰弱者亦有一定疗效。

[**用法**] 适用于暑热烦躁、腹泻失眠者。

2.凉拌莴笋

[**配料**] 鲜莴笋350g，葱、香油、味精、盐、白糖各适量。

[**做法**] 莴笋洗净去皮，切成长条小块，盛入盘内加精盐搅拌，腌1h，滗去水分，加入味精、白糖拌匀。将葱切成葱花撒在莴笋上，锅烧热放入香油，待油热时浇在葱花上，搅拌均匀即可。

[**功效**] 利五脏，通经脉。

[**用法**] 适用于一般人群。

3.奶油冬瓜球

[**配料**] 冬瓜500g，炼乳20g，熟火腿10g，精盐、鲜汤、香油、水淀粉、味精各适量。

[**做法**] 冬瓜去皮，洗净削成见圆小球，入沸水略煮后，倒入冷水使之冷却。将冬瓜球排放在大碗内，加盐、味精、鲜汤上笼用武火蒸30min取出。把冬瓜球复入盆中，汤倒入锅中加炼乳煮沸后，用水淀粉勾芡，冬瓜球入锅内，淋上香油搅拌均匀，最后撒上火腿末出锅即成。

[**功效**] 清热解毒，生津除烦，补虚损，益脾胃。

[**用法**] 适宜于脾胃虚损、湿热伤津、烦热不眠者。

（十一）小暑

小暑日，天气已经很热，但还不到最热的时候，所以叫小暑。"斗指辛为小暑，斯时天气已热，尚未达於极点，故名也"。

小暑时节，到处绿树浓荫，很多地方的气温已接近30℃，时有热浪袭人之感，暴雨也时常在小暑节气光顾我国的南方大部分地区。由于此时雨量较为集中，所以防洪防涝显得尤为重要。农谚说："大暑小暑，灌死老鼠"，南方更有"小暑南风，大暑旱""小暑打雷，大暑破圩"的说法，意思是：小暑若是吹起南风，则大暑时必定无雨，易有大旱。小暑时日如果打雷，必定有大水冲决圩堤的可能。

对于身体而言，就是酷热、酷暑、湿热较重的季节，需要注意跟随气候的特点进行调理。

1.炒绿豆芽

[**配料**] 新鲜绿豆芽500g，花椒少许几粒，植物油、白醋、食盐、味精适量。

[**做法**] 豆芽洗净水淋干，油锅烧热，花椒入锅，烹出香味，将豆芽下锅爆炒几下，倒入白醋继续翻炒数分钟，起锅时放入食盐、味精，装盘即可。

[**功效**] 清热解毒，疗疮疡。

[**用法**] 适宜于夏季容易上火、长痘、长疮的患者。

2.素炒豆皮

[**配料**] 豆皮二张，植物油、食盐、葱、味精各适量。

[**做法**] 豆皮切丝，葱洗净切丝。油锅烧至6成热，葱丝下锅，烹出香味，将豆皮丝入锅翻炒，随后加食盐，炒数分钟后，加味精，淋上香油搅匀起锅。

[**功效**] 补虚，止汗。

[**用法**] 适合多汗、自汗、盗汗者食用。

3.素烩面筋

[**配料**] 水面筋500g，葱、姜、食盐、淀粉、植物油、味精各适量。

[**做法**] 水面筋切薄片，葱、姜洗净切丝备用。油锅烧热，将水面筋入锅，煸炒至焦黄，加葱、姜煸炒数分钟，兑水一碗，加食盐，待面筋熟透后，放入味精，再用淀粉勾芡，汤汁明透即可。

[**功效**] 解热、除烦、止渴。

[**用法**] 适合烦热消渴食用。

（十二）大暑

大暑，是一年中最热的节气。其气候特征是："斗指丙为大暑，斯时天气甚烈於小暑，故名曰大暑"。大暑正值中伏前后，在我国很多地区，经常会出现40℃的高温天气，在这酷热难耐的季节，防暑降温工作是不容忽视的。

大暑是雷阵雨最多的季节，有谚语说："东闪无半滴，西闪走不及"，意谓在夏天午后闪电如果出现在东方，雨不会下到这里，若闪电在西方则雨势很快就会到来，要想躲避都来不及。雷阵雨还常常是这边下雨、那边晴，正如唐·刘禹锡所言："东边日出西边雨，道是无晴却有晴"。所以大暑节气既要防酷暑，也要防水湿类病证。

1.清拌茄子

[**配料**] 嫩茄子500g，香菜15g，蒜、米醋、白糖、香油、酱油、味精、精

盐、花椒各适量。

[做法] 茄子洗净削皮,切成小片,放入碗内,撒上少许盐,再投入凉水中,泡去茄褐色,捞出放蒸锅内蒸熟,取出晾凉。蒜捣末。将炒锅置于火上烧热,加入香油,下花椒炸出香味后,连油一同倒入小碗内,加入酱油、白糖、米醋、精盐、味精、蒜末,调成汁,浇在茄片上。香菜择洗干净,切段,撒在茄片上,即成。

[功效] 清热通窍,消肿利尿,健脾和胃。

[用法] 对于脾胃亏虚、下肢水肿者较为适宜。

2.炝拌什锦

[配料] 豆腐1块,嫩豆角50g,西红柿50g,木耳15g,香油、植物油、精盐、味精葱末各适量。

[做法] 将豆腐、豆角、西红柿、木耳均切成丁。锅内加水烧开,将豆腐、豆角、西红柿、木耳分别焯透(西红柿略烫即可),捞出淋干水分,装盘备用。炒锅烧热,入植物油,把花椒下锅,炝出香味,再将葱末、盐、西红柿、味精同入锅内,搅拌均匀,倒在烫过的豆腐、豆角、木耳上,淋上香油搅匀即可。

[功效] 生津止渴,健脾清暑,解毒化湿。

[用法] 对于脾胃亏虚、口干口渴、小便短少者较为适宜。

[注意] 豆角中含有血球凝集素A,是一种有毒的蛋白,加热后毒性可大为减弱。所以豆角一定要加热熟透,以防止中毒。

3.绿豆南瓜汤

[配料] 绿豆50g,老南瓜500g,食盐少许。

[做法] 绿豆清水洗净,趁水汽未干时加入食盐少许(3g左右)搅拌均匀,腌制几分钟后,用清水冲洗干净。南瓜去皮、瓤用清水洗净,切成2cm见方的块待用。锅内加水500ml,烧开后,先下绿豆煮沸2min,淋入少许凉水,再煮沸,将南瓜入锅,盖上锅盖,用文火煮沸约30min,至绿豆开花,加入少许食盐调味即可。

[功效] 绿豆甘凉,清暑、解毒、利尿。配以南瓜生津益气。是夏季防暑最佳膳食。

[用法] 用于中暑烦热、小便黄赤短少、心烦失眠者较为适宜。

(十三)立秋

大暑之后,该是秋天伊始。秋是肃杀的季节,预示着寒凉天气就要到来。历书说:"斗指西南维为立秋,阴意出地始杀万物,按秋训示,谷熟也"。

立秋后,天高气爽、月明风清,气温逐渐下降。谚语云:"立秋之日凉风至",即立秋是凉爽季节的开始。但由于我国地域辽阔、幅员广大,实际上不可能在立秋这一天同时进入凉爽的秋季,很多地区仍处于炎热之中,故素有"秋老虎"之称。这种炎热的气候，往往要延续到9月的中下旬，天气才真正能凉爽起来。

1.生地粥

[**配方**] 生地黄25g，大米75g，白糖少许。

[**做法**] 生地黄（鲜品）洗净细切后，用适量清水在火上煮沸约30min后，滗出药汁，再煎煮一次，两次药液合并后浓缩至100ml，备用。将大米洗净煮成白粥，趁热加入生地汁搅匀，食用时加入适量白糖调味即可。

[**功效**] 滋阴益胃，凉血生津。

[**用法**] 适宜于夏季火旺、阴血暗耗的患者。本方还可做肺结核、糖尿病患者之佐食。

2.黄精煨肘

[**配方**] 黄精9g，党参9g，大枣5枚，猪肘750g，生姜15g，葱适量。

[**做法**] 黄精切薄片，党参切短节，装纱布袋内，扎口。大枣洗净待用。猪肘刮洗干净入沸水锅内焯去血水，捞出待用。姜、葱洗净拍破待用。

以上食物同放入砂锅中，注入适量清水，置武火上烧沸，撇尽浮沫，改文火继续煨至汁浓肘黏，去除药包，肘、汤、大枣同时装入碗内即成。

[**功效**] 补脾益肺。

[**用法**] 对夏季耗气，脾胃虚弱，饮食不振，或肺虚咳嗽，病后体弱者尤为适宜。

3.五彩蜜珠果

[**配料**] 苹果1个，梨1个，菠萝半个，杨梅10粒，荸荠10粒，柠檬1个，白糖适量。

[**做法**] 苹果、鸭梨、菠萝洗净去皮，分别用圆勺挖成圆珠，荸荠洗净去皮，杨梅洗净待用。将白糖加入50ml清水中，置于锅内烧热溶解，冷却后加入柠檬汁，把五种水果摆成喜欢的图案，食用时将糖汁倒入水果之上，即可。

[**功效**] 生津止渴，和胃消食。

[**用法**] 对夏季伤津、胃阴亏虚、口干口渴或肺虚燥咳者尤为适宜。

（十四）处暑

处暑，是暑气结束的时节。处暑之后，我国很多地区的气温会逐渐下降，所以处暑就意味着暑气消退，秋天来临。

俗话说，"春困、秋乏、夏打盹"。处暑期间，天气由热转凉，很多人都会有懒洋洋的疲劳感，也就是"秋乏"。秋乏是一种自然现象。处暑节气正处在由热转凉的交替时期，自然界的阳气由疏泄发散趋向收沉内敛，人体内阴阳之气的盛衰也随之转换。此时人的起居应相应调整，尤其是睡眠要充足，因为只有这样，才能适应"秋乏"。

1.芝麻菠菜

[**配料**] 鲜菠菜500g，熟芝麻15g，盐、香油、味精各适量。

[**做法**] 菠菜去根洗净，在开水锅中滚烫一下，捞出浸入凉水中，凉后捞出，沥干水分，切成段，放入盘内，分别加入盐、味精、香油，搅拌均匀，再将芝麻撒在菠菜上即可。

[**功效**] 补肝益肾，开胸润燥。

[**用法**] 对肝肾不足，肺津亏虚者较为适宜。

2.百合莲子汤

[**配料**] 干百合100g，干莲子75g，冰糖75g。

[**做法**] 百合浸水一夜后，冲洗干净。莲子浸泡4h，冲洗干净。将百合、莲子置入清水锅内，武火煮沸后，加入冰糖，改文火续煮40min即可食用。

[**功效**] 安神养心，健脾和胃。

[**用法**] 对心脾两虚，气血不足，睡不安眠者较为适宜。

3.百合脯

[**配料**] 生百合60g，蜂蜜2汤勺。

[**做法**] 将百合清水洗净放入碗内，浇上蜂蜜，放入蒸锅内蒸30min出锅，或烘干或风干即可。分七次睡前服用。

[**功效**] 清心安神。

[**用法**] 适于睡眠不宁，惊悸易醒者。

（十五）白露

白露，是个典型的秋天节气，从这一天起，露水一天比一天凝重成露而名。农历言："斗指癸为白露，阴气渐重，凌而为露，故名白露。"

此时，天气已转为凉，空气中的水汽每到夜晚常在树木花草上凝结成白色的露珠，鸟类也开始准备过冬。《礼记·月令》中记载这个节气的景象："盲风至，鸿雁来，玄鸟归，群鸟养羞。"这个节气正是鸿雁南飞避寒，百鸟开始贮存干果粮食以备过冬的时候。可见白露实际上是天气转凉的象征。

同为白露节气，北方已是水汽凝结，而南方有些地区仍是花香四溢，曾有"白露时分桂飘香"的说法。

白露节气已是真正的凉爽季节的开始，因此在白露节气中要避免风寒，尤其注意预防鼻腔疾病、哮喘和支气管病的发生。对于体质过敏者，饮食上更要慎重，少吃或不吃鱼虾海鲜、生冷炙烩的腌菜、辛辣酸咸甘肥的食物等，常见的有带鱼、螃蟹、虾类、韭菜花、黄花、胡椒等，宜清淡、易消化的食物。在很多地方，哮喘的发病率与盐的销售量成正比，说明哮喘患者不宜吃得过咸。

1.莲子百合煲

[配方]莲子、百合各30g，精瘦肉200g。

[做法]莲子、百合清水浸泡30min，精瘦肉洗净，置于凉水锅中烧开（用水焯一下）捞出。锅内重新放入清水，将莲子、百合、精瘦肉一同入锅，加水煲熟（可适当放些精盐、味精调味）。

[功效]清润肺燥，止咳消炎。

[用法]适用于气阴两虚的慢性支气管炎、哮喘等肺病患者。

2.柚子鸡

[配料]柚子（越冬最佳）一个，公鸡一只，精盐适量。

[做法]公鸡去毛、内脏洗净，柚子去皮留肉。将柚子放入鸡腹内，再放入气锅中，上锅蒸熟，出锅时加入精盐调味即可。

[功效]补肺益气，化痰止咳。

[用法]对肺气亏虚、痰浊内阻者较为适宜。

3.银杏鸡丁

[配料]银杏（白果）100g，无骨嫩鸡肉250g，蛋清2个，高汤、白砂糖、绍酒、淀粉、味精、香油、食盐、油、葱各适量。

[做法]白果去壳，在油锅内煸炒至六成熟，捞出剥去薄衣待用。鸡肉切成1厘米见方的小丁，放在碗内加入蛋清、食盐、淀粉搅拌均匀。炒锅烧热放油（量要多些），待油烧至六成熟时，将鸡丁下锅用勺划散，放入白果继续翻炒，至熟后连油一同倒入漏勺内沥去油。再在锅内倒入少量油，将葱段煸炒，随即烹入绍酒、高汤、食盐、味精，把加工过的白果鸡丁倒入锅内翻炒，用湿淀粉勾薄芡，出锅前淋入香油，搅拌均匀起锅装盘即成。

[功效]补气养血，平喘止带。

[用法]可作为老年肺病及妇女带下证患者之膳食。

（十六）秋分

斗指己，为秋分。"南北两半球昼夜均分，又适当秋之半，故名也。"太阳黄经为180°，阳历时间为每年的9月下旬。按旧历说，秋分刚好是秋季90天的中分点。正如春分一样，阳光几乎直射赤道，昼夜时间的长短再次相等，所以说秋分也是一个相当特殊的日子。

从这一天起，阳光直射的位置继续由赤道向南半球推移，北半球开始昼短夜长。《春秋繁录》中说："秋分者，阴阳相半也，故昼夜均而寒暑平。"此时，我国大部分地区已经进入凉爽的秋季，南下的冷空气与逐渐衰减的暖湿空气相遇，产生一次次的降水，气温也一次次地下降。正如人们常说的那样，到了"一场秋雨一场寒"的时候。

但是秋分之后的日降水量不会很大。因为秋分节气已经真正进入到秋季，天气比较偏燥，雨水难以充沛。作为昼夜时间相等的节气，人们在养生中也应本着阴阳平衡的规律，使机体保持"阴平阳秘"的原则，按照《素问·至真要大论》所说："谨察阴阳之所在，以平为期"，阴阳所在不可出现偏颇。

1.油酱毛蟹

[**配料**] 河蟹500g（海蟹亦可），姜、葱、醋、酱油、白糖、干面粉、味精、黄酒、淀粉、食油各适量。

[**做法**] 将蟹清洗干净，斩去尖爪，蟹肚朝上齐正中斩成两半，挖去蟹鳃，蟹肚被斩剖处抹上干面粉。将锅烧热，放油滑锅烧至五成熟，将蟹（抹面粉的一面朝下）入锅煎炸，待蟹呈黄色后，翻身再炸，使蟹四面受热均匀，至蟹壳发红时，加入葱姜末、黄酒、醋、酱油、白糖、清水、烧8min左右至蟹肉全部熟透后，收浓汤汁，入味精，再用水淀粉勾芡，淋上少量明油出锅即可。

[**功效**] 益阴补髓，清热散瘀。

[**用法**] 适宜于各种肿瘤患者，但不宜一次多食，因为螃蟹属性寒凉，古人有把它捣碎外敷以治疗疮疡的做法，说明它可以清热解毒、消肿散结，但是多食对脾胃不好的人来说不合时宜，不过螃蟹本身是化痰软坚之物，对于肿瘤确有一定抑制作用，尤其是甲壳素已经被证明对肿瘤有抑制性。

2.海米烩竹笋

[**配料**] 竹笋400g，海米25g，料酒、盐、味精、高汤、植物油各适量。

[**做法**] 竹笋洗净，用刀背拍松，切成4厘米长段，再切成一字条，放入沸水锅中焯去涩味，捞出过凉水。将油入锅烧至四成热，投入竹笋稍炸，捞出沥干油。锅内留少量底油，把竹笋、高汤、盐略烧，入味后出锅。再将炒锅放油，烧至五成热，下海米烹入料酒，高汤少许，加味精，将竹笋倒入锅中翻炒均匀装盘即可。

[**功效**] 清热消痰，祛风托毒。

[**用法**] 对痰热内蕴或者痰火旺盛者较为适宜。

3.甘蔗粥

[**配料**] 甘蔗汁800ml，高粱米200g。

[**做法**] 甘蔗洗净榨汁，高粱米淘洗干净，将甘蔗汁与高粱米倒入锅中，再加入适量的清水，煮成薄粥即可。

[**功效**] 补脾消食，清热生津。

[**用法**] 对脾肾亏虚、胃弱不食、阴津衰少者较为适宜。

（十七）寒露

寒露，在24节气中排列第十七，于每年的10月上旬交节。史书记载："斗指寒甲为寒露，斯时露寒而冷，将欲凝结，故名寒露。"

由于寒露的到来，气候由热转寒，万物随寒气增长而逐渐萧落，这是热与冷交替的季节。在自然界中，阴阳之气开始转变，阳气渐退，阴气渐生，我们人体的生理活动也要适应自然界的变化，以确保体内的阴阳平衡。

中医学在四时养生中强调"春夏养阳，秋冬养阴"。因为此时人体阳气内敛，阴精潜藏于内，都应保养为主，也就是说秋季养生以"养收"为原则。

"金秋之时，燥气当令"，此时燥邪易侵犯人体而耗伤肺之阴津，如果调养不当人体会出现咽干、鼻燥、皮肤干燥等秋燥症状。所以暮秋时节的饮食调养应以滋阴润燥为宜。古人云："秋之燥，宜食麻以润燥。"可多食用芝麻、糯米、粳米、蜂蜜、乳制品等柔润食物，同时增加鸡、鸭、牛肉、猪肝、鱼、虾、大枣、山药等以增强体质。少食辛辣之品，如辣椒、生姜、葱、蒜类，因过食辛辣易伤人体阴精。

百枣莲子银杏粥

［**配料**］百合30g，大枣20枚，莲子20g，银杏15粒，粳米100g，冰糖适量。

［**做法**］莲子先煮片刻，再放入百合、大枣、银杏、粳米煮沸后，改用小火至粥稠时加入冰糖稍炖即成。

［**功效**］养阴润肺，健脾和胃。

［**用法**］适宜于肺脾气虚、肺阴不足者食用。

（十八）霜降

霜降，从每年的阳历10月下旬，当太阳到达黄经210°时开始。此时天气渐冷、开始降霜。《月令七十二候集解》中记载："九月中，气肃而凝，露结为霜矣。"

每当霜降，我国南方地区就进入了秋收秋种的大忙季节，而黄河流域一般多出现初霜。民间常有："霜降无霜，来岁饥荒"的说法。

从中医养生学的角度看，霜降之时乃深秋之季，在五行中属金，五脏中属肺，调养应以平补为原则，勿过寒过热，损伤娇脏。

白果萝卜粥

［**配料**］白果6粒，白萝卜100g，糯米100g，白糖50g。

［**做法**］萝卜洗净切丝，放入热水焯熟备用。先将白果洗净与糯米同煮，待米开花时倒入白糖文火再煮10min，拌入萝卜丝即可出锅食之。

［**功效**］固肾补肺，止咳平喘。

［**功效**］适宜所有肿瘤患者平补。

（十九）立冬

立冬，是一个十分重要的进补佳期。"立，建始也，冬，终也，万物收藏也。"

立冬意味着冬季的来临，太阳到达黄经225°。中医认为，这一节气的到来是阳气潜藏、阴气盛极、草木凋零、蛰虫伏藏，万物活动趋向休止，以冬眠状态养精蓄锐，为来春生机勃发作准备。

人虽没有冬眠之说，但却有立冬"补冬"之习俗。每逢此时，南北方人们都以不同的方式进补，只有这样才能抵御严寒的侵袭。

1.黑芝麻粥

[配料]黑芝麻25g，粳米50g。

[做法]黑芝麻炒熟研末备用，粳米洗净与黑芝麻入锅同煮，旺火煮沸后，改用文火煮至成粥。

[功效]补益肝肾，滋养五脏。

[用法]本方适于中老年体质虚弱者选用，有防衰老之功效。

2.虫草蒸老鸭

[配料]冬虫夏草5枚，老雄鸭1只，黄酒、生姜、葱白、食盐各适量。

[做法]老鸭去毛、内脏，冲洗干净，放入水锅中煮开至水中起沫捞出，将鸭头顺颈劈开，放入冬虫夏草，用线扎好，放入大钵中，加黄酒、生姜、葱白、食盐、清水适量，再将大钵放入锅中，隔水蒸约2h鸭熟即可。也可用气锅蒸。

[功效]补虚益精，滋阴助阳。本方以虫草为主，助肾阳益精血。以老鸭为辅，滋阴补虚。方中一偏于补阳，一偏于补阴，两者合用，共成补虚益精，滋阴助阳之权威药膳。

[用法]适合所有身体亏虚的患者。

3.番茄砂糖藕

[配料]番茄2个，藕1节，砂糖适量。

[做法]番茄去皮，开水煮藕（3~5min），两者一并放入盘中，撒上砂糖即可。

[功效]健脾开胃，生津止渴。

[用法]适宜于脾胃虚弱、气阴两虚者。

（二十）小雪

小雪，望文生义，表示降雪开始的时间和程度。雪，是寒冷天气的产物。"斗指己，斯时天已积阴，寒未深而雪未大，故名小雪。"

此时，我国北方地区会出现初雪，虽雪量有限，但还是提示到了御寒保暖的季节。小雪前后，天气时常阴冷晦暗，此时人们的心情也会受其影响，特别是那些患有抑郁症的朋友更容易加重病情，所以在这个节气里要学会调节自己的情绪。

1.玫瑰烤羊心

[配料]羊心1个，藏红花6g，鲜玫瑰花50g或无糖玫瑰酱15g，食盐适量。

[做法]羊心切片备用。鲜玫瑰花捣烂取汁，放入小砂锅内，加清水适量、藏

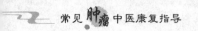

红花同煮，煮沸后，改文火继续煮15min浓缩取汁备用。羊心串成串，蘸上玫瑰、红花汁，在火上反复翻烤至羊心熟透即可食用。

[**功效**] 补心解郁。

[**用法**] 适用于心血不足、惊悸不宁、郁闷不舒者。

2.芝麻兔

[**配料**] 兔肉整只，黑芝麻25g，姜、葱、花椒、食盐、味精、香油、卤汁适量。

[**做法**] 兔子洗净开水煮沸5min捞出，黑芝麻炒香待用，锅内放入清水烧开后，把姜、葱、花椒、盐投入，再将兔子放入同煮至六成熟捞出，汁不用，锅内重新倒入卤汁烧沸，下入兔子卤熟，捞出切块，放入盘中，加上味精、香油，撒上黑芝麻既可食用。

[**功效**] 补气养血。

[**用法**] 适用于气血不足、肾精亏虚者。

（二十一）大雪

大雪，《月令七十二候集解》中指出："十一月节，大者盛也，至此而雪盛也。"这里十一月是指农历，这是古人对大雪的解释。

大雪节气常在12月初到来，此时我国黄河流域一带渐有积雪，北方则呈现万里雪飘的迷人景观。有句农谚说道："大雪冬至雪花飞，搞好副业多积肥"，人们盼着在大雪节气中看到"瑞雪兆丰年"的好景象，可见大雪节气的到来实际上预示着来年的吉祥与否。

从中医养生学的角度看，大雪已到了"进补"的大好时节。说到进补，很多人只是狭义地去理解，认为所谓的"补"就是吃点营养价值高的食品，用点滋阴壮阳的补药，其实这只是进补的一个方面。养精神、调饮食、练形体、慎房事、适温寒等综合调养，才是真正进补，可以达到强身益寿的目的。

1.枸杞肉丝

[**配料**] 枸杞20g，瘦猪肉100g，青笋20g，油、盐、砂糖、味精、绍酒、麻油、干淀粉、酱油适量。

[**做法**] 枸杞子洗净待用。瘦肉、青笋洗净切丝，拌入少量淀粉。炒锅烧热用油滑锅，再加入适量的油，将肉丝、笋丝同时下锅翻炒，烹入绍酒，加入砂糖、酱油、食盐、味精搅匀，放入枸杞子翻炒至熟，淋上麻油即可起锅。

[**功效**] 滋阴补血，滋肝补肾。

[**用法**] 这是药食合用，阴血双补，明目健身的药膳方。对于体虚乏力、贫血、神衰者均有强身益寿之效。

2.火腿烧海参

[**配料**] 水发海参200g，火腿50g，素油、黄酒、湿淀粉、白糖、生姜、葱

白、酱油、食盐各适量。

[做法] 海参洗净，切成条块，放入滚水中略烫后捞出备用。火腿切片备用。炒锅烧热放油之后，入葱姜略炒，再放入海参、火腿，翻炒至六、七成熟，倒入黄酒、酱油、白糖、清水，小火煨烤，烧至汤汁浓稠时，湿淀粉勾芡即完成。

[功效] 补血益精，养血充髓。

[用法] 最适宜久病体虚、精血亏虚、虚弱劳怯、衰老羸瘦者。

3.蒜泥茼蒿

[配料] 大蒜3瓣，茼蒿250g，味精、食盐、香油适量。

[做法] 茼蒿洗净，切一寸长段，大蒜捣烂为泥备用，锅内放入清水煮开，茼蒿下锅开水焯3min捞出，将蒜泥、味精、食盐、香油同时放入，搅拌均匀盛盘即可。

[功效] 开胃健脾，降压补脑。茼蒿与肉、蛋等荤菜共炒，可提高其所含维生素A的利用率。大蒜可预防动脉硬化、降低血压、减少血栓形成的概率，对防癌抗癌也有较好疗效。食用大蒜其实最好生吃，因为大蒜中的有效成分受热会失去作用。吃蒜后，为了消除异味，可用浓茶漱口或吃几枚大枣，气味即可消除。

[用法] 适宜于各种肿瘤患者。

（二十二）冬至

冬至，是个非常重要的节气，也是一个很重要的节日。冬至的日期是在每年的12月下旬，它的由来和历法有着直接的关系。

古有"斗指戊，斯时阴气始至明，阳气之至，日行南至，北半球昼最短，夜最长也"之说。这段经文从阴阳学观点阐述了冬至的到来是阴气盛极而衰、阳气开始萌芽的时候，从天文学角度说明了昼夜长短变化的依据，且明确指出"冬至"这一天的白天是在一年中最短的一天，太阳几乎直射在南回归线上。

过了冬至后，随着太阳直射向北移动，白天的时间会渐渐长起来。俗话说："吃了冬至饭，一天长一线"。早在汉代曾把冬至作为公定节日，文武百官皆可放假一天。南方有些地方甚至有"冬至过大年"的说法，把这一天比作跟"过年"一样重要。每到"冬至节"家家户户搓汤圆，而且把冬至的汤圆分成红、白两种，按老辈人的说法"不吃金丸、银丸，不长一岁"。冬至之备受重视，由此可见一斑。

我国大部分地区习惯自冬至起"数九"，每9天为一小节，共分为九九81天。民间流传着一首歌谣："一九、二九不出手，三九、四九冰上走，五九、六九沿河看柳，七九河开，八九燕来，九九加一九耕牛遍地走"。这首歌谣不仅生动形象地反映出不同时间的季节变化，也反映出了人类生活习性的适应性变化。三九是天气最冷、地面积蓄热量最少的日子，所以也有"冷在三九"的说法。但在我国长江流域尚有"天虽寒，独有腊梅来争妍"的迷人景观，冬日观花别有一番美好景象。

1.牛肉炖白萝卜

[配料] 白萝卜500g，牛肉250g，姜、料酒、食盐适量。

[做法] 白萝卜、牛肉洗净切块备用，锅内放入适量清水，将牛肉入锅，开锅后5min捞出牛肉，水倒掉，重新换水烧开后放入牛肉、姜、料酒、盐，炖至六成熟，将白萝卜入锅至熟。

[功效] 益气补虚，温中暖下。

[用法] 对腰膝酸软，困倦乏力，肾阳亏虚，脾胃虚寒者更为适宜。

2.炒双菇

[配料] 水发香菇、鲜蘑菇等量，植物油、酱油、白糖、水淀粉、味精、盐、黄酒、姜末、鲜汤、麻油适量。

[做法] 香菇、鲜蘑洗净切片，炒锅烧热入油，下双菇煸炒后，放姜、酱油、糖、黄酒继续煸炒，使之入味，加入鲜汤烧滚后，放味精、盐，用水淀粉勾芡，淋上麻油，装盘即可。

[功效] 补益肠胃，化痰散寒。

[用法] 对脾胃虚寒者适宜。

（二十三）小寒

小寒，民间有句谚语："小寒大寒，冷成冰团"，小寒表示寒冷的程度，从字面上理解，大寒冷于小寒，但在气象记录中，小寒却比大寒冷，可以说是全年24节气中最冷的节气。常有"冷在三九"的说法，而这"三九天"又恰在小寒节气内。

那么，之所以叫小寒而不叫大寒，是因为节气起源于黄河流域，《月令七十二候集解》中解释说："月初寒尚小……月半则大矣"，因此按当时的情况一直这么称呼，延续至今。

据说早年黄河流域的农家每逢小寒，家家时兴用"九九消寒图"来避寒，如今各种药膳火锅成了全国百姓消寒壮热的美味佳肴。但是正因如此，很多人忽略了合理进补的问题，特别是青年人自恃体强而暴饮暴食、饥饱寒热无度，最终引来后患无穷。

唐代医仙孙思邈指出："安生之本，必资于食……不知食宜者，不足以生存也……故食能排邪而安脏腑"，说明饮食对人体的作用非常重要，要懂得合理运用饮食调节身体，强壮机能，预防疾病。

小寒节气虽已数九寒冬，人们适当补益无可非议，但进补当中不可乱了章法，应本着"因人施膳"的原则，了解饮食宜忌的含义。元代《饮食须知》强调：

"饮食以养生，而不知物性有相宜、相忌，纵然杂进，轻则五内不和，重则立兴祸患。"所以要注意根据自身情况有选择地进补。

1.山药牛肉汤

[配料] 牛肉500g，山药150g，姜、葱、胡椒、绍酒、食盐适量。

[做法] 牛肉洗净切块，入沸水锅内，焯去血水；姜葱洗净用刀拍破备用。山药片用清水浸透与牛肉一起置于锅中，放入适量清水，将其他配料一同投入锅中，大火煮沸后改用文火，炖至熟烂即可食之。

[功效] 补脾胃，益肺肾。

[用法] 肺脾肾虚者均适宜。

2.强肾狗肉汤

[配料] 狗肉500g，菟丝子7g，附片3g，葱、姜、盐、味精适量。

[做法] 狗肉洗净切块，置入锅内焯透，捞出待用，姜切片，葱切段备用。锅置火上，狗肉、姜入内煸炒，烹入绍酒炝锅，然后一起倒入砂锅内，同时菟丝子、附片用纱布包好放入砂锅内，加清汤、盐、味精、葱大火煮沸，改用文火炖2h左右，待狗肉熟烂，挑出纱布包，即可食用。

[功效] 暖脾胃，温肾阳。

[用法] 对确属脾肾阳虚者适宜，肿瘤患者适当使用，不宜过多进食，因为肿瘤是代谢比较旺盛的组织，进食温热之物不宜过多。

3.素炒三丝

[配料] 干冬菇1.5两，青椒2个，胡萝卜1根，植物油、白糖、黄酒、味精、盐、水淀粉、鲜汤麻油适量。

[做法] 冬菇水发洗净，挤干水分，切成细条，胡萝卜、青椒洗净切丝。锅内放油烧热，将三丝入锅煸炒后，放黄酒、糖、再煸炒，然后加鲜汤、盐，待汤烧开后加味精，用淀粉勾芡，淋上麻油，盛入盘内即可。

[功效] 健脾化滞，润燥。

[用法] 对肺脾气虚或气阴两虚者适宜。

[禁忌] 狗肉忌与绿豆、杏仁、菱角同食。患有顽固性皮肤瘙痒症者忌食香菇。

（二十四）大寒

大寒，是一年中的最后一个节气，在气象记录中虽不像大雪到冬至、小寒期间那样酷冷，但仍处于寒冷时期。按我国的风俗，特别是在农村，每到"大寒"，人们便开始忙着除旧布新，腌制年肴，准备年货。

随着大寒的到来，冬季农闲也接近尾声，已经隐隐可以感受到大地回春的景致，准备迎接新春到来，此刻人们的身心状态也应随着节气的变化而加以调整。

古有"大寒大寒，防风御寒，早喝人参黄芪酒，晚服杞菊地黄丸"。这是劳动人民在生活中的总结，也说明了人们对应节气进行身体调养的重视。

1.当归生姜牛肉汤

[**配方**] 当归30g，生姜30g，牛肉500g。

[**做法**] 当归、生姜清水洗净，切大片备用，牛肉剔去筋膜，洗净切块，入沸水锅内焯去血水，捞出晾凉备用。砂锅内放入适量清水，将牛肉下入锅内，再下当归和姜片，在武火（大火）上烧沸后，打去浮沫，改用文火（小火）炖1.5h至牛肉熟烂为止。取出当归、姜片，喝汤食肉。

[**功效**] 温中，补血，散寒。

[**用法**] 对于脾胃虚寒、气血不足者适宜。

2.红杞田七鸡

[**配料**] 枸杞子15g，三七10g，母鸡1只，姜20g，葱30g，绍酒30g，胡椒、味精适量。

[**做法**] 活鸡宰杀后处理干净，枸杞子洗净，三七4g研末，6g润软切片，生姜切大片，葱切段备用。鸡入沸水锅内焯去血水，捞出淋干水分，然后把枸杞子、三七片、姜片、葱段塞入鸡腹内，把鸡放入气锅内，注入少量清汤，下胡椒粉、绍酒。再把三七粉撒在鸡脯上，盖好锅盖，沸水旺火上笼蒸2h左右，出锅时加味精调味即可。

[**功效**] 补虚益血。

[**用法**] 其性温和，老年人及久病体虚，甚至月经产后血虚者均可食用。

3.糖醋胡萝卜丝

[**配料**] 胡萝卜半斤，姜、糖、醋、盐、味精、植物油适量。

[**做法**] 胡萝卜洗净切丝，生姜切丝备用。炒锅烧热放油（热锅凉油）随即下姜丝，煸炒出香味倒入胡萝卜丝，煸炒2min后放醋、糖，继续煸炒至八成熟，加入盐，至菜熟后入味精调味，盛盘即可。

[**功效**] 下气补中，利胸膈，调肠胃，安五脏。

[**用法**] 对于脾胃虚弱、气机不利、胃脘胀闷、腑气不通者适宜。

第二章 各 论

第一节 喉 癌

喉癌分原发性和继发性两种。原发性喉癌，指原发部位在喉部的肿瘤，以鳞状细胞癌最为常见。继发性喉癌，指来自其他部位的恶性肿瘤转移至喉部，较为少见。喉癌主要症状为声音嘶哑、咳嗽、呼吸困难、吞咽困难、颈部可触及淋巴结硬结等。高危人群应当注意戒烟酒，做好体检预防工作。早期发现、早期诊疗，对于减轻喉癌的危害非常重要，一方面可提高患者术后的生存率，另外有可能尽量保留喉的发音功能，减少术后并发症。

一、喉癌的治疗概况

目前喉癌的治疗主要包括：手术、放疗、化疗及生物治疗等，有时多种方式联合治疗，使喉癌5年生存率得以提高，最大限度地保留了患者喉的发声功能，提高了患者的生活质量。为了更好理解患者康复的需要，我们简单回顾一下喉癌患者可能涉及的各种治疗。

1.手术治疗 在组织学上，喉的左、右两侧独立发育，声门上、声门及声门下是来自不同的原基，且左右淋巴引流互不相通，声门上、声门和声门下淋巴引流各自独立，为喉的手术治疗尤其是部分切除术提供了依据。根据癌肿部位的不同，可采用不同的术式。

（1）喉镜下切除术 适用于喉原位癌或较轻的浸润性病变，具有微创、出血少、肿瘤播散率低、保留发声功能良好等优点，但主要适合较早期发现的患者。

（2）喉部分切除术 包括喉裂开声带切除术、额侧部分喉切除术、垂直半喉切除术等，另外还有一些相应的术式改良，根据声门癌侵犯的范围可予选择。

（3）声门上喉切除术 适用于声门上的癌肿。

（4）全喉切除术 适用于晚期的喉癌患者。

2.放射治疗 钴^{60}和线性加速器是目前喉癌放疗的主要手段。对于早癌的放疗治愈率与5年生存率，其实是跟手术治疗效果相当的。缺点是放疗周期长，可能由于腺体和神经功能放疗损伤，会出现味觉、嗅觉丧失及口干等症状。

3.手术与放疗联合疗法 指手术与术前或术后的放疗相结合的方法，可将手术治疗的5年生存率提高10%~20%。

4.化学疗法 按作用可分为诱导化疗、辅助化疗、姑息化疗等。诱导化疗，即手术或放疗前给药，此时肿瘤血供丰富，有利于药物发挥作用。辅助化疗，是指手术或放疗后加用化疗，以杀灭可能残存的肿瘤细胞。姑息化疗，是指复发或全身转移的患者，已经无法手术或放疗，只能采用姑息性的治疗以争取减轻痛苦、延长寿命。

5. 生物治疗 目前虽有部分报道，但多数生物治疗还处于实验阶段，疗效并不确定。包括重组细胞因子、过继转移的免疫细胞、单克隆抗体、肿瘤分子疫苗等，有待更进一步研究提高疗效。

二、喉癌的康复治疗

（一）围手术期康复治疗

根据以上喉癌的治疗方式方法，很容易推理出喉癌围手术期是康复治疗的第一要素。只要一从手术台下来，就可以根据患者的需求提供常规的康复护理和康复治疗[19, 20]。

1. 一般护理 保持病房的安静、清洁、舒适，及适宜的温湿度，一般温度为18℃~20℃，湿度在65%~75%。术后每小时监测患者体温、脉搏、呼吸、血压等生命体征，严密观察病情变化直至病情稳定。

2. 体位护理 术后患者应去枕平卧8h，头偏向一侧以利口腔分泌物的流出而不至于窒息。全麻未清醒者，应按全麻术后护理常规护理。完全清醒后，可指导其取头高位或半坐卧位以利血液回流，防止术区发生肿胀、瘀血，也有利于控制术后可能发生的肺部感染。

3. 保持呼吸道通畅 手术中一般全麻状态下需要气管插管，因此返回病房后应密切观察患者呼吸情况，保持气管套管的通畅，及时吸出套管内的分泌物及口腔、鼻腔的分泌物，防止套管脱出引起急性呼吸循环衰竭，同时给予低流量（1.0~2.0L/min）吸氧，直至患者全麻消除，完全清醒。

4. 手术创口的护理 应注意观察手术创口有无红肿、渗出，保持负压引流管的通畅，记录引流液的量、色及质地，周围皮肤每日消毒1次。

5. 饮食护理 喉癌切除患者术后14天内全靠鼻饲管进食、供给营养，故食物的质量直接影响伤口的愈合和全身的康复。因此，术后第2天开始给患者鼻饲高热量、优质蛋白、低脂、高维生素、营养丰富、易消化、易吸收的流质饮食。也可以喂鸡汤、鱼汤、排骨汤、菜汤、果汁等。可根据病情少食多餐，分多次少量鼻饲，鼻饲后给患者头胸部抬高30°~45°以防止胃内容物反流。鼻饲完成后用10~15ml温开水冲洗胃管，用纱布包裹，固定于肩部。鼻饲期间要加强口腔护理，防止口腔黏膜干燥脱落。术后14天，可让患者戴鼻饲管尝试饮水，如无明显呛咳和咽瘘发生，即可拔除鼻饲管，先从流食、半流食，逐步过渡到稀糊糊、面片汤，再开始进普食。

6.气管套管的护理

（1）防止气管套管脱出或移位 气管套管可因咳嗽、翻身、套管系带过松等原因脱出，气管套管脱出是非常严重的问题，如不及时处理可能会导致患者窒息死亡。所以要随时观察套管情况，防止脱管。一旦发生脱管或移位，应沉着冷静，立即采取措施，重新放置气管套管。

（2）清洁内套管 气管切开后每4h清洁消毒内套管1次，注意内套管脱离外套管的时间每次不超过30min，气管套管口用两层无菌湿纱布覆盖，以增加吸入空气的湿度和防止灰尘吸入。气管套管内滴药多采用间断滴药法，每15~30min一次，滴药时应把握时机，防止引起呛咳，对痰液黏稠的患者还可用雾化吸入疗法，以达到稀释痰液、控制气道感染的作用。

（3）及时正确吸痰 喉癌切除后，气管瘘口为患者呼吸的唯一通道，一旦堵塞即可引起窒息而危及生命。因此应经常定时吸出套管内分泌物，以免咳出的痰液再次吸入套管或结痂造成套管堵塞。吸痰动作要轻柔、迅速，吸痰管一定要达到气管深度才能吸痰，先吸气管内分泌物，然后再吸口鼻腔内分泌物，一次吸痰时间不超过15s。

（4）拔管 拔管应在病情稳定，呼吸肌功能恢复，咳嗽有力，能自行排痰，解除对气管切开的依赖时，才能进行堵塞试验。堵管时，一般第1天塞住1/3，第2天塞住1/2，第3天全堵塞，如堵塞24~48h后无呼吸困难，能入眠、进食、咳嗽即可拔管。拔管后的瘘口用75%酒精消毒后，用蝶形胶布拉拢，2~3天即可愈合，愈合不良时可以选择缝合。病情稳定、尽早拔管，可降低气管感染、溃疡等并发症的发生。

7.功能锻炼
应向患者讲明早日下床活动的意义，同时鼓励患者早日下床活动。一般术后1~2天可在床边活动，术后1周行室内活动，以促进新陈代谢，提高肺活量，有利于自行排痰。

8.语音功能康复
大部分患者的吞咽动作需经过慢慢训练、适应和调整过程才能恢复正常。因此，要鼓励患者加强训练。术后14d，即可让患者戴鼻饲管饮水，无明显呛咳即可拔出鼻饲管，拔除鼻饲管后即可开始进行发音、呼吸和吞咽功能训练，嘱患者经常堵住气管套管口经鼻呼吸，同时练习发音，先练习发出"a""i""u"等音，然后可以练习读数字如1、2、3等，随后可以把字母拼成重叠音，甚至拼成短句子，逐渐增加说话次数，循序渐进。每次练习不超过5~10min，以避免疲劳和发音失败，反而挫伤患者积极性。

（二）并发症的护理

对喉癌患者精心有效的预见性护理，可减少并发症的发生，对患者尽早康复有着重要意义[21]。

1.**咽瘘** 咽瘘是喉癌术后的常见并发症，发生的原因主要有：①术前放疗，手术创口组织不易愈合；②年老体弱，抵抗力差，创口感染；③手术缝合喉咽黏膜不当；④喉咽黏膜缝线裂开等。咽瘘常见发生术后8~10天，因此术后的早期积极预防呕吐、予以鼻饲饮食、增强营养、预防伤口感染、加强口腔护理、颈部加压包扎、负压引流等，均是减少咽瘘发生的有效措施。

2.**肺部感染** 气管切开后呼吸道失去咽喉的屏障作用，细菌较易下至肺部引起肺部感染。如术后3~5天出现不明原因的高热、咳嗽，就需要考虑肺部感染的可能，及时进行有关处理。防护的措施包括：①气管切开后尽量保持气道湿润、防止痰液黏稠结痂；②吸痰时严格无菌操作，及时吸出气道分泌物；③定时清洗、消毒内套管；④雾化吸入以稀释痰液；⑤嘱患者多做深呼吸，促进有效排痰，鼓励其尽量自行将气道分泌物咳出。此外，患者术后尽早活动锻炼，也可预防肺部感染的发生。

3.**切口感染** 主要因患者术后免疫功能低下、伤口暴露、套管内分泌物较多等原因引起，术后应严密观察手术创口的渗血、渗液情况，及时清除气管套管口处的分泌物，切口处的敷料及周围皮肤应尽量保持干燥，敷料污染时要及时予以更换，这些措施都有助于防止切口感染。

4.**皮下气肿** 气管切开后，由于患者咳嗽、气管切口较大而皮肤切口相对较小，以及套管细等原因，易发生皮下气肿，要密切观察皮下气肿的范围、程度，根据发生原因给予处理，咳嗽者可给予止咳药。皮下气肿一般大部分可以自行吸收，严重者则需行皮下穿刺排气。

5.**出血** 为喉癌术后较常见而又最危险的并发症。术后原发性出血，多因：①术中止血不当、结扎线滑脱造成。②套管不合适，损伤气管前壁及血管造成。继发性出血则是因：①剧烈咳嗽使已止血的出血点再出血，②创口感染、血管壁糜烂。术后出血时止血不及时，有造成失血性休克及死亡的危险。要仔细观察机体有效血容量，正确测量血压、脉搏，正确记录颈部伤口负压引流物的量和色，观察伤口有无肿胀、瘀血等异常情况，术中严密止血并保持套管位置正中是防止发生出血的关键，一旦发生出血要及时通知医师采取措施，同时给予镇静剂及止血。

6.**误吸与进食呛咳** 误吸与进食呛咳与喉切除部位大小、患者精神因素、食物黏稠度、进食体位等有关，术前应向患者做好解释，术后应指导患者先进食较黏稠的食物，少量多餐，逐步适应。

（三）喉全切除术后的发音康复训练

喉全切除术仍是治疗晚期喉癌的主要手段之一。喉全切除术的喉癌患者必将丧失语言功能。而喉癌患者失去发音功能，不能说话，影响社会交流，会给患者造成重大的精神创伤及生活不便。因此，这些患者术后的语言康复，对于提高其生存质量具有十分重要的意义。全喉切除术后语言康复的主要方法有人工喉、食管发音及发音重建手术。

1.喉癌术后语言功能的康复 这是喉癌患者及其家属在手术前普遍比较焦虑，也容易误解的一个问题。喉被切除后患者感到担心和不安是很自然的。一旦失去说话功能，哪怕只是暂时的，也是比较可怕的事情，因为你不知道什么时候能康复。在这一困难时期，患者及家属、朋友需要更多的理解和支持。

在患者学习重新说话之前，通过其他方式交流也是很重要的。开始时，喉切除患者不得不通过写字、打手势等方式来交流，一些患者会使用写字板写字，也有使用笔和纸的，另外一些患者则可以选择使用手机或电脑，还有一些患者可以提供一些图片、画纸以供他们指点和交流。当然，在术前我们就可以选好上面这些方式中的几种以便于随时交流。

其实，喉部分切除患者在术后大致一周就能像平常一样说话。而对于全喉切除的患者，则必须学习新的说话方式。在术前，康复医生就可以指导患者，解释可能使用到的方式。更多患者的语言学习是在出院前开始的。

对于正常人来说，声带是我们的发音器官无疑，但对于喉癌术后的患者来说只要在有气流经过时能够产生振动的黏膜就能够发音，声带对于这些患者而言并不是必不可少的结构。所以，完全可以用替代的方式训练患者发音。

前面提到过，喉部分切除有几种情况，切除的范围可能分别包含左侧或者右侧的喉，或者声带以上部分的喉。这样的话，术后都至少保留了一侧的声带结构，即使发音质量差一些，术后发音交流是没有问题的。

还有一种特殊的术式，叫作环状软骨上喉部分切除。这种手术会切除两侧的声带，术后仍然可以训练说话。这是因为现代研究发现，保留喉的功能的基本结构是一个完整的环杓结构，包括环状软骨、杓状软骨、两者间的关节、主管感觉和运动的喉部神经、肌肉等。因此，对于喉的功能来说，声带并不是必不可少的结构。

全喉切除术后，所有的喉结构全部都切掉了，呼吸气流也是经过气管造瘘口从颈部直接穿出，这样发音就比较困难了。但是还有很多方法来解决全喉切除术后的发音问题。比如可以加做发音重建手术，把气流引向咽部，或者训练食管发音，再就是可以依靠电子喉来进行发音。总之，发音不是一个绝对办不到的事情，而是有很多种可行的选择。

2.几种发音的具体方法

（1）食管发音法 喉部切除术后，虽然没有声带，但是患者经过训练仍然能够发声，也就是所谓的"食管音"。喉癌患者在切除喉部后，将空气经过舌头的挤压而吞入食管和胃里，然后再用打嗝的方式将空气挤压出来，同时使食管和咽部产生振动而发出声音，最后形成语言。

还有一些喉切除患者，进入食管发音的空气来自气管-食管造口。通过手术在气管和食管之间开一个小口，放置塑料或硅胶阀门于小口中，这个阀门可以阻止食物进入气管。当堵住气管造口时，从肺排出的气体经过阀门进入食管，而进入食管的气体通过振动食管四壁发出声音，声音再通过口腔组成语言。

食管发音是最经济、最有效的一种发音方法，不用进一步手术，也无创伤，更不需要用辅助工具，比较容易掌握，音色较好，接近正常喉发出的声音，也为大多数患者所接受。

但是学习食管发音，需要不断的练习和有恒心与毅力，不是每位患者都能学习成功的。学多长时间、发出的食管音是否自然、发出的声音能否被人理解，一方面取决于手术的类型和范围，另一方面患者学习的毅力和能得到的帮助也是很重要的因素，耐心和亲友的支持也是很重要的方面。曾有两例患者给人们留下深刻印象：一位老爷爷曾在一个无喉发音演示活动现场被问到，是什么原因促使他学习食管发音而且说得那么好，他用连续而铿锵的话说道："为了带孙子，所以要说话"，全场听众顿时报以热烈的掌声。还有一位无喉司机师傅，不仅通过食管发音恢复了日常言语交流能力，还能乐观自信地驾车在出租车行业中自食其力，回报社会。还有，我们老一代人熟知的相声演员李文华，也是一名全喉切除术患者，他曾在广播节目里用食管发音向听众朋友们问好，甚至后来还用食管发音表演他心爱的相声艺术。

食管发音不需要借助工具或者手术而恢复发音，其基本原理是利用食管储存一定量的空气，借助胸内压力，如同打嗝一样，将空气从食管内逼出，冲击食管上端或者咽部黏膜而发音。具体的练习方法是：吸气时利用食管内负压，通过舌体向后方运动，将空气压入食管，然后练习腹肌收缩，使膈肌上升，增加胸内压力，压缩食管，将空气由上口排出而发出声音。练习者必须经过2~3周的训练，大部分患者可以达到比较满意的效果。

目前，我国许多地方都有无喉者再发声培训班，特别是北方的一些大型医院，可以使无喉患者重获新声，回归社会。

食管发音的主要缺点是发音时间多较短，连贯性差，但有部分的患者经过练习甚至还可以唱歌，这也算是一种奇迹吧！

（2）人工电子喉　人工电子喉是利用电池，震动喉头的空气来作为发声的源动力。这种发声方法不用顾虑气流的来源和气量的多少，只需将电动喉放于适当的位置，打开电门，同时配合口形和舌部动作即可发声。初期学习均可发音，但在喉头的位置、按钮的开关、口舌的运动方面，需勤加练习，以配合无间。缺点是电子喉发音音调较为单一。

（3）气动式人工喉　从事仿生语音研究的学者开发了一种名为气动仿生语音

的电子设备，具有电子自适应功能，该功能可以利用患者呼吸产生的嗡嗡声，通过移动转换为嘴唇和舌头所发出的语音。研究发现，仅靠呼吸驱动的装置实际上可以帮助在没有任何神经输入的情况下再现喉的功能，并且产生比现有标准更好的语音质量。

（4）发音重建术（发音钮安装术） 利用手术方法在气管-食管之间形成一个通道，肺内气流经过此通道进入食管或下咽腔，冲击黏膜而发声，称气管-食管发声。手术重建方法分为两类：①气管-食管造瘘术，其缺点是进食、水时易误吸入气管。②气管食管穿刺发音管植入，即在气管-食管之间穿刺并植入硅胶管。

这种技术为了将空气改道进入食管，要在气管和食管中间做一个瘘管，并在瘘管上放置一个单向阀门，以阻止食管内的食物进入气管，这个装置一般叫作"声音假体"。该手术可以选择在全喉切除术的同时或之后进行。发音时，用手指堵塞气管造瘘口，这时气流通过发音管进入食管，气流冲击咽-食管段处新形成的"声带"（实际是食管或下咽腔的黏膜），再通过全部保存完整的构语器官的协助发出声音。

该声音假体必须定期取出清洗护理，特别在放入假体时需要一定的技术。该发音钮还存在漏气、老化、声音低哑且气流量小、误吸、误咽以及机体排斥反应等缺点，此外还可能会有假体脱出、坠入支气管以及呛咳、肺炎等可能。

总之，发音的技术还在不断完善发展中，有待更好的研究结果给喉切除术患者带来福音。

（四）喉癌术后吞咽困难的康复护理

正常的吞咽是一个流畅的动态连续过程，在相关肌肉、关节及神经的协调作用下才能顺利完成。

首先需要口腔完成咀嚼食物，形成有效的食团，再通过舌后部，将食团运送到咽部，启动吞咽反射，喉闭合以封闭气管，食团通过食管进入到胃内。这些复杂的运动，构成了我们正常人每天都进行的吞咽活动。

对于可能存在吞咽困难的喉切除术后患者，需要及早进行吞咽功能的评估，并接受个体化有针对性的康复治疗，减少呛咳和误吸，避免出现严重的并发症。由于吞咽困难的患者病因复杂，治疗方法存在较大的差异。这些训练可能需要涉及以下方法：

（1）声带喉部按摩 左右按摩喉部声带处，并稍用力上抬舌骨。

（2）冰刺激 用冰棉签刺激舌头、腭弓、咽后壁。

（3）口颜面运动训练 让患者做抿唇、拢唇、鼓腮、咂唇、示齿等动作。

（4）舌功能训练 让患者把舌头向前、后、左、右伸出来，可以用压舌板加点阻力。

（5）呼吸训练 吹哨子、吹蜡烛、吹呼吸器。

（6）吞咽姿势改变 可以让患者低头、仰头、转头吞咽。

（7）吞咽电刺激 进行舌骨下及面部电刺激，刺激肌肉功能的恢复，同时进行屏气吞咽。

（五）喉癌放疗期间的问题及处理

喉癌放疗期间可能会出现进食咽痛，体重减轻，但做好康复工作没有坚持不下来的。

放疗期间可能出现的情况及处理措施如下：

（1）全身反应 乏力、食欲下降、恶心、呕吐。处理：通过中医药辅助治疗，比如健脾和胃、降逆止呕、健胃消食等方法，有助于减轻全身反应、提高体质、防治恶心呕吐、提高食欲、增强抗病力。

（2）骨髓抑制 白细胞、血红蛋白、血小板减少。处理：每周查血常规1次，可以通过中药补气养血、健脾益肾方法，或者使用食疗法。

（3）急性腮腺区肿胀疼痛 放疗开始第1~3天，放疗后2~4h可出现。处理：清淡饮食、勤漱口，放疗3~4次后可能自行消退。若局部红肿、发热、脓性分泌物，需暂停放疗并抗炎治疗。另外，中药可以清热解毒、消肿止痛，促进黏膜恢复。

（4）口腔、口咽黏膜反应 放疗7~8次出现，10次左右加重，可有充血、水肿、溃疡，进食及吞咽时明显加重。处理：勤漱口，自放疗开始，每次放疗后含冰果汁，睡前涂抹治疗溃疡的软膏。中成药可以用康复新液漱口，另外有口腔溃疡散、口炎清颗粒等可以使用，还可以通过中药清热解毒、消肿散结消除充血水肿，活血化瘀、生肌长肉等促进溃疡弥合。

（六）喉癌患者食欲减低的康复护理

食欲低下对接受治疗的喉癌患者来说是一个问题，当患者不舒适或疲惫时，会没有食欲。

另外，喉切除患者对食物没有兴趣，可能是因为手术改变了患者感受味觉和嗅觉的方式，而放射治疗也会影响患者的味觉、化疗的副反应还会使进食困难，但是良好的营养是非常重要的，进食好就意味着有足够的卡路里和蛋白质来防止体力下降、体质变虚弱，并有足够的蛋白质来重建和恢复正常的组织及免疫功能。

术后学习吞咽，可能会需要在护士和语言学家帮助下进行，一些患者会觉得液体比固体食物易于吞咽，但也有吞咽固体食物相对较容易的情况。如果进食困难是因为放疗后的口腔黏膜干燥，患者可以进食软食或用汤搅拌的半固体食物。另一些患者对汤、布丁以及高蛋白的奶酪感兴趣。护士和营养学家会帮助患者选择合适的食物，而许多患者会发现"少食多餐"比"一日三餐"要好得多。

在饮食调理方面，中医是比较拿手的。中医有很多方法，最基础的是健脾养胃、补气养血、健胃消食，因为食欲差多数情况是治疗副作用引起的，脾胃受损以后，气血不足，不能帮助消化吸收，所以通过上述方法，中医就可以提高患者食欲，改善体质，增强免疫力和抗病力，延长寿命。

三、喉癌术后的康复锻炼

要明白喉癌患者的康复锻炼不能三天打鱼、两天晒网，要持之以恒，克服惰性，要主动运动，而不是当作负担。喉癌患者的康复锻炼是参与到整个肿瘤治疗过程中的，按患者从住院、出院康复两个阶段来进行，要经历卧床阶段、离床活动、初期康复锻炼、正常运动的过程。

1.住院期康复锻炼 卧床阶段：刚开始肿瘤治疗时，患者往往会因为手术、放化疗的并发症、副作用，需要长期卧床休息，这时候就容易产生肌肉萎缩、关节疼痛、颈肩腰腿不适，在卧床期不必一动不动，可以多做一些肢体运动、伸展运动、翻身运动，变换卧床姿势，侧卧、平卧、趴着都可以，让腰部也多放松一下，可以预防压疮的发生。

离床活动：经历了卧床休息期，一般在一周后可以开始早期离床锻炼，帮助身体的机能恢复，开始是在床边由家属或医护人员搀扶走路，而后尝试自行下地吃饭、上厕所，再扩大到病房内走动。如果情况良好，可以视身体情况逐步由室内运动转到室外运动。平时家属还可以帮助做一些肌肉按摩，帮助恢复。

2.出院后康复锻炼 在肿瘤治疗一到两个月后，出院的患者，术后的康复锻炼切不可操之过急，要先进行一些简单的运动，不能走极端，运动量以不引起疼痛、不适为宜，先开始医疗保健操、散步、太极拳、八段锦等，由于每个人的体质不同，康复训练主要看患者的自身情况，一般初期锻炼是维持两个月左右。若情况良好，度过初期康复锻炼期，可以逐渐增加运动量和运动范围，变换成正常康复锻炼，视自己体力而定，爬山、游泳、球类运动均可。

3.康复锻炼的同时可服中药巩固疗效 喉癌患者在手术后进行适当的运动，提高和巩固体质、免疫功能的同时，患者也要养成良好的生活习惯和饮食习惯，并且服用中药进行巩固治疗，中医药可以扶正固本，活血化瘀，清热解毒，软坚散结，提高人体自身抗癌免疫力。根据喉癌早、中、晚期患者的不同体质及症状表现，辨证施治，实行针对性综合性用药，实行一病一案，对症施治，配制出多种剂量的治疗方案。改变癌细胞生存环境，能有效控制肿瘤细胞的复制、转移和扩散。延长生存期，提高生命质量，大大减轻了治疗给肿瘤患者带来的痛苦。

四、应遵循的四大基本原则

（1）喉癌患者在治疗结束后均应坚决戒烟和戒酒。吸烟的危害毋庸多言，而饮酒也是喉癌复发转移的一个重要因素，致癌作用可能比吸烟有过之而无不及，特别是边饮酒边吸烟，患喉癌的机会明显增加。医生可以治愈喉癌，但如果患者不改掉不良的生活习惯，继续饮酒、吸烟，那么喉癌复发或转移是很难避免的。

（2）喉癌患者在经放疗或手术后，身体都很虚弱。因此，应加强营养，多吃高蛋白、维生素丰富的流质饮食，进食要慢，冷热适中，以免食物进入气管发生肺部感染。天气冷或外出时应戴口罩，以免冷空气进入气管内加剧咳嗽及发生肺炎等并发症。

（3）对保留配戴导管的患者，应保持导管、导管口及其周围的清洁，平时用纱布遮盖导管口，以免灰尘、细菌进入。有痰液时应吸出，以免堵塞气管发生感染或肺不张等并发症。

（4）定期复查很重要。在一般情况下，头颈部的恶性肿瘤术后及综合治疗后，每3个月至少要复查一次，直至5年；5年后每4个月复查一次。放疗中的喉部水肿，应在结束后2个月左右消失，假如在3～6个月后喉部水肿仍未消失，就应想到有癌瘤残存或复发的可能，应及时到医院就诊，必要时进行相关检查以明确诊断，及时治疗。喉癌治疗后的定期随访非常重要，医生会仔细检查以确信喉癌没有复发。检查包括造口、颈部以及咽喉部，还会不时地做一次全面体格检查、血尿化验以及X线检查。接受放疗或喉部分切除患者还应作喉镜检查。喉癌的患者接受治疗后，口、咽喉及头颈部患新癌的概率高于平均水平，特别是吸烟者。大多数医生强烈要求患者戒烟，以降低患新癌的风险和减少诸如咳嗽等问题。

第二节　肺　癌

肺癌是我国发病率和死亡率增长最快，对人群健康和生命威胁最大的恶性肿瘤之一。近年来许多国家都报道，肺癌的发病率和死亡率均明显增高，男性肺癌发病率和死亡率均占所有恶性肿瘤的第1位，女性发病率占第2位，死亡率占第1位。

肺癌的病因至今尚不完全明确，大量资料表明，长期大量吸烟与肺癌的发生有非常密切的关系。已有的研究证明：长期大量吸烟者患肺癌的概率是不吸烟者的10～20倍，开始吸烟的年龄越小，患肺癌的概率越高。此外，吸烟不仅直接影响本人的身体健康，还对周围人群的健康产生不良影响，导致被动吸烟者肺癌患病率明显增加。

城市居民肺癌的发病率比农村高，可能与空气污染和烟尘中含有致癌物质有关。所以应该提倡全民不吸烟，并加强城市空气污染的管理研究工作。

一、肺癌的治疗概况

（一）肺癌的外科治疗

外科治疗是肺癌首选和最主要的治疗方法，也是唯一能使肺癌治愈的治疗方法。外科手术治疗肺癌的目的是：①完全切除肺癌原发病灶及转移淋巴结，达到临床治愈；②因为肿瘤局部条件限制，只能切除肿瘤的绝大部分，为进一步的其他治疗创造有利条件，即减瘤手术；③减症手术：适合于少数患者，如难治性胸膜腔和心包积液，通过切除胸膜和心包种植结节，切除部分心包和胸膜，缓解心包和胸膜腔积液导致的临床症状，延长生命或改善生活质量。减症手术需同时做局部和全身化疗，以达到巩固作用。

外科手术治疗的同时，往往需在术前或术后做辅助化疗或放疗，以提高外科手术的治愈率和患者的生存率。肺癌外科治疗的五年生存率为30%～44%，外科手术的死亡率为1%～2%。

1.**手术适应证** 肺癌外科治疗主要适合于早中期（Ⅰ～Ⅱ期）肺癌、Ⅲa期肺癌和肿瘤局限在一侧胸腔的部分选择性的Ⅲb期肺癌。

（1）Ⅰ、Ⅱ期肺癌。

（2）Ⅲa期非小细胞肺癌。

（3）病变局限于一侧胸腔，能完全切除的部分Ⅲb期非小细胞肺癌。

（4）Ⅲa期及部分Ⅲb期肺癌，经术前新辅助化疗后降期的患者。

（5）伴有孤立性转移（即颅内、肾上腺或肝脏）的非小细胞肺癌，如果原发肿瘤和转移瘤均适合外科治疗，又无外科手术禁忌证，并能达到原发肿瘤和转移瘤完全切除者。

（6）诊断明确的非小细胞Ⅲb期肺癌，肿瘤侵犯心包、大血管、膈肌、气管隆突，经各种检查排除了远处或/和微转移，病变局限，患者无生理性手术禁忌证，能够达到肿瘤受侵组织器官完全切除者。

2.**手术禁忌证** 并不是所有肺癌患者都适合手术治疗，因此要注意手术的禁忌证。

（1）已有广泛转移的Ⅳ期肺癌。

（2）伴有多组融合性纵隔淋巴结转移，尤其是侵袭性纵隔淋巴结转移者。

（3）伴有对侧肺门或纵隔淋巴结转移的Ⅲb期肺癌。

（4）伴有严重内脏功能不全，不能耐受外科手术者。

（5）患有出血性疾病，又不能纠正者。

3.**手术术式的选择** 手术切除的原则为：彻底切除原发灶和胸腔内有可能转移的淋巴结，且尽可能保留正常的肺组织，全肺切除术宜慎重。

（1）肺楔形及局部切除术　是指楔形癌块切除及部分肺段切除。主要适合于体积较小、年老体弱、肺功能差或癌分化好、恶性度较低的早期肺癌。

（2）肺段切除术　是属于解剖肺段的切除术。主要适合于老年、心肺功能较差的周围型孤立性早期肺癌，或病变局限地位于肺癌根部的部分中心型肺癌。

（3）肺叶切除术　适合于肺癌局限于一个肺叶内的周围型和部分中心型肺癌，中心型肺癌必须保证支气管残端无癌残留。如果肺癌累及两叶或中间支气管可行上中叶或下中叶两叶肺切除术。

（4）支气管袖状成型肺叶切除术　这种术式主要适合于肺癌位于肺叶支气管或中间支气管开口的中心型肺癌。该术式的好处是既到达了肺癌的完全切除，又保留了健康的肺组织。

（5）支气管肺动脉袖状成型肺叶切除术　此种术式主要适合于肺癌位于肺叶支气管或中间支气管开口、肺癌同时侵犯肺动脉干的中心型肺癌。手术除需要进行支气管切除重建外，还需要同时进行肺动脉干的切除重建。该术式的好处是既到达了肺癌的完全切除，又保留了健康的肺组织。

（6）气管隆突切除重建术　肺肿瘤超过主支气管累及隆突或气管侧壁但未超过2cm时，可作气管隆突切除重建术或袖式全肺切除，若还保留一叶肺叶时，应力争保留肺叶的气管隆突切除重建术。

（7）全肺切除术　全肺切除术是指一侧全肺，即右侧或左侧全肺切除术，主要适合于心肺功能良好、病变较为广泛、年龄较轻，不适合于肺叶或袖式肺叶切除术的肺癌。全肺切除术的并发症发生率和死亡率均较高，患者的远期生存率和生活质量均不如肺叶切除术，故需严格把握手术适应证。

4.复发性肺癌的外科治疗　复发性肺癌包括外科手术后局部残留癌的复发和肺部新发生的第二个原发性肺癌。①对于支气管残端残留癌复发，应争取再手术，施行支气管袖状成型切除残留癌。②对于肺癌完全切除术后发生的第二个原发性肺癌，只要适合于外科治疗，患者内脏功能可耐受再手术治疗，同时也不存在外科技术上的问题，就应该考虑再施行开胸手术切除复发性肺癌。

虽然目前肺癌手术治疗技术不断提高，但无论是肺叶切除术或微创手术，患者往往会因手术创伤带来各种损伤或并发症，部分患者会出现气短、疲劳、疼痛、睡眠障碍等症状，此时以人为本、更关注个体化治疗的中医疗法，在肺癌术后康复方面具有一定的临床价值，可作为肺癌术后康复治疗的有益补充[22]。

（二）化学治疗

1.化疗是肺癌的主要治疗方法，90%以上的肺癌需要接受化疗。

（1）化疗对小细胞肺癌的疗效无论早期或晚期均较肯定，甚至有约1%的早期小细胞肺癌通过化疗可获治愈。

（2）化疗也是治疗非小细胞肺癌的主要手段，化疗治疗非小细胞肺癌的肿瘤缓解率为40%～50%。化疗一般不能治愈非小细胞肺癌，只能延长患者生存和改善生活质量。

（3）化疗分为治疗性化疗和辅助性化疗。

（4）化疗需根据肺癌组织学类型不同选用不同的化疗药物和不同的化疗方案。

（5）化疗除能杀死肿瘤细胞外，对人体正常细胞也有损害，因此需要在肿瘤专科医生指导下进行。

近年化疗在肺癌中的作用已不再限于不能手术的晚期肺癌患者，而常作为全身治疗列入肺癌的综合治疗方案。

化疗会抑制骨髓造血系统，主要是白细胞和血小板的下降，可以应用粒细胞集落刺激因子和血小板刺激因子治疗。

2.中医中药治疗对化疗有辅助作用

（1）减轻化疗的毒副作用，如针对消化道副作用，中医药可有补益脾胃、健胃消食、降逆止呕、理气和胃等方法，有助于止呕、促进消化、提高胃肠道吸收功能、促进排便或者止泻、消除腹胀腹痛等。针对肝肾毒副作用，中医药可以通过护肝利胆、清热除湿、益肾利尿等方法，保护肝肾功能。针对骨髓抑制，中医药可以通过健脾益肾、补气养血、调和营卫等方法，促进骨髓造血以改善贫血，或提高白细胞及血小板数量及质量。

（2）中医药可通过宁心除烦、安神助眠、补气养血、疏肝理气、祛风通络、滋补肝肾等方法，有助于减轻化疗过程中的不适症状，如失眠、烦躁、气短、疲乏、无力、心情抑郁、手足麻木、脱发等，有助于提高患者体质和生活质量，以帮助患者顺利完成化学治疗。

（3）中医药可以起到辅助化疗、减少耐药的作用。中医药不仅可以提高患者对化疗毒副作用的耐受能力，而且有诸多研究表明，一些中药对化疗的耐药基因、耐药蛋白表达有抑制作用，能提高化疗药物的敏感性，促进化疗疗效。

（三）放射治疗

1.治疗原则　放疗对小细胞肺癌疗效最佳，鳞状细胞癌次之，腺癌最差。

（1）肺癌放疗照射野应包括原发灶、淋巴结转移的纵隔区。同时要辅以药物治疗。

（2）鳞状细胞癌对放射线有中等度的敏感性，病变以局部侵犯为主，转移相对较慢，故多用根治治疗方案。

（3）腺癌对射线敏感性差，且容易血道转移，故较少采用单纯放射治疗。

（4）放疗是一种局部治疗，常常需要联合化疗。放疗与化疗的联合可以视患者的情况不同，采取同步放化疗或交替化放疗的方法。

2.放疗的分类　根据治疗目的不同分为根治治疗、姑息治疗、术前新辅助放疗、术后辅助放疗及腔内放疗等。

3.放疗的并发症　肺癌放疗的并发症包括：放射性肺炎、放射性食管炎、放射性肺纤维化和放射性脊髓炎。上述放射治疗相关并发症与放疗剂量存在正相关关系，同时也存在个体差异性。

4.中医药对放疗的减毒增效作用　诸多研究表明，中医药可以减轻放疗对局部损伤、骨髓抑制等不良作用，对患者有支持作用，能帮助患者顺利完成放疗。

二、肺癌康复期间总的护理要点

1.调配饮食　患者久病后导致体质虚弱，消耗热能和蛋白质较多，可通过补充营养来调理，尤其在康复期要设法增进食欲，饭菜要爽口，做到荤素搭配、粗精兼食，既不能单调乏味，又不可过于油腻，以易于消化吸收为宜。进食时要环境轻松、心情愉快，不偏食，不过多忌口，更不要暴饮暴食。每餐应适当配备富有高热能、优质蛋白和高维生素的饮食，如鱼肉蛋奶、面食、大米、粥类、蔬菜、水果等，绝对戒烟、戒酒，少食辛辣刺激、容易上火之品。

2.适当活动　要生活有规律，既不要卧床大养，也不要过度劳累，更不要随着性子来。规律的生活可使机体处于正常的工作状态，这样肿瘤的复发、转移也就无机可乘。推荐患者每天除了均衡饮食、搭配合理之外，应保持良好的生活习惯，按时起居和进食，适量进行活动或运动，如散步、慢跑、气功、瑜伽、太极拳、五禽戏等，以增强机体防病抗病能力，但不要过于疲劳，防止体能消耗过大。

一般而言，很多患者家属都不赞成患者多运动，主张以多休息为主，看看书、下下棋、养养花、弄弄草就行了。这种观点是不对的，常言道"生命在于运动"，如不注意适当锻炼，就可能出现肌肉萎缩、关节僵直、组织器官功能退化，"越养越懒，越喂越馋"，因此即使是肿瘤患者也要进行适量的运动，促进组织器官功能，提高消化吸收能力，这样才能保持正常的抗病能力。一般而言，肺癌患者锻炼可分为主动锻炼和被动锻炼两种方式：

（1）主动锻炼　肺癌患者选择力所能及的各种形式的运动，以提高肌肉张力，改善持久力和忍耐力。

（2）被动锻炼　借助于他人的操作如按摩而使患者被动接受运动，改善局部血液循环，放松心身，从而帮助机体功能的康复。

有些地区曾经做过统计，经过治疗、生存达8年以上的癌症患者中，有将近90%以上的患者一直坚持各种各样的锻炼，这表明适量运动是对癌症患者的康复大有益处的。但并非所有参加锻炼的患者都会收效显著，这涉及运动量的掌握、锻炼项目是否合适等因素。比如一些较为剧烈的活动，包括短跑、拳击、韵律保健操、街舞等对肿瘤患者来说一般是不适宜的。

通常，一般肿瘤患者在锻炼时也都会选择散步、跑步、气功、太极拳等，可是也要根据自身能力的大小注意运动量是否过大或者过小，有时候运动量不合适不仅收不到满意的效果，还可能会适得其反。当运动量或锻炼强度达到一定程度后，呼吸器官吸入的氧气不能满足身体需要时，会出现明显的上气不接下气的现象，这对患者来说就不太合适。

有不少肺癌患者在进行手术治疗、放化疗之后，认为自己身体太虚，应当最大限度地卧床休息，以利于疾病的康复。其实不然，康复期的肺癌患者可以进行适当的体育锻炼，一方面可以与更多人交往，扩大交际范围，在病友之间还可以相互理解、支持和鼓励，并就自己在肺癌治疗、康复中的一些经验进行相互交流，达到康复与心理调节的效果，对疾病产生积极影响。另一方面，适当的体育锻炼可以明显改善患者体质，增强机体抵抗力，促进疾病康复。

研究认为，肺癌患者在锻炼时间上，可分多阶段进行。

①热身阶段：肺癌患者可以首先按照自己的兴趣、爱好选择自己中意的合适的运动项目，对实际操作可以先观察一下，看看别人是怎么做的，然后根据自身的身体状况调整、热身。

②适应阶段：患者应按照先易后难、先慢后匀、先简单后复杂的原则，安排运动的时间和量，逐步适应后，再根据身体负荷能力逐渐加量或加时间，并把心理锻炼列为首要内容，辅以身体锻炼，而不是为了锻炼而仓促上时间、上量，这样反而对身体不利，也有可能因为身体负荷不能承受，反而心理上产生畏难情绪而放弃。

③巩固阶段：在上一阶段锻炼的基础上，肺癌患者可以慢慢固定一项或两项锻炼项目，当然这种选择取决于患者的兴趣和体质情况，并无一定之规。但需注意，体育锻炼是一个持之以恒、缓缓见效的过程，不是一蹴而就或者"三天打鱼，两天晒网"就能行的，需要时间和一定量的累积才能发挥作用。

根据肺癌患者病情严重程度的不同，患者运动的需求各不相同，其生活方式和生活习惯的选择就显得特别重要。

在治疗过程中，研究表明适量运动是可以同时进行的，且是比较安全的。通过适量的运动，可以改善身体机能，缓解疲劳，调节心情，并提高生活质量。还有研究表明，身体活动甚至可能增加化疗的完成率和社会回归率。所以，我们建议接受化疗或放疗的患者，在治疗期间可安排较低强度或较短时间的锻炼，尽可能多地维持有规律的活动，但不主张经常参加一些社交活动，避免过于疲劳或节奏失控。适当运动及社会活动应以患者本人不觉疲劳为宜。对于平时久坐不动或者愿意卧床的患者，也要适量安排低强度的运动，如拉伸、慢行等。对于年老体衰、腿力不济，或有骨转移或骨质疏松、骨关节病，或伴有周围神经病变者，尤以平衡和安全为首务，避免跌倒和意外受伤。总之，在积极治疗后的恢复期，应当定时安排适量的身体运动，有助于机体康复和提高生活质量。

其次，在无疾病进展期或疾病稳定期，应当强调积极的身体运动锻炼和健康科学的饮食习惯，以保持合适体重，促进身心健康，提高生活质量，延年益寿。一则运动可以促使患者回归社会，减缓焦虑抑郁情绪。二则运动本身可改善心肺功能，增加肌肉质量，缓解疲劳，可提高患者身心健康和生活质量。但对于体质较弱的晚期肺癌患者，需要量力而行，根据个人身体状况来决定是否运动及运动的强度和时间。

有研究表明，在癌症诊断后进行身体运动可以明显降低癌症复发的风险，改善患者总体生存质量。但在安排运动锻炼与身体活动时，应该注意一些可能存在的风险，比如：合并有骨髓抑制、免疫功能受损的患者，至少应在白细胞计数恢复到安全水平，方可安排运动和身体活动；对于存在严重疲劳乏力的患者，建议每日进行轻度的身体锻炼，以10min左右为标注，逐渐加量；对于合并严重贫血的患者，应在贫血纠正后方可安排运动和身体活动；对于接受放疗的患者，应避免可能刺激皮肤的活动，比如游泳，或有强光直接照射皮肤的运动等。而对于部分留置导管或营养通道的患者，不宜从事游泳或其他易致感染的运动，且要尽可能避免导管的滑脱；对于合并外周神经病变或共济失调的患者，宜选择适当的活动和运动项目，避免摔倒，或因感觉异常而造成意外的损伤。

国外指南建议在癌症诊断或治疗后应尽快恢复正常的活动和锻炼。18~64岁的成年人应每周进行至少150min的中等强度，或每周75min较高强度的有氧体力活动。中等强度活动简单的判断方法是：中等强度运动是指活动过程中能够说话聊天，但不能唱歌；而高强度的活动是指活动过程中只能讲几个字的短句，不能说话聊天。推荐在体力允许的范围内，活动多多益善，每次活动或运动锻炼至少持续10min。成年人应该每周至少2天参加涉及所有主要肌群的肌肉增强运动。在体力允许的前提下，65岁以上的成年人也应该遵循上述建议。但上述指南的建议主要面向国外患者，对于我们的患者未必完全适用，可作为一定程度的参考资料，结合我国患者的具体情况使用。

总之，肺癌患者在疾病的不同时期，可根据自己的身体情况尽量安排适当的活动和运动锻炼，是切实可行的，有益于患者身心健康和生活质量的提高，但安排具体的活动和运动锻炼时，应该考虑到自己的体力状况、并发症情况、免疫功能状态等，以安全为本。

3.呼吸功能锻炼 对于施行过肺癌切除术的患者应尽早进行呼吸功能锻炼，做扩胸运动，同时深呼吸，通过扩胸动作增加通气功能；做腹式呼吸，挺胸时深吸气，收腹时深呼气，改善胸腔的有效容量和呼吸功能。

4.注重心理护理 癌症患者的精神负担可想而知，容易悲观、厌世。有研究显示[23]，患者入院次数、文化程度、负性情绪、应对方式、社会支持、主观幸福感和创伤后成长是肺癌患者术后康复的重要影响因素。临床医护人员在健康教育及护理干预时，要注重患者社会支持系统的建立，改善其主观幸福感，进一步提高其生活质量。

患者自身应坚强面对疾病，树立战胜癌症的坚定信念，避免出现消极情绪，要尽量保持精神饱满、情绪乐观，生活安排得丰富多彩。另一方面，患者的亲朋好友、医生护理人员应多予鼓励，随时观察并与其沟通思想，重视其心理活动的变化，时时体贴关心和安慰患者，要耐心倾听他们的诉求，使患者感受到关怀的温暖，避免情绪剧烈的波动，消除顾虑，保持良好的心态和情志舒畅，合理安排好生活起居，维持患者生存的希望，这是非常重要且有意义的事情。

肺癌晚期患者更容易有焦虑、恐惧、悲伤等心理，也常出现冷漠、孤独，我们要有高度同情心和责任心，努力为患者创造一个温暖和谐的休养环境，语言亲切、态度诚恳、鼓励患者说出自己的心理感受，及时开导，主动向患者介绍病情稳定或好转的信息，都有助于患者情绪稳定。此期患者多害怕冷漠和被抛弃，常感到孤独，尤其在夜间，总感到危险就要来临，家人的关心会使患者感到安全、舒适、温暖。应采取各种措施减轻患者的痛苦，这是做好心理辅助的基础。

5.随访观察病情　患者接受治疗后要定期去医院复查，一般术后隔月要进行一次肿瘤标记物检查及胸部CT、腹部超声的检查。以后随着时间延长，可3个月复查一次；再以后可以逐渐延长复查的间隔时间。总之，不要讳疾忌医，有情况主动到医院进行检查，治疗上千万不要盲目投药，乱吃秘方，而应该积极与主治医生沟通情况，及时处理，避免不良后果的发生。

在康复期间，应注意预防感冒，避免感染，否则会加速病情恶化。鉴于肺癌属于呼吸系统疾病，故患者外出时尽量戴口罩，勿去人多嘈杂的公共场所。一旦患者咳痰增多，痰变脓性，或伴有发热，说明患者已继发感染，病情在加重，需要及时给予抗感染、止咳化痰等治疗，可先给予口服复方甘草片、氨溴索、急支糖浆等祛痰止咳药物，对于排痰困难者可拍背助其排痰，如效果不佳应立即送医院治疗。指导患者经常食用香蕉或喝蜂蜜水，润滑肠道，使大便通畅，防止肺动脉压增加，减少咯血的机会。

对于病情危重、生活不能自理的患者，应嘱其卧床少动，注意皮肤护理，定时翻身，每天用温水擦洗皮肤，按摩手足，可用红花油、酒精涂擦受压部位（过敏患者慎用），以防止压疮发生。

要积极治疗其他并发症，由于肺癌患者一般体质较弱，往往伴有并发疾病，如上呼吸道感染、肺炎、肠炎、糖尿病、心脑血管疾病等，在康复期要进行积极治疗。

肺癌晚期患者常伴有不同部位的转移等情况，可引起不同的症状，应注意观察并给予相应的处置。如有肝或脑转移的患者，可出现突然昏迷、抽搐、视物不清，应及时予对症处置；骨转移者应加强肢体保护；腹部转移者，常发生肠梗阻，应注意观察患者有无腹胀、腹痛、排便困难等症状；由于体质衰弱、身体乏力和活动减少等，患者易出现便秘，应及时给予开塞露或缓泻药通便，如排便不畅或排便困难，需要注意与肠梗阻鉴别，及时就医。因营养不良、下肢瘤栓、白蛋白减少、心肺功能降低等都可出现下肢水肿，应及时就医，并分别通过增加营养、抗瘤栓、增加白蛋白、改善心肺功能及抬高患肢促进回流等措施以减轻症状。伴有发热者，应注意鉴别是肺部感染还是肿瘤性发热，患者应注意保暖，预防感冒；对于刺激性咳嗽，可给予镇咳剂；夜间患者持续性咳嗽时，可予饮热水，以减轻咽喉部的刺激；如有咯血应给止血药，大量咯血时，立即通知医生，同时使患者头偏向一侧，及时清除口腔内积血防止窒息，并协助医生进行抢救。

肺癌晚期患者营养状况一般较差，体力差，有的长期卧床，有时还合并全身水肿，极易产生皮肤破溃或者压疮，且易迅速扩展，难以治愈，因此针对此类患者积极预防压疮发生尤为重要。通常以减轻局部压力，按时更换体位，身体易受压部位垫用气圈、软枕等，避免长期受压的方式预防压疮出现。同时要保持皮肤清洁，尤其对于二便失禁的患者，保持床铺清洁、平整，对已破溃皮肤应用烤灯照射，保持局部干燥，积极防治感染。

6.重视起居环境　患者居住房间要清洁优雅，周围安静，避免吵闹。保持房间空气新鲜，阳光充足，定时开窗换气，避免直接吹风，防止受凉感冒。根据温湿度的变化情况，随时增减衣被，室内温湿度要适宜。护理的好坏，有时直接影响治疗的整体效果，妥善日常护理能够在一定程度上减轻患者痛苦，加快患者康复进程，提高患者生活质量。

对肺癌患者来说，康复期是一个相当长的时期，恰当的锻炼能更好地增加机体免疫功能，促进机体新陈代谢，减少细胞癌变、扩散概率，促进患者增进食欲，改善消化功能，可以让患者性格开朗，消除烦恼，增进身心健康，这些对肺癌康复都能起到积极意义。

三、肺癌术后的康复指导

研究表明[24]，肺癌术后患者经过一定肺康复训练，其躯体功能、角色功能、情绪功能、整体生活质量评分等均有显著提高，而疲劳、疼痛、呼吸困难、失眠、食欲丧失及便秘等症状评分则显著下降，提示肺康复训练有助于改善肺癌术后患者的生活质量。

（一）手术完成初期

手术完成后初期的康复指导，是为了尽快从手术的创伤中修复过来，以便顺利进入下一步的诊疗计划。

（1）体位　患者术后须尽量平卧，不宜垫枕，以保持口咽部、颈部至气管的呼吸道完全通畅；头需尽量偏向一侧，以防痰液或者唾液误吸入气道而窒息，待患者从麻药中完全清醒后，可予半卧位。

（2）吸氧　尽量保持低流量吸氧（1~3L/min）以维持组织充分供氧，氧气浓度及流量由医护人员调节，患者及家属切勿自行调用。

（3）监护　术后24h患者生命体征必须予以密切监测，以防意外发生。监测的项目有心电监护、呼吸监护、经皮血氧饱和度及血压监测、24h出入量等。

（4）置管　术后留置有胸导管及尿导管者，医生会根据患者病情决定留置时间，切勿自行拔除。全肺切除患者胸导管必须钳夹，由医生根据病情进行开放、引流。通常胸导管留置时间为48~72h，尿导管的留置时间为24~48h，若有用镇痛药的患者须待拔除镇痛药用导管后方能拔除尿导管，以防镇痛时不能顺利排尿。拔除留置的尿导管前应予以膀胱肌锻炼，即用钳夹闭尿导管后每隔2~3h放尿一次，切忌直接拔管。

（5）排痰　术后患者清醒后即可予排痰，有痰须随时咳出，没痰时每2h咳嗽锻炼一次。多喝水，予化痰药或行气道雾化吸入，以有利于排痰。

（6）饮食　手术当天禁食，术后第一天根据患者饮食习惯进食，宜选择营养丰富、易消化吸收的食物，需要有适当的优质高蛋白食物营养，以促进伤口修复。

（7）活动　目前认为，手术切除是治疗肺癌最有效的方法。但几乎所有患者均会在术后出现不同程度的运动耐量、生活质量的下降，而运动干预是肺康复治疗的重要组成部分，在肺癌术后康复过程中疗效确切，初步研究显示其能提高患者的运动耐量、生活质量，改善心肺功能，促进术后恢复，缓解焦虑抑郁等状态[25]。

目前认为，术后早期活动即有助于促进机体恢复。于未拔除胸导管之前，即可在床上进行上下肢的伸展、屈曲运动。拔除胸导管后，则可下地活动，其范围可根据病情而定。我们鼓励患者尽量早期下床活动，其目的是预防肺不张，改善呼吸循环功能，增进食欲，振奋精神。

一般而言，术后第1天患者生命体征平稳无禁忌证，即可鼓励和协助患者下床或在床旁站立移步。若带有引流管应妥善固定保护。应严密观察患者病情变化，在活动期间尤其是刚开始活动初期，若患者出现头晕、心悸、出冷汗、气促等症状时应立即停止活动。术后第2天起，可扶持患者围绕病床在室内走动3~5min，以后根据病情可逐步增加活动量。

头部、手臂与肩关节的运动，目的是预防手术侧胸壁肌肉粘连，肩关节强直以及废用性萎缩。先进行被动运动，逐步过渡到主动运动。即患者麻醉清醒后，可协助患者进行臂部、躯干和四肢的轻微活动。术后第1天开始做肩、臂的主动运动。如抬高肩膀，肩膀向前向后运动；抬举肘部，使肘部尽量靠近耳朵，然后固定肩关节将手臂伸直；将手臂高举到肩膀高度，将手肘弯成90°，然后旋转肩膀而将手臂向前、向后划弧线等。锻炼时患者可先躺着进行，然后可改为坐姿、站姿。可以在患者进行锻炼前，给予适当量的镇痛药，协助患者咳出痰液，以便患者能更好地配合，运动量以患者不感到疲乏和疼痛为宜。逐步适应肺切除后余肺的呼吸容量。下面简单介绍运动方法：

头部运动：手术后第1天就开始的运动，每天要做3~4次锻炼。包括头侧弯、头转向健侧、头前后运动、头旋转运动。头部的运动目的是预防头颈肌肉强直、挛缩，尤其是手术侧肌肉群。强化颈部肌肉的张力，并增加头部肌肉的协同作用。

双上肢及肩关节的运动：手术后第1天便开始，每天的运动量逐渐加大。运动方法如下：肘关节屈曲运动术后第1天开始。肩关节旋转运动术后第1天开始。这两项运动开始可被动进行，特别是手术后第1天，陪护家属可为患者支托手臂。若病情许可，当然尽早鼓励患者做主动运动，往往术后第2天患者可开始做主动运动，但要提供支持与鼓励。前臂外展运动术后第3天开始。双手抬掌上举术后第3天开始。前臂侧上方上举术后第3天开始。躯体前屈、挺直运动术后第5天开始。离床运动术后第2天可靠床站立，病情允许的话，可扶床走动。术后第3天，可独立步行，术后第4天，可在室内步行。除此之外，手术后患者应尽量用手术一侧的手进行日常活动，如进食、取物、洗漱等，对术侧肌肉张力的恢复很有帮助。

此期需要注意和预防的问题：

①防止肺不张：肺癌术后，患者要积极进行呼吸康复锻炼，防止肺不张及呼吸系统感染。在手术后24~48h内，每隔1~2h，就要让患者主动咳嗽、做深呼吸5~10次。手术后3天内，护士或家属要天天协助患者咳嗽、排痰4~6次。

②防止坠积性肺炎：当吸气时，轻轻扶着切口，然后嘱患者用力咳嗽，咳嗽时压紧肋骨，助其排痰，同时给患者轻轻拍背。反复数次，直至患者将痰液全部咳出为止。

③促进血液循环，防治栓塞：康复锻炼在手术后第一时间，也就是患者麻醉清醒后就应开始。此时护士或家属即可开始协助患者抬臂并活动四肢，为患者按摩手术侧上肢，并把手伸到患者背下，摩擦背部肌肉，以改善血循环，恢复肌肉张力，同时可以预防术后血栓形成。

④预防肌肉粘连、萎缩：由于肺癌手术切口大，切断肌肉多，手术后极容

易发生肌肉粘连、强直，甚至废用性萎缩，因而在康复护理中，肌肉功能的恢复也是重要的一环。鼓励并督促患者用术侧手臂端茶杯、吃饭、梳头，术侧手越过头顶触摸对侧的耳朵，每日数次。可在床尾栏上系一根绳子，让患者用术侧手臂拉着绳子，自己练习坐起、躺下和下床，可增强术侧肩、臂、背肌的肌张力。

⑤预防食欲差、营养不良：同消化道手术比较，肺癌患者手术后的饮食应是比较好解决的。这时宜选用牛奶、瘦肉、动物肝脏、豆制品、鸡蛋、新鲜的蔬菜水果等，适当增加患者的进食量和进食次数。同时要注意忌腥臊油腻、辛辣食物，禁忌烟、酒。

⑥预防咯血和窒息：要注意拍背排痰、保持呼吸道通畅。观察咯血量，万一发生大咯血，要把患者的头偏向一侧，轻轻将血咯出，服用止血药如云南白药、三七片等。适时安慰患者，稳定情绪，并急送医院。

⑦预防感冒和感染：肺癌患者应尽量少去公共场所，室内定时通风换气，避免上呼吸道感染和伤口感染等，病情较重者要卧位休息，必要时及时就医。

肺癌术后很多患者都出现气短和咳嗽的现象，有些患者咳嗽还比较严重，常常说不了一个整句就咳嗽不止，或者吸入一点凉风就拼命咳嗽。但是随着时间的推移，这些症状都会逐渐减轻，最终消失。在术后早期，可以应用一些镇咳药物，或者应用一些中草药也会对咳嗽的症状改善有帮助。气短的现象随着功能锻炼的加强都能逐步缓解。但是也有个别的患者持续出现气短、咳嗽的现象，这时需要请呼吸内科的专家看看是否存在咳嗽变异型哮喘的问题。

胸外科手术后，短期内有一个困扰患者的现象是伤口疼痛。早期常常是手术侧的胸壁，尤其在乳头下方一大片区域麻木，感觉像铁板一块。时间长了以后可能会出现烧灼感、针刺或者过电的感觉。可在专业的疼痛科医生的指导下进行药物治疗，对这种症状有很大的帮助。经过镇痛治疗后，生活质量也会好起来，也有助于肺功能的锻炼。

饮食方面，因为肺癌手术后患者常常出现消化功能减退、食欲不振的现象，建议患者寻求中医和针灸方面的治疗，对这些症状改善有显著的好处。饮食并不一定要求大鱼大肉，正常的消化吸收能力下，合理的膳食搭配就足够保证患者的营养摄入需求。另外，常常有人问海参、冬虫夏草等是否有帮助？目前没有临床证据显示这些营养品对康复有额外的帮助，但是这些食物有一定的营养价值，有助于患者营养状况的改善，对身体有一定的营养支持作用，患者可根据自身的经济状况选用或者不用。

心理支持是手术后常常容易忽视的一方面。家人忙忙碌碌地围着患者转，却忽视了患者自身的心理感受。要么瞒着患者，不告诉他们实情；要么过度关心患者，容易让患者自我产生"绝症"的焦虑心理。其实，应根据每个患者自身的心理素质给予不同的关爱照护。有些要经常和人聊天、说话，俗称"话疗"，以引导他们尽快回到正常生活的轨道；有些则需要明明白白地清楚病情，一方面患者可能需要自己调整生活和工作的节奏，另一方面可能还会有一些心愿需要完成。有时患者烦恼和焦虑还需要咨询专业的心理医生以及时疏导。

（二）手术出院后的进一步康复

肺癌术后康复的过程主要在于促进肺复张、进行肺功能锻炼、饮食调节、心理支持等等综合手段，目标是让患者尽快恢复到比较正常的状态，并重新开始社会生活或有利于进入下一步的诊疗计划[26]。

1.首先就是要好好练习"咳嗽" 这种练习不能是被动的、由于气管受到刺激而引起的咳嗽，而是需要患者术后每天主动练习的咳嗽。术后每天至少要保证100~200次。这对术后的患者往往是一个比较难达到的要求，因为术后不到一周，伤口还疼，胸腔外面还可能留着导管，在这种情况下主动练习咳嗽是最困难和有阻碍的，但也是最关键和有效的。

实际上，肺癌术后的康复锻炼主要是两个方面：一个是呼吸肌的康复，一个是肺功能的康复。这两方面的康复锻炼，可以解决患者将来可能发生的一些术后并发症问题，促进呼吸功能的恢复，从而提高患者术后的生活质量。

由于肺癌往往需要开胸手术，切口大，肌肉离断多，部分骨骼和神经都受到创伤，术后很容易因为疼痛而不敢去锻炼，因而易发生胸膜、肌肉的粘连，使得以后每次呼吸都可能疼痛，因此在康复治疗中肌肉功能的恢复对肺功能的康复也有直接影响。有些研究认为，术后第2天家属就应每隔4h帮助患者做一些活动，促进呼吸有关肌肉的功能恢复，并随时注意观察患者的坐姿、走姿，发现斜肩、上身侧弯等错误姿势时，要及时纠正，避免不良后果的发生。

肺癌患者术后肺叶损伤、塌陷，张力和顺应性下降，呼吸能力明显受损，加上术后刀口疼痛，患者往往动作受限，不敢发力呼吸、咳嗽，或咳嗽无效，较易引起肺不张和坠积性肺炎，从而影响长期的肺功能康复。因此，建议患者术后第2d就开始练习吹气球、唱歌等肺功能锻炼。一般每天吹5~6次，练习唱几句短曲，不过于勉强，可根据患者自身体力和肺活量状况量力而行。

总之，咳嗽技巧训练和呼吸训练是肺癌术后康复治疗及护理的首要任务，其目的是有利于提高术后肺的顺应性、促进肺泡扩张，改善通气，并有助于胸腔引流。因此，呼吸锻炼和咳嗽锻炼被认为是术后康复的首要"基本功"。

（1）咳嗽技巧训练 患者术后一苏醒就应鼓励其咳嗽，并对患者进行"空心掌"式的胸部叩诊，有助于肺小细支气管分泌物的排出。无效咳嗽不能真正维持呼吸道通畅，有效的咳嗽是通过正常的呼吸调节达到的，而不是靠用力或排出气体量进行调节的。

指导患者深吸气，然后短暂的屏气使气体在肺内得到最大的分布。关闭声门，进一步增强气道中的压力，当肺泡内压明显增加时，突然将声门打开，这样高速的气流可使分泌物移动并排出。

（2）呼吸训练

1）呼吸种类

①深呼吸：麻醉清醒后，嘱患者每隔2h左右深呼吸15次，直到48~72h胸腔引流管拔除为止。②腹式呼吸：让患者仰卧，两手分别放于胸、腹部，膝关节屈曲。深吸气时，尽可能使腹部膨起，放于腹部的手随着腹部的隆起而抬高，被确认为吸气有效。然后将空气慢慢地吐出，放于腹部的手向内上方压，帮助膈肌上移。使用腹肌咳嗽，双手合拢放于上腹部，帮助用力。③辅助呼吸活动：随患者呼气动作，用手压迫胸廓，使吸气时胸廓扩张，增加吸气量和气流速度，并促进气管内分泌物移动，从而促进残存肺的扩张。

2）呼吸训练的具体方法

①缩唇呼吸法

作用：通过缩唇呼吸增加气道外段阻力，使等压点移向中央大气道，可防止气道过早闭合和塌陷。

方法：以鼻吸气，缩唇呼气，呼气时将口唇缩成吹口哨状，使气体通过缩窄的口型缓缓呼出，吸气与呼气时间之比为1：2或1：3，每次10min，每日2次。

②腹式呼吸法

作用：增加患侧胸壁的活动度，增强吸收和引流，避免患者胸腔形成积液，并且能够有助于患者及早改善肺功能和下床运动。

方法：吸气时，指导患者两手分别放于前胸部和上腹部，用鼻缓慢吸气时，膈肌最大程度下降，腹肌松弛，腹部手感到向上抬起，胸部手在原位不动，抑制胸廓运动。呼气时，腹肌收缩，腹部手感到下降，帮助膈肌松弛，每次10~15min，每日2次。

③吹气球法

作用：防止小气道过早闭合，有效地排出肺内的残留气体，从而改善气体交换，使肺完全复张，且有利于术后胸腔残余的液气经引流管排出，对防止液气胸的形成有积极作用，锻炼呼吸肌。

方法：患者呼气时自己收拢嘴唇，或采用吹瓶呼吸、吹气囊呼吸和发声呼吸等方法，最常见的是吹气球呼吸，选好合适的气球，容量800~1000ml，患者先深吸气后含住气球，尽量把肺内气体吹进气球内。每次3~5min，每日3~4次。

④吸气末停顿法

作用：可改善吸入气体分布不均的状态和低氧现象，提高气体交换的效能，并可使部分萎缩的肺泡有机会重新张开。

方法：患者取坐位，全身放松，保持安静，缓慢吸气，在吸气末作一停顿，此时会厌和声带仍为开放状态，停顿时间约占呼吸周期1/4，再徐徐呼气。要求吸、停、呼比例在1：1：2左右。采用这种锻炼法能较快地使患者的呼吸形态由浅促转为深慢。每min2~3次，每日3~4次。

（3）注意事项

①锻炼时，患者应取舒适的体位，全身放松，过度紧张使全身耗氧和呼吸肌做功增加，反而会加重呼吸困难，不穿过紧的衣服，以免影响锻炼效果。

②采取循序渐进的方法，应从能耐受的最低负荷开始，以患者不感到疲劳为度。随着呼吸肌功能的不断改善，逐渐增加锻炼的频率、延长锻炼的时间。

③初始锻炼时呼气宜轻缓，不可过度用力呼气，以防过度换气和呼吸肌疲劳。开始锻炼时，不要长呼气，过长呼气可导致呼吸急促。

④由于老年患者易疲劳，在锻炼中有咳嗽等情况中途应间歇，观察心率、呼吸、脉搏，心率较安静时增加20次/min，呼吸增加5次/min，保持脉搏不超过100次/min为宜。

2.其次是运动功能的康复　运动功能康复主要是要加强肌肉的锻炼，不能因为做了大开胸手术就卧床静养，不想动弹。建议在体力允许的情况下尽早开始小运动量的锻炼，例如开始登楼梯1~2层，每天1~2次，或者适当快步走1~2km。适应这种运动后可以逐步增加运动量，例如登楼3~4层，每日1~2次等。游泳对肺功能锻炼也有好处，但是需要伤口愈合良好后开始。还可以到郊区或者空气好的地方进行慢跑、快走等等，这些都有助于肺功能的康复。有些有条件的患者甚至术后到亚热带地区去休养，温暖潮湿的空气对身心康复也有一定帮助。

对肺癌患者来说，4min的常规锻炼就有可能导致呼吸困难。因此，康复训练的强度不宜过大。目前比较推荐的方法，是利用计步器计数，保证一定的日常步行距离。肺癌患者的活动量应量力而行，各项研究结果多推荐为4000~6000步/天。

适合肺癌患者的运动方式：适当的锻炼对肺癌患者增进食欲、恢复体力及睡眠均有益处。当然，也要因人而异，要根据身体全面情况，选择肺癌患者的活动项目。

①散步：散步是比较常见的有氧运动形式。肺癌患者需要结合自身身体情况，选择散步或慢跑。建议散步、慢跑时要做到全身细微出汗，锻炼时间可选择在3：00~9：00pm时。散步、慢跑能增强呼吸功能，可使肺活量增加，提高肺癌患者通气和换气能力。

肺癌患者还可以约上朋友或者家人一起到环境优美的地方散步，这样不仅可以进行适量的全身运动，避免过于剧烈，而且可以在与他人交流的过程中达到好心情，对患者的康复更有帮助。

②太极拳：太极拳是根据中医的理论来进行运动治疗的有氧运动。太极拳不属于剧烈运动，患者可以选择安静优美的环境来进行练习。太极拳讲究心境平和、动作柔顺圆通，否则起不到康复健身效果。养生太极拳，使得练拳、放松、气息、心意融为一体，练到一定程度则气血充沛、精神头足，气血运行无碍，达到阴阳自和，从而提高抗病能力。

③瑜伽：瑜伽是来源于印度的一项古老的运动，它通过体位法、呼吸及冥想达到身心合一的境界，是需要身体动作与呼吸规律相配合的运动。肺癌患者宜选择舒缓的瑜伽，以舒缓心情、缓解压力、舒展身体为目的，切莫追求高难度动作，并且要在专业瑜伽老师指导下进行。

3.注意事项

肺癌患者在体育锻炼中要掌握好运动量，以勿疲劳为度，身心轻松、舒畅，食欲、睡眠良好，说明运动恰当，否则需要适当减量。早期活动益处多多，但要根据患者实际情况考量，不宜做过量或者危险的动作。

（1）康复训练的安全性问题　很多肺癌患者和家属为了减少患者的呼吸道症状，会主动减少患者的日常活动。事实上，对于大部分围手术期的肺癌患者及晚期患者来说，适度的康复训练是安全的。当然，运动的形式、剧烈程度、持续时间应该由患者和医生共同制定，根据患者的耐受情况不断调整。

（2）康复锻炼的受益　目前针对肺癌患者康复训练的研究多为小样本的临床试验，但大多数研究结果都认为，肺癌患者进行康复训练可以减少症状、增加活动耐量、改善生活质量，甚至可以减少肺癌术后的并发症。

围手术期的肺癌患者进行康复训练，可以提高患者的活动耐量。而且研究表明围手术期尤其是术前的康复训练不但是安全的，还可以改善患者的肺功能。

晚期肺癌患者的肺功能是一项独立的预后指标：6min步行距离每增加50m，患者的死亡风险下降约13%。现有的研究结果显示，晚期肺癌患者适度增加日常活动，同样可以改善活动耐量、减少呼吸系统症状。

（三）肺癌疼痛的康复护理

肺癌疼痛我们先需要鉴别是来源于肿瘤的疼痛，还是肿瘤以外的疼痛。如果是肿瘤以外的疼痛，一般找到原因，对症处置就会缓解。难处理的往往是肿瘤引起的疼痛。

1.肺癌骨转移　骨转移早期一般无任何症状，同位素骨扫描可发现有病变的骨骼。晚期骨转移疼痛一般较为剧烈，疼痛多难以耐受，需要予以干预。一般而言，骨转移症状与肿瘤转移的部位、数量有关，如肺癌肋骨转移引起的胸痛，多表现为胸壁部位局限的、有明确压痛点的疼痛。脊髓转移引起后背部正中或病变部位疼痛，而四肢或躯干的骨转移引起该部位的局限性疼痛。骨转移通常不致命，即其并非威胁肺癌患者生命的直接原因，但如肿瘤转移到机体承重骨如颈椎、胸椎、腰椎等部位，则可造成瘫痪的严重后果，如果转移到颅脑后部压迫延髓则可能引起呼吸心脏骤停。

有研究显示，肺癌骨转移疼痛患者中，86%为溶骨性破坏，6.9%为成骨性破坏，6.9%为混合性破坏。大约有50%肺癌患者最终会出现多个部位的骨转移。

（1）肺癌骨转移的特点　骨是肺癌最常见的转移部位，尤其是小细胞肺癌和分化差的非小细胞肺癌，发生率在30%~70%。多发生在中轴骨，主要是脊椎骨、肋骨和骨盆，四肢较为少见。骨转移早期无任何临床症状，晚期出现疼痛，主要表现为受累骨骼的局部疼痛及关节功能障碍。从骨转移发生，到出现临床疼痛往往需要1年以上时间。所以肺癌患者不可因无疼痛症状而拒绝临床检查，以尽早排除骨转移。癌性骨痛的特点是位置固定、疼痛逐渐加重，夜间较明显。胸椎转移会产生束带样疼痛。腰椎转移常发生沿下肢外侧向足外侧的放射性疼痛，随咳嗽、排便等活动加重。有时症状类似骨质增生或椎间盘脱出的坐骨神经痛，应警惕和仔细排查。

由于肺癌骨转移多为溶骨性病变，所以有时会出现病理性骨折和高钙血症，临床最常用的检查为同位素骨扫描，可以迅速显示全身骨转移情况，敏感性高，但其特异性较低。MRI和CT能显示骨转移局部情况，故特异性及局部定位较骨扫描为佳，特别是局部MRI较CT更有优越性。X线片敏感性较低，溶骨性病灶大于1cm时才能显示，但由于其对扁骨仍有其优势，且价格低廉，故对这些部位的X线片仍为常用的检查手段。

（2）肺癌骨转移的分布　肺癌骨转移率在不同区域由高至低依次为：胸部、脊柱、骨盆、肢体、颅骨等。肺癌骨转移发生率与肿瘤类型有非常显著差异：腺癌和腺鳞癌尤为明显。腺癌以胸部、脊柱转移为主，鳞癌以胸部、骨盆转移为主。其原因可能是肺癌直接侵犯肋骨、胸骨、肩胛等胸部骨骼，从而造成胸部骨转移明显增加，亦可能是癌细胞易经脊椎静脉系统转移而进入椎体，从而使脊柱成为常见的转移部位。但是，不同病理类型肺癌中同一区域骨转移率无显著差异。无论哪种原发肺癌，骨转移部位都以躯干骨为主，约占80%。

2.疼痛的护理

（1）止痛方案

Ⅰ级止痛：适于一般性疼痛，用非麻醉止痛剂，即阿司匹林300~600mg，每4h一次，饭后服。

Ⅱ级止痛：适于持续疼痛或加重，用弱麻醉剂+非麻醉剂辅佐剂。即可待因30mg+阿司匹林600mg，每4h一次。

Ⅲ级止痛：适于强烈持续疼痛，用强麻醉剂+非麻醉剂辅佐剂。即吗啡0.01g+阿司匹林600mg，每4h一次。吗啡给药途径可为口服、舌下或肛门栓剂。

实施原则：止痛标准要求达到夜间无痛睡眠，白天生活活动不痛。①强调按时给药，即按医嘱规定时间，每4h给药一次，不得等待患者要药。实践证明，合理的剂量，准确的给药时间，可以消除80%～90%癌症患者的疼痛。②吗啡的剂量需经测试，由0.01g开始，逐渐加量至患者疼痛消除为止。患者疼痛消除以后，药量尚可逐渐减少。因此，需重新评估，作为医生决定剂量的参考。③在某一级给药达不到止痛效果时，不可更换同级其他药物，即应进入高一级止痛方案。④夜间睡前增加药物剂量50%～100%以保证无痛睡眠。树立癌痛可控观念，此方案需落实到基层卫生室和家庭护理。

（2）其他止痛方法

①心理暗示疗法：此法主要是增强患者自身战胜疾病的信心。可结合各种癌症的治疗方法，暗示患者如何进行自身调节、如何配合治疗就一定能战胜疾病，使之增强生活勇气，认真完成一日三餐和进行必要的康复训练，以充分调动自身最大消灭癌细胞的能力，从而达到止痛的目的。

②放松止痛法：全身松弛可有轻快感，肌肉松弛可阻断疼痛反应。可以让患者闭上双目，作叹气、打哈欠等动作，随后屈髋屈膝平卧、放松腹肌、背肌、缓慢做腹式呼吸；或者在幽静环境里闭目进行深而慢地吸气与呼气，使清新空气进入肺部，达到止痛目的。

③物理止痛法：可通过刺激疼痛周围皮肤或相对应的健侧达到止痛目的。刺激方法可采用按摩、涂清凉止痛药等，也可采用各种温度的刺激，或用65℃热水袋放在湿毛巾上做局部热敷，每次20min，可取得一定的止痛效果。

④转移止痛法：可让患者坐在舒适的椅子上，闭上双眼，回想自己童年有趣的乐事，或者想自己愿意想的任何事，每次15min，一般在进食后2h进行，事后要闭目静坐2min。也可根据患者的爱好，选放一些快节奏的音乐，让患者边欣赏边随节奏作拍打、拍手等动作。还可让患者看一些笑话、幽默小说，说一段相声取乐。这些都可以达到转移止痛的目的。

（3）护理措施

①做好对疼痛的评估，耐心听取患者主诉，检查疼痛部位，持续的时间和强度。

②患者有权获得充分的止痛，特别需要同情心。及时解除患者的疼痛，取得患者的信任，并消除其焦虑。

③在任何情况下，不可拖延给药时间，减少药物剂量，或强调"成瘾"而拒绝给药或注射安慰剂等。

④精神过度紧张可使疼痛加重，注意改善患者的情绪状态，运用非药物止痛方法包括按摩、放松疗法、气功，或看电视、听音乐、种植花草等，起到转移注

意力的作用。

⑤肿瘤合并溃疡或感染，需加强冲洗，保持引流通畅，并适当应用抗生素控制感染，也是减轻疼痛的重要措施。

（四）饮食调理

合理的肺癌饮食可以尽快缓解症状，不仅可以使患者身体状况好转，疾病的缓解更可以增强患者战胜疾病的信心，积极配合治疗，从而产生良好的治疗效果。

1.肺癌饮食禁忌

（1）忌烟。烟草中有十余种化学致癌物质，如苯并芘、砷、亚硝胺、儿茶酚等。烟从口吸入，对肺有直接侵害作用。

（2）忌食"发物"，如公鸡、老鹅、山羊肉等。这些食物容易生热化火，灼伤血络，引起咯血、咳嗽等证候。选用能增强机体免疫力、有助于药物抑制癌细胞的食物，如海蜇、大黄鱼、牡蛎、海龟、梭子蟹、蛤蜊、蚝蚶、海参等海产品，或者甜杏仁、米仁、菱、薜荔果等。

（3）忌食辛辣及调味品。辛辣、刺激性食物也是肺癌饮食禁忌之一，其中包括葱、姜、蒜、韭菜、辣椒、花椒、桂皮等。在肺癌患者的日常饮食中，要少放这些调味料，以吃清淡的食物为主。

（4）忌食油炸、烟熏、烘烤、腌腊食物。这些食物既少营养又难消化，且有些带有苯并芘等致癌物质。肺癌患者也不能吃烧烤、油煎的食物，因为也会导致病情无法得到及时控制。由于咳嗽生痰是肺癌患者常见的症状，为减轻这一症状，患者应尽量少吃油腻、黏滞生痰的食物。

2.肺癌晚期饮食原则　中医认为，肾为肺之母，得了肺癌就要格外注意保护肾脏，要治肺必先补肾、固肾。肺癌患者不能寒凉，在输液和饮食上都要注意温度。可食用性平或温和的食物，如鳝鱼、海虾、黄鱼、猪肉、鸭肉、白菜、土豆等。牛奶要根据患者来定，有的人吸收能力差或不耐受。一般来说，喝牛奶的适应性东方人不如西方人、北方人不如南方人，如果对牛奶吸收能力差，有不适症状，要慎用。豆制品类可以吃，属于性平食物。另外，癌症患者要饮用一些可抑制癌症细胞活性的饮料，如绿茶等。

除了日常饮食上要加以注意外，肺癌晚期患者在经济条件允许的情况下，应尽可能地服用一些具有抑制癌细胞生长和扩散的中药，如西洋参、冬虫夏草等，能帮助患者有效控制病情，延长生命，提高生活质量。

加强营养，注意休息，保持良好的睡眠，注意情绪调节及个人卫生。避免过度劳累，清淡但有营养的饮食，戒烟、戒酒，忌辛辣、刺激性食物，少量多餐，少食腌制烟熏食物，日常应多食牛奶、鱼类、肉类、家禽类、豆制品等蛋白质含量高的食物，多食含维生素丰富的水果，即新鲜蔬菜，多食谷物、少食高脂肪食物。

（五）心理支持

患者对自己的病情和治疗务必保持乐观开朗情绪，坚信自己一定能够战胜疾病，只有调整心态、树立信心、积极配合治疗，才能调动身体内部的抗病机制。消极悲观对健康是十分不利的。

事实上，康复质量跟心情有一定关系，保持愉快的心情，适当参加工作是很重要的。有些人如果一心一意养病，反而容易七想八想，甚至心身受创。反之，如果患者适当参加一些以前喜欢的工作，从事以前喜欢的事业，负责以前负责的工作，一定程度上投入身心，这对康复也是有好处的，甚至一定程度上可以称为"康复治疗"。

当然，心情跟身体耐受能力、康复程度也有一定关系。人当然是身体好，心情也容易跟着好。所以对一部分症状，比如劳累、疲乏、食欲不佳、睡眠不好等等，进行相应的处理，症状得到改善，患者躯体得到一定程度的恢复，对于心情也有好的、正面作用。

（六）中医中药的作用

到了康复期，对于肺癌患者来说，保住"肺气"是很重要的。患者经过了手术，也可能经过了放疗和化疗，都处于"气虚"的状态，易疲乏劳累、气短乏力、少气懒言、不爱活动，处理事情心有余而力不足，这时候心情也会受到影响[27]，所以"益气"是一大治疗原则。

中医认为"肺为娇脏"，特别怕干燥。好多肺癌患者都有一种共同的症状，就是干咳，而且舌头处于光剥、无苔状态，还容易出现肠燥、便秘，中医辨证这种情况属于"肺阴虚"，也是"肺为娇脏"的一个表现，即肺的津液、阴液属于缺少的一种状态，"肺"与"大肠"相表里，肺的津液不足也会影响肠道水分减少，从而引起肠燥便秘，所以"养肺阴"也是很重要的治疗原则，中医就推荐用"养阴润肺"的中药。

在临床上，很多肺癌患者都是有肺基础病的，比如有老慢支、肺间质病变或有肺结核史，再加上空气污染，那么"护肺"就很重要。

补气的、养阴的中药都有提高免疫功能的作用，可以改善免疫系统功能、提高抗病能力，这是康复期主要应采用的治疗。此外，建议进食有补肺、润肺作用的食物，像百合、银耳、枇杷等都有益气润肺作用，患者可长期食用。

如果肺癌已做完治疗，那么如何预防复发或者转移呢？这是康复期最重要的课题，这个课题的具体实施就在于两条，一是益气，一是养阴。从这点来看，中医是很超前的，早就看到了虚证在肿瘤发生发展中的作用，也就是说抵抗力越差，后面再出问题的概率就越大。只有患者的气血充足，阴阳调和，体质好了，免疫机制提高了，抗病能力加强了，病邪、灾害就很少能侵入，即便有些小打小闹的病邪侵入，也可通过自身清除能力解决，这样就能真正扛住、抗住癌，才能防止复发和转移。

中药有很多都有提高免疫功能的作用，主要是益气药。中医益气药是一大类，具体的益气药也分很多种。总的来说，就是以"黄芪"和"人参"为代表，对这类药有很多的基础研究，发现它们确实能提高患者的免疫功能、改善抵抗力。当然，人体不光是"气"，还有"血"，气是血生出来的，"血为气之母"，所以补血养阴，也是提高机体抗病力的另外一种方法，所以说益气补血或补气养阴是康复期主要应该用的治疗，以达到提高免疫力的目的，同时对放化疗也有减毒增效作用[28]。

另外，中药中还有一些"盯着"肿瘤、抑制它增殖和发展的药物，比如软坚散结的药、活血化瘀的药。这个"软坚散结"，对应的就是具有消散肿瘤作用的药物，比如半枝莲、半边莲、白花蛇舌草、红豆杉等这一大类药，有些有毒，比如山慈菇、南星、半夏、全蝎、蜈蚣等，但只要剂量控制得好，这个阶段完全可以给患者服用较长的时间。

肿瘤患者很多时候都有血瘀的症状，如脸色很暗，肌肤甲错、舌质紫暗等，只要剂量、配伍合适，可以适用活血化瘀功效的中药，如常用的红花、当归，还有一些动物药如蜈蚣、壁虎、蟾蜍、蕲蛇等。从这些药中提取出来的一些有效成分是具有抗肿瘤效果的。这些活血化瘀、软坚散结的中药都有防止复发、转移的作用，在康复期的患者可以选择使用。

但要注意，这些药通常都有伤脾胃的缺点。如果在治疗期化疗副反应大，再用此类药，患者可能不能承受，宜暂缓使用。

到了康复期，患者已经不做放化疗了，就可以用这些中药来防止复发或转移。

其实，中药调理是当前诸多患者在治疗期间也常用的调理方式之一，是肿瘤综合治疗中的重要一环。试想，如果患者体虚、承受不了手术和放化疗，是不是治疗效果会打折扣？中药抗肿瘤的效果不如现代医学的一些方法，但是在调理患者、调和身体机能方面有着先天优势，部分病患者、家属，甚至部分医生看不到这一点，因此很多人在化疗过程中"独木难支"，就是缺少了中医的支撑作用。

大量的临床实践和科学研究认为，中医药和传统肿瘤治疗手段相结合，能抑制肿瘤生长，甚至部分消除负荷较小的肿瘤。一些汤药方剂，辅助康复训练应用于肺癌化疗患者能有效改善患者肺功能，提高患者免疫力，缩短住院时间；可降低肺癌放疗毒副作用发生率，减轻骨髓抑制程度，利于患者康复，保障放疗实施；防止化疗期间患者体质量丢失、骨髓抑制、消化道反应等副作用发生。

然而，不少人误认为中药是一种完全安全无害的调理方式，喜欢使用一些偏方，这也是不对的。中药药理显示，部分药物在不同剂量下有很大不同的药理作用,甚至有些药物可能促进肿瘤转移,因此也不要随意使用偏方,使用中药应在有经验的专科中医师指导下进行,以增强机体免疫、提高抗病能力。

除此之外,还有一些传统的医疗手段也可以在医师指导下配合康复。比如,康复期患者练习八段锦,有助于肺癌术后患者肺功能和生存质量的改善;能有效改善焦虑、抑郁情绪,提高运动耐量及生存质量[29]。

总之,中医理论指导下的康复治疗、康复护理、情志疗法、辨证支持、锻炼导引等,在肺癌的康复中发挥着越来越重要的作用,中西医各自发挥其长处,取长补短,对肺癌的康复起到了改善症状、扶正祛邪、提高身体素质、改善身体功能、提高生活质量、延长寿命等诸多作用[30],使患者真真切切获得收益。

四、肺癌术后定期复查

肺癌术后1周左右出院。术后1个月时进行第一次复查,一般会做胸部增强CT,以了解胸腔内肺膨胀的情况、有无积液等;另外很重要的一点是为了留取基线资料,便于此后的复查对比。

肺癌术后第一次复查,往往会有肿瘤标志物CA125的明显升高,是因为术后的胸腔积液引起的。CA125大部分是由胸膜表面的间皮细胞分泌的,与肿瘤本身无关,所以出现升高也不必焦虑,随着术后胸水的吸收,慢慢会降至正常。一般术后4个月,也就是术后第二次复查时,胸水会完全吸收,此时CA125随之下降甚至正常。

肺癌术后两年之内应每3个月复查一次,2~5年以内应每半年复查一次,5年以上每年复查一次。每次的复查项目应包括:胸部平扫或增强CT,腹部和颈部B超,血化验肿瘤标志物等。在此基础上,每年做一次脑增强MRI。全身骨扫描一般可不做,如出现明显的骨痛,医生才会推荐及时复查。

术后需要做辅助治疗的患者,一般在术后4周以后开始,也就是伤口完全愈合后,即第一次复查后开始,治疗期间的复查遵照医生的医嘱,等所有治疗结束后1个月复查,再以后就遵照每3个月复查的原则。

五、肺癌康复的标志

康复的首要标志是心理上的康复。肺癌作为一种绝症,往往首先在心理和精神上对患者造成非常大的打击,大部分患者出现极度焦虑、悲观和失望,整日郁郁不乐、忧心忡忡,对治疗毫无信心。这种忧虑、恐惧的精神因素会极大地削弱机体的免疫功能,致使激素分泌失调,影响疾病的治疗和机体的康复。所以患者首先要在精神上战胜肺癌,相信现代科学,树立信心,积极配合治疗。

身体的康复是患者战胜疾病并恢复功能的过程，需要比较长的时间。一般患者在综合治疗后，病灶清除或稳定，生活可以自理，且能参加一定量的体育活动。

最重要的康复标志是患者可以回归社会。患者在疾病得到完全或部分控制后，能积极参加社会活动，包括亲友交往、文化娱乐活动和完全或部分地恢复工作，工作不仅提供了经济来源，且有被社会认可、实现自我价值的含义。

六、肺癌的康复评定四个方面

肺癌的康复是一种理念、一种思想，必须渗透到整个医疗系统，包括预防、早期识别、门诊、住院和出院后的医疗计划中。

1.心理评定 肺癌患者从疑诊到确诊、治疗（手术、化疗、放疗）前后都会经历震惊、恐惧、否认、淡漠、抑郁、焦虑、悲伤等严重的心理变化和反应过程。而这些异常的心理状态起源于对疾病和治疗、预后的不认知、不了解，于是产生了许多疑问和顾虑，使患者无法正视疾病、适应病后的现实，以致不能很好地配合进行临床治疗和康复治疗，甚至拒绝或放弃治疗。如Hopwood对650名肺癌患者治疗前的心理进行调查，发现最常见的症状为疲劳、食欲减退、焦虑担心、咳嗽气短等。肺癌患者的心理及精神病学后果可表现为：对疾病诊断和复发的情绪反应；对手术、放疗、化疗的情绪反应；对化疗的条件反射性恶心、呕吐；因癌症病灶转移、代谢改变或化疗所致的器质性脑病；对终末期疾病的抑郁和其他心理反应。

2.躯体功能评定

（1）肺癌本身所致的功能障碍 肺癌早期可发生持续咳嗽、痰中带血、声音嘶哑、肺部感染、发热、胸痛等，它的症状和体征取决于原发病灶的部位和大小、转移灶的部位以及副瘤综合征的出现。晚期可出现多发性骨转移而致骨关节、肢体活动功能障碍等。

（2）肺癌治疗所致的功能障碍 手术肺叶切除可致术后肺呼吸功能降低，全肺切除可致心肺功能减低；化疗可致机体内环境紊乱，如血常规改变、胃肠道反应、口腔黏膜炎、皮肤毒性反应、脱发、腹泻与便秘，以及各主要脏器（心、肝、肾、神经）的毒性反应；放疗可致骨髓造血功能抑制、放射性肺炎等。

3.疼痛评定 疼痛评定可采用目测类比测痛法、麦吉尔疼痛问卷法。

（1）肿瘤压迫而致疼痛 肿瘤生长、坏死压迫邻近神经、血管、脏器引起疼痛。

（2）肿瘤浸润而致疼痛 肿瘤局部浸润或远处转移至骨引起疼痛，以晚期癌转移疼痛最多见、最严重。

（3）肿瘤治疗损伤而致疼痛 手术、化疗、放疗损伤了神经等组织引起疼痛。

4.活动功能测定 Karnofsky所制定的癌症患者活动状况评定量表将患者的身

体活动能力和疾病进展情况进行量化评定，采用百分制，分为3类11级。

总之，肺癌的康复实践是强调患者主动参与的过程，应尽早进行，使患者身心、社会功能能尽快、尽最大可能地代偿或重建。

第三节 食管癌

食管癌是常见的消化道肿瘤，约占食管肿瘤的90%以上。全世界每年约有30万人死于食管癌。其发病率和死亡率各国差异很大。我国是世界上食管癌高发地区之一，平均每年病死约15万人。男性多于女性，发病年龄多在40岁以上，与烟、酒、热食、热饮、口腔不洁等因素有关。

一、食管癌的治疗概况

食管癌的主要治疗方案包括外科治疗、放射治疗、化学治疗和综合治疗等。两种或以上疗法同时或先后应用，称为综合治疗。结果显示以综合治疗效果较好。

1.手术治疗 手术是治疗食管癌首选方法。若全身情况良好、有较好的心肺功能储备、无明显远处转移征象者，可考虑手术治疗。一般以颈段癌长度＜3cm、胸上段癌长度＜4cm、胸下段癌长度＜5cm切除的机会较大。当然，也有瘤体不是很大，但已与重要相邻器官如主动脉、气管等紧密粘连而不能切除者，属于局部晚期，对较大的鳞癌估计切除可能性不大而患者全身情况良好者，可先采用术前放疗，待瘤体缩小后再做手术。

手术禁忌证：①全身情况差，已呈恶病质。或有严重心、肺、肝、肾功能不全者；②病变侵犯范围大，已有明显外侵及穿孔征象，例如已出现声音嘶哑或有食管气管瘘者；③已有远处转移者。

2.放射疗法 ①放射和手术综合治疗，可增加手术切除率，也能提高远期生存率。术前放疗后，休息3～4周再做手术较为合适。对术中切除不完全的残留癌组织处做金属标记，一般在术后3～6周开始术后放疗。②单纯放射疗法，多用于颈段、胸上段食管癌，这类患者的手术常常难度大，并发症多，疗效不满意；也可用于有手术禁忌证而病变时间不长，患者尚可耐受放疗者。

3.化学治疗 采用化疗与手术治疗相结合或与放疗、中医中药相结合的综合治疗，有时可提高疗效，或使食管癌患者症状缓解，存活期延长。但要定期检查血常规和肝肾功能，并注意药物反应。

二、食管癌术后总的指导

1.心态 经过外科手术等治疗，食管癌、贲门癌是完全有可能治愈的，因此患者对自己的病情和治疗期间的副反应要有正确的认识，务必保持乐观开朗的情绪，坚信自己一定能够战胜疾病。食管癌患者只有调整心态，树立信心，积极配合治疗，才能调动身体内部的抗病机制，消极悲观对康复是非常不利的。

2. 饮食　食管癌患者术后出院可继续半流质饮食，如藕粉、蒸蛋、麦片粥、大米粥、烂糊面等，逐渐由稀到稠进行调整。术后1个月左右可以过渡到软食乃至正常饮食。但应注意少食多餐，根据食量的需求，每天可分为进食5~8餐，进食时要细嚼慢咽。不要过于忌口，只要是新鲜、清淡、富于营养、易于消化的食物都可以吃，只是不吃辛辣刺激的食物、绝对禁烟酒，不吃羊肉和带鱼。

3. 体位　食管癌患者不要躺着进食，可以半卧位或者坐位进食。饭后不要马上平卧，可适当散步约30min后再躺下，睡觉时也可将上半身垫高30°，防止胃内食物反流，且应尽量朝向手术的一侧睡觉。

4. 不适　如果食管癌患者有反酸、易饱胀、呛咳等不适感，不必紧张，因为切除了食管和胃之间的开关——贲门，加上胃肠排空功能减弱，所以胃肠内的食物和胃液有时会反流到食管引起不适。经过上述的饮食和体位的调整后，一般可以缓解。如仍不能缓解，可以服用一些药物如奥美拉唑、多潘立酮等加以控制，中药也有很好的疗效。如果有腹泻症状，往往与手术后胃肠功能紊乱有关，除了注意食物要清洁、易消化外，应尽量避免进食油腻、不易消化的食物，以免加重腹泻。经过饮食调理后，如仍不能控制腹泻，可服用一些止泻药物，如蒙脱石、洛哌丁胺等，但要注意绝对排除肠道感染才行。如果患者感觉手术伤口有针刺样疼痛和麻木感，与手术时切断了胸壁的神经有关，需要有耐心等待数月之后，随着伤口的愈合、恢复，这种不适感才会慢慢消退。

5. 随访　食管癌术后患者应坚持长期定时随访。术后两年内，每3月复查一次。之后每半年复查一次。至第5年后可延长至1年查一次。医生会予以复查胸腹盆CT、B超等，根据需要还可能行全身骨扫描、磁共振MRI等其他检查。

6. 化疗　如果食管癌术后患者需要接受化疗，一般于术后3~4周开始，此时伤口一般恢复较好，不易受到化疗药物的影响。常用的化疗方案为：奥沙利铂（或奈达铂）+5-氟嘧啶（或希罗达或替吉奥）。化疗前半小时可注射止吐药物如昂丹司琼、托烷司琼等减少胃肠道反应。此方案每28天重复1次，视情况可能需要2~6个周期。每次化疗前应验血以查白细胞和肝肾功能等，若白细胞$< 3.5 \times 10^9$/L或肝肾功能异常，则应暂时中止化疗，向后延期，但一般延迟不超过1周。

7. 放疗　如果食管癌患者术后需要接受放疗，应听从放疗科医生的安排，每日坚持放疗，一般于术后3~4周开始，疗程大约需要2~6周。

8. 中药　食管癌患者可以在放化疗的同时服用中药，包括中成药和中草药。建议患者一定要在有经验的中医师指导下用药，不要随便服用一些所谓的秘方或偏方，以免毒副作用的危害。另外，所谓中药没有副作用的说法是完全错误的，需要在中医肿瘤专科医生指导下用药。必要时，也可以在医生指导下合理使用一些免疫调节剂和生物制品如干扰素等，可以增强机体的抗癌能力。

9.滋补 食管癌患者也可以服用一些保健食品来加快恢复，提高免疫力，减轻放、化疗的毒副作用。但需要注意，目前保健食品市场较为混乱，患者不要轻信一些不法厂商的不实宣传，警惕上当受骗。如果确实需要服用某些保健食品，最好事先征求主管医生的意见。

10.工作 食管癌患者因手术创伤较大，术后常辅以化疗或放疗，需要一段时间的休养和恢复，待治疗结束，再休息2～3个月，可视体质情况逐步恢复工作，一般可以胜任除较重体力劳动以外的任何工作。

三、围手术期的康复指导

随着胸腹腔镜微创技术的日益成熟、组织器官保护理念的重视、管状胃技术的提高、吻合技术的突破和一些创新性理念的提出和应用，加速康复外科（ERAS）理念在食管癌外科领域取得了突破性进展[31]。因此，做好围手术期的康复护理和指导就很重要，决定着患者能否按时按期康复及出院。

（一）严格控制饮食

在术后一定要严格控制食水。一开始可通过静脉补充营养，随着时间的推移，也可以进食牛奶和半流食，但一定不能过量及过快，输液量或者进液量过多甚至可能诱发心衰等危险。

从食管局部来说，食管缺乏浆膜层，故吻合口愈合较慢，术后应严格禁食和禁水，防止手术刀口崩裂。禁食期间，每日由静脉补液。安放十二指肠滴液管者，可于手术后第2天肠蠕动恢复后，经导管滴入营养液，减少输液量。手术后第5天，如病情无特殊变化，可经口进食牛奶，每次60ml左右，每2h可以给一次，间隔期间可给等量温水，如无不良反应，可逐日增量。术后第10～12天可改为无渣半流质饮食，但应注意防止进食过快及过量。

目前国际上对于食管癌切除术后早期经口进食方案缺乏统一的标准，尚有待于根据国人情况进一步研究制定出适宜中国人早期经口进食的基本准则，并因人而异地调整进食种类及量，以满足患者个体化的需求，同时通过一定的护理干预来改善患者营养水平[32]。

（二）保持胃肠减压管、胸腔引流管通畅

术后24～48h引流出少量血液，应视为正常，但是引出大量血液就应该及时寻求医生进行紧急的处理，说明此时吻合口张力可能较大。胃肠减压管要保留3～5天，以尽量减少吻合口的张力，利于创口愈合，但是一定要注意胃管连接的固定牢靠，防止滑脱，并使之引流通畅。

密切观察胸腔引流量及性质。胸腔引流液如发现有异常出血、混浊液、食物

残渣或乳糜液排出，提示胸腔内有活动性出血、食管-吻合口瘘或乳糜胸，应积极采取相应措施明确诊断，及时处理。如无异常，则术后1~3天可拔除引流管。

（三）注意吻合口瘘的症状

吻合口瘘的主要症状是高热、呼吸困难、胸部剧痛或白细胞升高等，要密切予以关注，做出相应的处理。食管吻合口瘘的胸痛一般较为剧烈、不能忍受，且患侧呼吸音低，叩诊呈浊音，白细胞升高甚至发生中毒休克，所以要及时处置。

（四）及时咳嗽和排痰

在术后的最初1~2天，要帮助患者咳嗽和排痰，以免排痰不畅导致分泌物潴留，引起肺部感染甚至窒息等意外。同时，在食管癌术后的护理中，若患者出现高热、胸痛及呼吸困难等不适症状时，一定要及时向医生报告，以免造成不必要的伤害。中西医结合的护理干预措施有助于提高食管癌术后患者生活质量，减少术后肺部感染发生[33]。

（五）远离辛辣刺激的食物

这些食物对于患者的病情来讲是有害无益的。食物要选择温和无刺激的，避免正在恢复的组织再次受到刺激，使疾病扩散、转移，可以适当选择粥类来代替坚硬的食物，增加粥的营养，保证患者良好的吸收情况。

（六）术后活动与锻炼

术后活动分床上活动和离床活动。术后前2日以床上活动为主，包括坐起、拍背、上下肢活动等。活动时应注意保护输液等各种管路，以免脱落，并注意保持管道通畅。术后第3天即可下床活动，不仅可以增加肺活量，保持气管通畅，减少肺部并发症，同时有利于促进血液循环，防止静脉血栓的形成，促进胃肠功能恢复。应消除患者顾虑，早期活动不会影响伤口愈合，更不会引起伤口裂开。

食管癌术后早期下床活动好处很多，不仅可以改善呼吸循环功能，预防肺部感染、肺不张及血栓形成等并发症，而且还可增进食欲，早日恢复胃肠功能。

特别对于一些手术切口比较长的患者，由于术中患侧的上肢处于一种长时间的悬吊状态，并且开胸的手术切口离断了斜方肌、前锯肌等，所以患者清醒后普遍感觉肩周比较酸软、麻木。因此术后完全清醒后即可开始活动四肢，特别是患侧的上肢，通过屈伸手指、前臂以及按摩肩周的肌肉，可减轻酸软、麻木感。鼓励患者用患侧手去做一些力所能及的活动，如擦痰、刷牙、洗梳头等。随着体力的恢复，逐渐增加活动的量和范围，如患侧上肢上举过头颈部、肩膀旋转运动等，但注意不要让头颈倾斜，保持自然位置。避免因长期卧床及怕疼痛不敢动而引起患侧上肢的废用性肌肉萎缩。

有研究表明[34]，在食管癌术后常规护理干预基础上配合中医气功操练干预，在患者的术后排气时间、进食时间、住院时间、疼痛程度与并发症发生率方面均优于对照组，在躯体功能、角色功能、情绪功能、社会功能、总体生活质量得分方面也都优于对照组，差异有统计学意义。说明在常规护理干预基础上，对食管癌术后患者实施中医气功操练干预，能够优化患者的术后康复效果，缩短住院时间，降低并发症发生率，并优化患者的生活质量。

尽管有种种好处，但是在这些活动之前，一定要事先做好防护措施，如加固好身上各种管路，一旦有头晕、心慌、气短等不适及时停练休息，严重时尽快通知医护人员。术后前3天患者可在他人帮助下在床旁站立、原地踏步、绕床步行，之后逐渐增加活动范围及活动量。

此外，患者出院后，于短期内不宜进行高强度运动，如打球、登山、游泳等，应先从散步、打太极拳、养花弄草等开始，逐渐增加运动量，循序渐进，以个人身体恢复情况而定。

（七）注意术后的口腔清洁卫生

口腔是消化道的第一道门户，而它本身又是一个细菌丛生的部位，有研究显示，每1ml的唾液里就含高达10^9个细菌。术后如果不注意口腔的清洁卫生，细菌将随唾液进入食管，使食管的吻合口受到感染。

所以，食管癌患者术后的口腔清洁卫生也非常重要。术后1~2天即可用棉棒擦拭口腔。在停留胃管期间，应注意每日早、晚刷牙，并用一些漱口液或淡盐水不定时漱口3~5次。若经常感觉口干不适，则可用淡绿茶或柠檬水等漱口，以减轻口干的感觉。拔除胃管前尽量不要将含菌量较多的口水或痰液咽下，以减少食管吻合口的感染机会，防止吻合口瘘的发生。

四、食管癌术后常见问题及处理

食管癌患者，尤其是术前需采用同步放化疗治疗的患者，会明显增加术后并发症发生风险，而术后积极采取综合护理干预措施，并充分进行生活干预及健康教育，在确保手术成功率的同时，可有效降低并发症发生率，促进患者尽早康复出院[35]。

1.疼痛 如果食管癌患者术后感觉刀口有针刺样疼痛和麻木感，与手术时切断了胸壁的神经有关。这时患者要保持耐心，经过数月修复后这种不适感才会慢慢消退。如果刀口疼痛实在难以忍受、严重影响休息，就可以服用一些止痛药，如芬必得、泰勒宁等，但最好是由医生检查后，在医生指导下服用此类止痛药物。

对食管癌术后患者采用系统疼痛护理干预有利于缓解食管癌患者的术后疼痛程度，促进患者的术后康复，缩短患者术后住院时间和术后排气时间。

2.进食后胸闷、气急 进食后出现胸闷、气急、呼吸困难、心慌、不能平卧等胸腔压迫症状，无恶心、呕吐、泛酸等消化道症状，如不处理，患者休息1~2h，胃排空后症状可自行缓解。这是由于食管切断后，需要将胃提上胸腔与食管相接，原来细细的食管通过的地方被粗大的胃腔所占据，因此会挤压邻近的心脏，导致供血不足。

处理上，可以采取以下措施：①少食多餐，避免暴饮暴食，餐后保持半卧或站立位，并且可适当活动，借助重力作用加速胃排空；②如仍有症状发作，可适当应用莫沙必利或多潘立酮等胃肠动力药，促进食物尽快向肠道排空。如果采取以上措施，症状还是不缓解，可到医院进一步诊治。

3.咳嗽、咳痰 先判断最近有无受凉感冒。如果有感冒，则可以服用一些感冒药物，如感冒冲剂、银黄颗粒之类。如果痰较为黏稠，可以服用一些祛痰药物如沐舒坦、急支糖浆等。如果咳嗽较为严重且影响休息，并且痰不多的话，可以服用一些镇咳药物如复方甘草合剂、强力枇杷露等。如伴有体温升高，则需要去医院拍胸片、验血、检查一下有无肺炎等。

4.腹泻 临床上观察到，食管癌术后腹泻患者也比较多，严重影响了术后患者的精神状态、营养恢复，给后期治疗带来困难。这主要是因为食管切断后，胃被上提，使得胃腔相对变小，排空增快，消化吸收能力却没有加强，所以容易导致腹泻。针对这种情况，主要采取以下保守治疗方法。

（1）调整饮食结构：术后合理的膳食应该是低脂肪、高糖、高蛋白饮食，必要时静脉补充。

（2）给予助消化的药物，主要是一些消化酶的补充：如胃酶合剂、胰酶合剂及多酶制剂，以帮助营养物质消化。

（3）止泻药物的使用：如蒙脱石散（思密达）、洛哌丁胺（易蒙停）等。经过正规的内科处理，一般大部分患者的症状会显著好转。

5.腹胀 术后有些患者会感到腹胀，这时可以服用一些胃动力药物和促进消化的药物。胃动力药物如莫沙必利或多潘立酮；促进消化的药物如复合胰酶片等；调节肠道菌群的如双歧杆菌三联活菌胶囊等。另外，配合中医特色护理，可以有助于减轻腹胀腹痛等症状，促进患者康复[36]。

6.反流 这个症状术后患者常易发生，尤其是食管–胃吻合口位置较高时，因为此时贲门已被切除，失去了约束反流的一个重要机制。

患者可以先通过调整饮食习惯，尤其是晚饭，减少流食和饮水量，睡前适当慢步活动，再口服增加黏膜保护剂、胃动力药物和抑制胃酸分泌的药物，黏膜保护剂如铝碳酸镁或枸橼酸铋钾、果胶铋；胃动力药物如莫沙必利或多潘立酮；抑制胃酸分泌的药物如奥美拉唑或埃索美拉唑等。以上药物可以单药服用，或者多药联合，但一般一类药只用一种。

7.黑便 如果患者观察到大便颜色由黄色变为黑色，并且最近没有进食含有动物血液、肝脏或菠菜等食物，也没有口服果胶铋等铋剂，也没有口服铁剂，则吻合口出血或肿瘤局部复发的可能性比较大，应去医院行胃镜检查以指导进一步治疗。

8.进食吞咽不畅 术后吞咽不畅的常见原因可为吻合口狭窄或肿瘤局部复发。若为前者，可能是因为手术刀口肿胀或者刀口扩张受限所致，可到医院做扩张治疗或支架置入，以改善症状。若为后者，则需放化疗治疗。

为明确病因，可以去医院做胃镜检查，一方面排除肿瘤复发，另一方面对扩张治疗有一定预估。

每次扩张治疗后，要坚持吃米饭、馒头等较硬质的食物，以反复锻炼肌肉柔韧性、保持扩张的成果。平时也要注意饮食习惯的调整：①每天少食多餐。②饭后、睡觉不能平卧，要取半卧位。③不能老吃流食，要逐步恢复到正常普食，防止吻合口狭窄。

9.颈部肿块 如果颈部无意中发现有肿块，要去医院进行复查、诊治，必要时可以通过穿刺活检明确是否有淋巴结转移的情况。

10.体重下降 如患者体重下降、消瘦，首先检查食物是否合适、营养是否充足，必要时需要去门诊复查有无术后复发或转移可能。

11.声音嘶哑 患者术后出院时声音正常，而过一段时间后出现声音嘶哑，有喉返神经被手术损伤的可能，也有可能是上纵隔或颈部淋巴结转移压迫喉返神经所致，故需要行颈部及胸部增强CT检查。如确定有转移，就需要根据病情，进一步采取适合患者的治疗方案。

五、食管癌术后饮食调理

食管癌术后，患者消化道的正常生理状态被改变，胃被上拉至胸腔形成"胸腔胃"。支配胃蠕动功能的迷走神经被切断，患者术后可能没有饱和饿的感觉。胃–食管吻合口没有贲门括约肌的功能，平卧时容易引起胃内容物反流而导致反流性食管炎。重新吻合的食管结构特殊且脆弱，一旦饮食方面处理不当就会导致术后吻合口瘘或吻合口狭窄等。所以患者术后应遵从进食的程序，循序渐进饮食。

（一）禁食期

术后早期，由于胃肠功能没有恢复和吻合口生长的需要，患者需要保留胃管进行胃肠减压。此期应绝对禁食。医生会根据患者的情况选择静脉输注高营养物质或通过肠内营养管输注由营养室特别配制的肠内营养液。输注肠内营养液的量和速度是由少、慢逐渐增多和加快，在此过程中，医护人员会密切了解患者有无腹痛、腹胀、腹泻等情况发生，随时调整营养液的配方、输注的速度和每天的量。

一般术后1~5天能采取鼻饲饮食，也就是经鼻放置一根很细并且是特制的营养管直达空肠以输送营养。鼻饲阶段可喂患者混合奶、菜汁、果汁、米汤等，注入量可由第1天的500ml，分2~3次滴注，以后每天根据患者的耐量增加至1500~2000ml。滴入时的温度以与体温近似为宜。要求鼻饲营养液尽量达到含蛋白质、脂肪、碳水化合物、维生素、盐和水比例适当的要求。

（二）流质期

术后一周左右，患者的胃肠功能开始逐步恢复，有肛门排气或大便，食管里面的吻合口也逐渐生长愈合了，这时可到X线室进行吞钡检查，确认吻合口生长无异常后，医生就会将胃管与负压瓶分离，并嘱咐患者分次试饮少量的温开水，观察一天无呛咳、腹胀等不适后，第二天将胃管拔掉，通知患者开始少量多餐进食流质食物（一般的标准是每次50ml，每隔2h一次）。

刚开始进食时，由于胃肠道较长时间没有食物可消化，主张以浓稠的米汤为主，不宜过早进食营养丰富的肉汤类，待肠胃重新适应食物的消化后，才开始喝一些营养丰富的肉类汤（包括肉米汤），每3h一次，每次100ml；逐渐增加量至200ml，并延长时间间隔。

流食阶段一般指术后5~10天。此间，患者已基本度过了手术创伤，胃肠功能有所恢复，表现为有食欲、肛门排气。可以先予白开水少量（3~5汤匙），逐渐增加至30~50ml，如无明显不适，就可给予米汤、蛋汤、鲜奶、鱼汤和各类家禽煨的汤，每次100~200ml，每天5~7顿。

（三）半流质期

经过3~5天的流质期饮食后，患者应开始进食少渣、易消化的肉末粥、面条、鸡蛋羹、豆腐等半流质食物，进食时应细嚼慢咽。此时也叫作半流质饮食阶段。

此间，患者术后留置的各种引流管已拔除，静脉输注液体也渐停，除个别高龄或超高龄患者不能下床活动外，大多都可以行走活动，食量逐渐增加。但是此期也只能少食多餐，以易消化的无渣食物如稀饭、面条、鸡蛋羹、豆腐等为主，尤其是一些术前食量较大的患者切忌大量进食，以免引起消化道并发症或吻合口瘘。

（四）正常饮食期

最后才是正常饮食期：一般从开始进食后的第2周起，患者就应尝试进食以馒头、蛋糕、软饭等成团状的普通食物，辅以炖烂的肉菜、香蕉等比较柔软的水果，以维持均衡的营养，避免进食过纤维过长、质地过粗过硬及带刺的食物，禁止进食煎炸、辛辣的食物，尽量减少进食甜食。

此间，大多数患者已出院在家休息，由自己的亲人照顾。这时可尽量扩大饮食范围，油炸物和甜食仍属于禁忌。一般除出院时医师特别强调不能食用的食物外，都可进食，并适当做一些体力活动，以利消化吸收。

该期有少数患者可能会出现上腹饱胀、吐酸水等症状，一旦出现上述症状，可以到医院要求医生开一些对症药物服用即可缓解病症。

（五）饮食宜忌

可以肯定地说，食管癌患者忌烟、酒、油炸及刺激性或硬性食物，不宜吃过酸性或过碱性的食物。术后半个月至2个月可进少渣、易消化、高蛋白、高维生素食物，如牛奶、鸡蛋、瘦肉、鱼、虾、水果和新鲜蔬菜，并要养成定时、定量进食的习惯。一般每日进餐可分为3~6次，每餐不宜过饱。餐后不宜立即平卧，以免食物反流出现心悸、冷汗等类似低血糖样反应，最好进食后半卧30min或行走30min，促进胃排空。另外，进食时还须细嚼慢咽，食物温度以温和为宜，防止物理性损伤食管黏膜如烫伤、食物嵌顿或骨刺损伤食管等。

研究表明[37]，个性化饮食指导能有效改善食管癌手术患者的饮食状况，促进胃肠功能恢复，减少并发症。

六、食管癌术后常见并发症的机制和处理

1.**吻合口狭窄** 是食管癌术后最常见的并发症。四类情况易出现吻合口狭窄：①曾经发生过吻合口瘘，或有伤口感染的患者；②和手术技术有关，如缝合太紧、太密，吻合器口径过小，手术缝合处张力过高，都会增加吻合口狭窄的发生率；③和患者机体状况有关，有些人属于瘢痕体质，伤口愈合后瘢痕会向外生长，影响食管黏膜的收缩和扩张功能，造成食管慢慢收拢；④术后患者频繁出现反流性食管炎，长期刺激吻合口，易导致水肿、充血和狭窄；⑤食管癌术后行放疗，也可能增加狭窄概率。

另外，吻合口狭窄是可以反复出现的，也能经过重复扩张缓解吞咽困难的症状。有些患者经过多次扩张，可以永久地解除吞咽困难。反复狭窄多见于哪些患者呢？据统计，多数主要还是因为患者属于瘢痕体质。另外还有一些患者是因为胃排空有障碍，易反酸，从而长期刺激吻合口所致。

吻合口狭窄有哪些常见的症状？吻合口狭窄的表现和食管癌发展的症状比较相似，都表现为吞咽困难，且进行性加重。开始时，一般是难以下咽固体性的食物，进而逐渐发展到吃半流质食物也会不适，再进而是只能吃流质食物，最后发展为食管梗阻。

但是吻合口狭窄也有自己的特点。因属于瘢痕狭窄，食管细小到一定程度后，会完全失去弹性，这时候难以下咽的往往是较为特定的食物。比如，有些吻合口狭窄的患者能够喝粥，但若贪嘴吃了一块红烧肉，就会堵在狭窄处，除非这块肉能咽下去，否则连唾液都咽不了，就只能到医院去做急诊胃镜把肉块取出来。

食管的狭窄可以通过扩张加以治疗。如果没有严重影响生活质量，患者还能进食半流质，可以暂不处理。一旦影响到生活质量、营养状况下降，可以在胃镜下做扩张。

首先，可以选择吻合口扩张，如传统的探条和较新型的球囊扩张，将狭窄处撑开。但无论是哪一种，都容易再次狭窄。患者可能需要少则两三次，多则十余次的扩张。这对患者而言，每一次都是非常痛苦的经历。

其次，可以选支架扩张，其效果优于探条或球囊扩张。但支架毕竟是异物，长期置于狭窄处，可能压迫组织导致组织缺血坏死，甚至诱发大出血。患者在有限时间内，会因出血等并发症危及生命。幸而一些新型的支架是可回收的，置入一段时间后若患者进食状况改善就可以取出。

需要放置支架的一般多是食管癌晚期，预期生命在6个月左右。如果是恶性复发导致梗阻，疾病的进展和不良结果会猛于支架的并发症，那么很可能在支架严重并发症出现前患者就已经因为疾病本身而发生生命危险。医生在这种情况下，"两害相权取其轻"，放置支架可以短时间解决吃饭的问题，改善患者生活质量，同时改善营养状况，也能对延长寿命起一定作用。

如果确定是因疾病复发导致的食管梗阻，则可以采用放疗为主、辅以化疗的治疗方式。不过，如果患者身体状况较差，则仅做对症处理，即置入支架，扩张食管，解决吃饭问题。

有的患者置入支架后会呕吐、不舒服，这多是异物感在作祟。原因有二：①个人的承受能力不同，若只是轻度不适、可以忍耐，那就不管它；若症状较重，可以在医生指导下用药控制；若呕吐不止、疼痛强烈，则需要尽快取出支架。②和支架的置入部位有关，置入的位置越高，越接近咽喉部，则异物感越强烈，就越难受。因此，吻合口位置高，支架扩张的效果就较差，患者应谨慎选择是否置入。

2.术后患者食欲下降、反酸烧心 食管癌术后，大部分患者都会有或轻或重的胃酸反流，半数以上患者会频繁出现反酸、烧心。

这些症状往往首先与手术有关，这是因为食管癌手术会切断少量迷走神经，将胃上提替代食管，因此胃的排空和蠕动性下降，食物难以下行。而具有抗反流作用的贲门，也在手术中被切除掉了，无法阻止食物或胃酸上行。

其次，与患者所处的体位有关，如患者往往站着没问题，躺平后症状易出现。而且不同人在不同侧卧位时，表现也不一样。

最后，与进食后的饱胀感有关。吃得多，下不去，更易产生不适。

所以，需要采取一些办法减轻烧心，总的原则是保证胃中存留食物尽量少，加速其排空和蠕动，尽可能降低胃内的酸度。可根据情况，选择以下四种方法：

第一，尽量少量多餐。每顿少吃一些，多吃几顿，减少胃容物和胃消化的负担。

第二，用一些促进胃排空的药物，如多潘立酮、西沙必利等。

第三，用一些制酸药。我们无法控制胃酸分泌，但可以用氢氧化铝、碳酸钙等制酸药物中和胃酸、降低酸度，这也能避免刺激吻合口，减少烧心疼痛等症状。

第四，注意睡眠时的体位。不能光把头垫高一些，要抬高整个上半身。此外，不同的手术术式可能引起不同程度的症状，要注意观察自己在哪个方向的侧卧位时会出现不适，如果确定了卧位方向则要尽量避免这一姿势。

3.术后腹泻 多数情况是因为手术切断了迷走神经，导致患者胃肠功能紊乱，胃泌素浓度增高所致。主要采取对症治疗，可使用一些制酸药或止泻药。

4.术后上肢酸痛 多数时候上肢酸痛和手术有关。但由于食管癌患者多是老年人，可能伴有老年性肩周炎等疾病，也会导致上肢酸痛。这两种情况很难区分。

现在都强调，术后应尽早要求患者开始手术侧的上肢锻炼。因为术后上肢长期不活动，或活动量小，可能导致手术侧的肩背粘连，造成日后的上肢活动受限，也可能诱发疼痛。

运动的形式很简单，以上举为主。如用手术侧的上肢扶墙，然后逐渐向上摸高。或用手术侧的上肢做梳头动作。

一般推荐患者从何时开始锻炼？一般认为，术后患者能下床活动时，就要开始上肢锻炼了。若卧床时间长，那要及早开始在床上运动。如手术侧上肢的梳头动作，躺在病床上就能做。

七、食管癌术后的康复运动

食管癌术后早期下床活动好处多多，不仅可以改善呼吸循环功能，预防肺部感染、肺不张及血栓形成等并发症，而且还可增进食欲，早日恢复胃肠功能。有研究表明[38]，食管癌术后行综合呼吸功能锻炼的患者，其术后7天肺活量、最大通气量和1s用力呼气量显著高于对照组。术后胸管留置时间、肛门排气时间、住院时间显著短于对照组。并发症发生率显著低于对照组，提示食管癌患者行综合呼吸功能锻炼能够促进患者恢复，改善肺功能状况，降低术后并发症风险。

但是我们也反复强调，活动时一定要事先做好防护措施，一旦有头晕、心慌、气短等不适症状，应及时停练休息，严重时尽快通知医护人员。

食管癌在术后康复期常做锻炼可以加快代谢，使身体细胞更加活跃，心情也一样放松起来。但一定要注意量力而行。对食管癌患者手术后，一般第3天就暴露切口，要注意保持局部清洁，注意房间温度及被褥厚度，减少出汗以防止伤口感染，密切观察伤口有无红肿，有无分泌物等感染迹象，发现问题及时处理。

生命在于运动，对于食管癌患者来说，经常运动，不仅可以增强体质，还可以提升抵抗力，避免其他疾病的侵袭。但是食管癌患者的运动要注意一定的事项。

第一，要注意掌握活动量，不能操之过急，适当的运动量才会对病情的恢复有所帮助，活动量要由少到多，渐次增加，适可而止。采用运动养生，并非一朝一夕就见成效，需要一定的时间才能显现出来。流水不腐、户枢不蠹，生命在于运动，坚持长期锻炼十分重要。

第二，要注意运动项目不宜多，并不是运动项目多便会更好，一般只选1~2项，坚持不懈，动作必须认真，思想要集中。

最后，在运动时要安排好时间，最佳的时间是每天早晨锻炼，此时空气新鲜，精力充沛，运动效果较好。不能到室外进行锻炼者，可以在室内或床上随时安排锻炼项目。

八、食管癌术后复查

第一次复查一般安排在术后3个月左右，目的是了解患者的术后恢复情况，有无并发症出现，如吻合口狭窄，术后胃肠功能紊乱，营养不良及出现转移等。因此要进行一些必要的检查，如浅表淋巴结有无转移，血常规、食管造影等，一旦发现问题及时治疗。

第二次复查在术后1年左右，多数中晚期患者术后1年出现转移或复发，常表现在锁骨上淋巴结转移、纵隔转移压迫气管及侵犯喉返神经，出现呼吸道症状和声音嘶哑，痰中带血。复查时应了解吻合口是否复发狭窄，肺部有无转移灶，腹部B超排除肝脏转移，以及其他可能出现转移症状的相应部位的检查。

九、食管癌患者饮食调摄

毋庸置疑，食管癌患者是痛苦的，有时候连进食也是一种难以完成的工作。因此，通过食物调摄达到提振身体、增强抗癌能力，更是一种非常重要的康复手段。

1.针对性选择有抗癌作用的食品 药食同源，部分食品兼具食疗及抗癌的作用，可以有针对性地选择食用，如韭菜、卷心菜、西蓝花、百合、刀豆等。此外，还有日常生活中的大蒜、豆制品、绿茶等，也都是有一定抗癌作用的食物。

2.根据体质辨证食用 任何疾病都有阴阳偏胜、寒热虚实之不同，食管癌也不例外。与此同时，食物也有寒热温凉、辛甘苦酸咸等四气五味之别。如果能够热宜寒凉、寒宜温热地辨证食用，对食管癌患者将是十分有益的，能起到明显加成的效果。比如甘入脾、辛入肺、咸入肾、苦入心、酸入肝等，家属在照顾食管癌患者前应该先进行足够了解，这样才能事半功倍。

3.做到营养均衡 因虚而致癌，因癌而致虚。虚中夹实，以虚为本。食管癌患者"内虚"是疾病发生、发展过程中的主要矛盾。饮食是保证食管癌患者有足够的营养补充，提高机体的抗病能力，促进患者的康复。因此应遵循"扶正补虚"的总原则。在总则指导下，再对食管癌患者的食疗做到营养化、多样化、均衡化，这样才能达到面面俱善。

尤其是食管癌晚期和同步放化疗的患者，进行科学合理的饮食搭配、做到营养均衡，是一种非常重要的支持治疗。要帮助患者认识到营养对促进健康的重要意义，争取从口进食，注意进食速度宜慢不宜快，食物温度适中，忌吃坚硬、辛辣刺激性食物，最好能将食物粉碎后进食流质或半流质饮食，鼓励患者每天饮用新鲜牛奶，补充各种微量元素和多种维生素有利于修复口腔和消化道黏膜，尤其是对放射性黏膜损伤有较好的修复作用。

4.素食主义者术后饮食调理 一般患者都可以通过进食鱼肉蛋奶获得优质蛋白的营养，但是对于素食主义者来说就是比较困难的问题了。一般而言，植物蛋白的种类与人体的动物蛋白有一定差距，缺乏免疫球蛋白、赖氨酸等。长期素食肯定会对术后的合成代谢有一定影响，故应额外补充。

5.食管癌手术后、放疗、晚期的饮食食谱 在治疗阶段配合有效的饮食调养对食管癌患者的恢复是大有裨益的。我们可以分阶段推荐不同的饮食结构，以满足不同时期不同的需要，给食管癌患者更为合理、精细的营养照料。

（1）术后饮食 术后1周左右为手术的创伤恢复期。此阶段消化功能较差，一般为鼻饲饮食，给予水、牛奶、豆浆、米汤、菜汁、果汁等无刺激的流质食物，保证机体的能量需要，注意应取半卧位，饮食的温度适宜、速度要慢且匀速。

术后10天左右便可经口进食，饮食以无渣半流质饮食为主，鱼汤、鸡汤、稀饭及营养液等，此期进食应少量多餐，禁忌大口饮食，以免引起吻合口瘘等并发症。

术后2周左右，饮食就可以调整为普通饮食了。此阶段进食后应少量饮水，冲洗食管，清除食管内的食物残渣，仍应少食多餐一段时间，并且进食后要进行适当的活动，不能马上平卧，这样利于所进食物的消化吸收，预防反酸、呕吐等。

（2）放疗后的饮食 中医学认为，放射线是一种火热阳毒，可以伤阴耗气，灼伤津液，损伤脾胃运化，影响气血生化之源。为防治这些毒副反应，根据中医理论，可以给予益气健脾，滋补阴液，补气养血。从药食同源的理论，部分食物也具有上述功效，可针对性地选择食用，例如：山药、百合、黑芝麻、莲子、红枣、芡实、桑葚等，有助于减轻放疗带来的痛苦、提高治疗率和生存率、改善生活质量。

大量研究显示，硒是肿瘤强有力的抑制剂，能抑制癌细胞生长，阻断癌细胞的能量供应。硒不仅在癌症预防上有效，而且也能作为化疗辅佐药，减轻化疗药物毒副作用，增加药物耐受性。血硒水平的高低还与癌症的复发率、扩散程度、患者存活时间以及预后相关。血硒水平较高的肿瘤患者，肿瘤可能局限于原发部位，远处转移的可能性较小，复发率可能较低，预后可能会较好。相反，血硒显著降低的患者肿瘤多有远处转移、恶性程度高及生存期短的可能。癌症患者体内硒含量都是低于正常人的，一些中药材硒含量较高，比如某些产地的茶叶含硒量较高，适合癌症患者饮用。

（3）晚期食管癌患者饮食调摄　晚期食管癌患者的治疗主要以化疗、靶向治疗、生物治疗配合中药治疗的综合治疗为主。根据中医理论，食管癌患者的饮食调养也需要以中医的辨证分型为基础，进行有效的饮食搭配。

痰气交阻型：患者除吞咽食物哽咽不顺之外，还有胸膈满闷，呕吐痰涎等反应。此型患者应以软坚化痰为主，平时可以多吃萝卜、海带、海藻、荸荠、陈皮，或者熬制浙贝冰糖雪梨汤。

津亏热结型：患者以吞咽食物梗涩而痛，形体消瘦，五心烦热，口干咽燥为主要症状。此型患者应以滋阴润燥为主，如山药、百合、黑芝麻、银耳、枸杞等等。平素也可以将沙参、麦冬、天冬泡水，对于滋阴有不错的疗效。

瘀血内结型：除吞咽不顺外，还有胸膈刺痛，面色黧黑等症状。此型患者应以活血化瘀为主，如山楂、黑木耳、红枣、桃仁等具有活血化瘀的功效。此外，辅助调味料米醋也具有不错的活血效果，如用当归、红花、红枣泡水喝对于瘀血患者来说也是不错的选择。

气虚阳微型：患者以吞咽梗阻、面色㿠白，精神疲惫，形寒气短为主要表现。此型患者因以补气助阳为主，饮食可以多吃山药、大枣，另外参类药材具有不错的补气作用，比如太子参、党参、西洋参，可以将其泡水饮用。

（4）饮食禁忌　食管癌康复期间，应禁食辛辣刺激性食物，如辣椒、生葱、姜、蒜等。同时也禁食烟酒和霉变、腐烂变质的食物，少食熏烤及腌制的食物。另外，不能食用过热过硬、过于粗糙等不易消化的食物。患者可以用粥膳调理，适当多进酸奶、蛋类、豆制品等饮食。食欲不振的患者，可食用新鲜山楂、鲜石榴等，增进食欲。

饮食不良容易诱发食管癌吗，比如长期喜爱热饮、热食、快食及食物过于粗糙、坚硬而未能细嚼慢咽等，均会烫伤或刺激食管黏膜上皮引发弥漫性炎症或坏死，可继发上皮不典型增生，久之可发生癌变。有临床统计表明，在食管癌患者中，约75%~95%是喜好过热烫、过粗硬及过急快膳食者。吸烟嗜酒肯定与食管癌发病有关，烟酒越多危险性越大。总的来说，以下几点需要常注意：

①热烫饮食：常进食热烫的饮食，会引致食管黏膜发炎，是罹患食管癌一个危险因素。

②亚硝胺：亚硝胺类化合物是公认的致癌物，大量摄入腌渍、腌熏等含有亚

硝酸盐的食物，如酸菜、泡菜、咸菜、咸肉、咸鱼、香肠等，会增加食管癌发生的危险性。此外，水缸里的存水应当隔2～3天更新一次，不要总留存根，因为存留在缸底的沉积物中的细菌可使水中的硝酸盐还原成致癌的亚硝酸盐。科学实验证实，有近30种亚硝胺化合物，口服或胃肠外给药，能诱发动物食管癌或伴发其他器官的肿瘤。我国河南省林县是食管癌的高发区，这一地区某些粮食中亚硝胺的含量明显高于食管癌低发区。

③食管损伤：进食粗糙、坚硬食物可能引起食管黏膜损伤，常食粗硬的食物，反复损伤可造成黏膜增生、间变，导致癌变。

④霉菌：发霉的米、面、花生等食物中含有致癌的黄曲霉素，一旦发现，应弃之不吃。

⑤长期吸烟和酗酒与食管癌的发病有密切关系。

⑥营养和矿物质：流行病学显示，食管癌高发区的人普遍缺乏维生素A、维生素B、维生素C、维生素E、核黄素、尼克酸、动物蛋白、脂肪、蛋类、新鲜蔬果等。肥肉中脂肪含量高，不宜多吃，可以多吃些鱼、虾，以满足机体对蛋白质的需求。

（5）食疗方法

芝麻杏仁蜜粥：芝麻15g，甜杏仁9g，蜜9g煮粥食，润燥通便。

麻仁松子粥：麻子仁15g，松子仁15g，小米100g煮粥服之，可养血通便。

陈皮香蕉汤：陈皮与香蕉同煮，服之通便。

桑葚苹果泥：桑葚子、苹果泥，缓缓咽食，补虚损，通大便。

十、食管癌康复适用方剂

1.半夏竹茹汤

辨证：胃阴不足，胃气上逆。

治法：补益阴血，降逆和胃。

组成：姜半夏12g，姜竹茹12g，旋覆花12g，代赭石30g，广木香9g，公丁香6g，沉香曲9g，豆蔻9g，川楝子9g，川朴9g，南沙参9g，北沙参9g，天冬12g，麦冬12g，石斛12g，急性子15g，蜣螂12g，当归12g，仙鹤草30g。用法：水煎服，每日1剂，日服2次。

2.理气降逆汤

辨证：气滞中阻，胃逆呕吐。

治法：理气降逆，解毒辟秽。

组成：干蟾皮6g，八月札30g，急性子30g，白花蛇舌草30g，丹参15g，瓦楞子30g，夏枯草15g，枸杞子30g，紫草根30g，苦参30g，生南星9g，公丁香9g，广木香9g，蜣螂虫9g，天龙丸15粒（每次5粒，分3次吞服）。用法：水煎服，

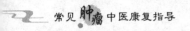

每日1剂，日服2次。

第四节 胃 癌

胃癌是起源于胃黏膜上皮的恶性肿瘤，在我国各种恶性肿瘤中发病率居前10位内。胃癌发病有明显的地域性差别，在我国的西北与东部沿海地区胃癌发病率比南方地区明显为高。好发年龄在50岁以上，男女发病率之比为2∶1。由于饮食结构的改变、工作压力增大以及幽门螺杆菌的感染等原因，使得胃癌呈现年轻化倾向。

胃癌可发生于胃的任何部位，其中半数以上发生于胃窦部，胃大弯、胃小弯及前后壁均可受累。绝大多数胃癌属于腺癌，早期无明显症状，或出现上腹不适、嗳气等非特异性症状，常与胃炎、胃溃疡等胃慢性疾病症状相似，易被忽略，因此，目前我国胃癌的早期诊断率仍较低。胃癌的预后与胃癌的病理分期、部位、组织类型、生物学行为以及治疗措施有关。

一、胃癌的治疗概况

1.手术治疗

（1）根治性手术 原则为整块切除，包括癌灶和可能受浸润胃壁在内的胃的部分或全部，按临床分期标准整块清除胃周围的淋巴结，重建消化道。

（2）姑息性手术 原发灶无法切除，为减轻由于梗阻、穿孔、出血等并发症引起的症状而做的手术，如胃空肠吻合术、空肠造口、穿孔修补术等。

2.化疗

用于根治性手术的术前、术中和术后，延长生存期。晚期胃癌患者采用适量化疗，能减缓肿瘤的发展速度，改善症状，有一定的近期效果。早期胃癌根治术后原则上不必辅助化疗，有下列情况者应行辅助化疗：病理类型恶性程度高；癌灶面积大于5cm；多发癌灶；年龄低于40岁。进展期胃癌根治术后、姑息手术后、根治术后复发者需要化疗。

常用的胃癌化疗给药途径有口服给药、静脉给药、腹膜腔给药、动脉插管区域灌注给药等。常用的口服化疗药有替加氟、优福定、氟铁龙等。常用的静脉化疗药有氟尿嘧啶、丝裂霉素、顺铂、阿霉素、依托泊苷、甲酰四氢叶酸钙等。近年来紫杉醇、草酸铂、拓扑酶抑制剂、希罗达等新的化疗药物用于胃癌治疗。

3.靶向治疗

靶向治疗可针对性地损伤癌细胞，减轻正常细胞损害。目前胃癌靶向治疗药物种类及作用均有限。靶向治疗药物主要有表皮生长因子受体抑制剂、血管生成抑制剂、细胞周期抑制剂、细胞凋亡促进剂、基质金属蛋白酶抑制剂等。

4.其他治疗

胃癌的免疫治疗包括非特异生物反应调节剂如卡介苗、香菇多糖等；细胞因子如白介素、干扰素、肿瘤坏死因子等，以及过继性免疫治疗如淋巴细胞激活后杀伤细胞（LAK）、肿瘤浸润淋巴细胞（TIL）等的临床应用。抗血管形成基因是研究较多的基因治疗方法，可能在胃癌的治疗中发挥作用。

5.支持治疗 旨在减轻患者痛苦，改善生活质量，延长生存期。包括镇痛、纠正贫血、改善食欲、改善营养状态、缓解梗阻、控制腹水、心理治疗等。

二、胃癌术后康复指导

研究表明[39]，加强胃癌围手术期康复护理有助于促进胃癌患者术后康复，减少术后并发症，提高患者护理满意度，并缩短患者的胃肠减压时间，提前进食时间、下床活动时间、排气时间，缩短住院时间，降低住院费用。

1.术后健康指导

（1）保持心情舒畅，适量活动，量力而为，避免劳累及受凉。

（2）饮食定时定量、宜清淡高营养饮食，避免生冷、粗硬、辛辣、烟酒等刺激性食物，多食蔬菜及水果，不食易导致胀气或油脂高的食物，食后卧床0.5~1h可预防倾倒综合征。

（3）少量多餐，出院后每日5~6餐，每餐50g左右，适应后可逐渐增加，至6~8个月恢复每日3餐，每餐100g左右，1年后可恢复至接近正常饮食。

（4）遵医嘱服助消化剂及抗贫血药物。

（5）保持大便通畅，并观察有无黑便、血便，发现异常及时门诊或急诊就医。

（6）忌食过甜、过酸、过油腻食物，餐后休息30min再活动。

（7）如有腹痛、反酸、暖气，甚至恶心、呕吐者，应及时检查、及早对症治疗。

（8）胃癌术后坚持行化疗，定期复查。

2.术后留置胃管护理

（1）保持胃管负压引流通畅，胃管与引流管衔接处玻璃管口径要大，防止管道堵塞。妥善固定，防止引流管扭曲、受压及脱落。

（2）观察引流液的颜色、性质及量的多少，如引流出鲜红色血液，每小时超过200ml者提示有活动性出血，应立即报告医生及时处理。如引流液有浑浊或者颜色、质量的其他变化，应注意有无瘘管形成或者感染可能。

（3）置胃管者，应每日给予口腔护理。若管腔堵塞用生理盐水冲洗，胃手术者冲洗压力宜低，每次20ml。

（4）肠蠕动恢复，肛门排气后可拔除胃管。

3.胃造口术后的护理要点

胃造口术多用于贲门以上恶性肿瘤所致梗阻的姑息性治疗。由于摄入障碍，患者往往伴有不同程度的水电解质紊乱，当静脉输液给予纠正后，主要依靠胃饲管提供营养。在胃饲中要注意以下几点：①提供高能量营养食品，易消化吸收，以软食和稀食为主；②一次不要灌太多，特别是要素饮食，以防止胃肠道不适；③喂饲后最好取坐位或站立姿势，避免食物反流。

4. 日常生活护理 胃癌患者因抵抗力低，身体各部位易发生感染，应每天给患者温水擦浴，保持皮肤清洁、干燥。对于长期卧床患者，应定时给予更换卧位，骨突处应垫以橡胶圈、气圈，用酒精消毒，定期给予按摩，促进血液循环。床铺要保持清洁、干燥、平整，避免潮湿、摩擦以及排泄物的刺激，防止患者发生压疮，并应鼓励和帮助他们做床上肢体运动，以防止血栓性静脉炎的发生。

5. 胃癌患者防止便秘 胃癌患者出现便秘十分多见。因早期胃癌手术或晚期癌化疗均能削弱机体免疫功能，胃肠蠕动功能也随之明显减弱，再加上罹患癌后活动少，食物过于精细，或者由于癌痛使用的一些药物引起便秘等。因此，对胃癌患者的便秘的护理工作显得格外重要。

（1）膳食 胃癌便秘患者应多选择富含纤维素食物，如红薯、玉米面、新鲜蔬菜、香蕉、梨、核桃仁等。

（2）多饮水 每天至少要饮2000~3000ml白开水，另外，每天喝一杯温热的柠檬水，对便秘颇有益。

（3）民间验方 新鲜豆浆500ml加淘净的大米适量，用温火煮烂成粥，加入少量白糖，每天食用；或者饭前喝一杯土豆汁，对便秘均有显著疗效。

（4）维生素C片 每天早晨空腹服3片维生素C，严重便秘者5~6片，对便秘有显著效果，不妨一试。

（5）胃癌便秘患者不能饮茶水 这是必须注意的，因为茶叶中的鞣酸与蛋白质结合后，可减慢和抑制胃肠蠕动（本来胃癌患者胃肠蠕动就弱），延长食物残渣在肠道中滞留而加重便秘。此外，鞣酸能使蛋白凝固成颗粒，影响食物的吸收，致使粪便不能及时排出，同样加重便秘。

6. 饮食调理 研究表明，胃癌术后尽早恢复经口饮食有助于增强体力、促进患者康复、缩短术后住院时间[40]；胃癌术后通过合理的科学护理及中药干预，可以有效改善胃肠功能[41]。

针对术后康复期的饮食，欧洲癌症预防组织和国际营养科学联盟建议：减少脂肪类食物的摄入（包括动物油和植物油），以鱼、禽、瘦肉、低脂奶制品代替动物油过多的肉食，以蒸煮食物代替油炸食品；增加绿叶类蔬菜、水果的摄入；多吃淀粉和纤维多的食物；每天的食盐摄入低于5g；多吃新鲜食物，少吃腌、熏食物，不吃发霉食品；少饮含酒精饮料。

中国营养学会中国居民膳食指南则推荐了一个"金字塔"式的食物结构图，认为这样的食物结构有利于癌症的预防。塔底由各种谷物、面食、米饭组成，塔的中部是蔬菜和水果，塔上部是肉类、家禽、水产品、蛋类、豆类和奶制品，塔尖是高脂食物。其实，这种食物结构正是亚洲的特别是我国的日常食谱。从预防胃癌这个角度出发，保持我国传统的饮食结构就是"健康食谱"。

（1）宜吃能增强免疫力、有抗胃癌作用的食物，如扁豆、山药、薏米、菱、金针菜、香菇、蘑菇、猕猴桃、猴头菌、无花果、苹果、蜂蜜、鸽蛋、牛奶、沙丁鱼、鲍鱼、针鱼、海参、牡蛎、乌贼、甲鱼。

（2）宜吃高营养食物，防治恶病质，如乌骨鸡、鸽、鹌鹑、牛肉、猪肉、兔肉、蛋、鸭、鲢鱼、鲩鱼、刀鱼、塘虱鱼、青鱼、黄鱼、乌贼、鲫鱼、泥鳅、虾、鲟鱼、淡菜。

（3）恶心、呕吐宜吃柚子、橘子、枇杷、粟米、杨桃、无花果、姜、藕、梨、芒果、乌梅、莲子。

（4）便血宜吃淡菜、金针菜、猴头菌、蜂蜜、荠菜、香蕉、乌梅、木耳、羊血、芝麻、柿饼、螺等。

（5）腹泻宜吃扁豆、梨、杨梅、芋头、栗子、石榴、莲子、芡实、白槿花、青鱼。

（6）胃癌干呕、肢体虚冷者：羊奶250g，冰糖50g，鸡蛋1~2个。用少许冷水煮溶冰糖，倒入羊奶煮沸，打入鸡蛋，搅拌均匀，煮至微沸，即可食用。

（7）胃癌贫血严重者：龙眼肉25g，桑葚15g，红枣5个，枸杞15g，赤小豆15g，粳米100g，同煮粥食，每天早晚各1~2碗。

（8）胃癌身体虚弱者：黄芪10g，党参20g，枸杞15g，灵芝10g，怀山药15g，龙眼肉15g，猪排骨300g或整鸡1只，将黄芪等药物常法煮后取药液加入排骨或鸡，再加入适量清水，先大火后小火煮炖3~4个h，可分5碗，每次1小碗，每日2次。

7.心理关爱　多数胃癌患者都认为胃癌是不可治愈的，因此心里忧郁、恐惧、烦躁，少数患者甚至绝望，而放弃治疗，有些患者担心亲朋好友知道自己的病情后歧视自己，所以家属要主动热情地对待患者，帮助患者树立战胜胃癌的信心，让患者在治疗时应放松自己，不要紧张，帮助患者消除紧张焦虑的情绪、积极配合治疗。

有效的心灵护理可以缓和患者心理压力、改善其心身疲劳程度、提高患者对治疗的依从性，在提高患者生活质量等方面也有较好的辅助成效。

癌症患者疼痛时尤其需要家人的关爱、亲人的守护。家庭对待患者的态度直接影响着患者的情绪，家属要了解病情，理解患者，对待患者主动热情，这有助于患者克服恐惧心理、提高生活质量。

8.自我心理调整　惧怕死亡和疾病是非常健康的心理，没有这种害怕的心理才是不正常的。精神饱满，情绪乐观，生活安排得丰富多彩，这些都会为争得与癌症斗争的胜利、尽快重返工作岗位创造条件。相反，如果精神上高度紧张，情感上过于脆弱，情绪易于波动都会引起寝食不安，机体抗癌能力下降，导致病情恶化。癌症患者在康复期不要卧床大养，也不要过度劳累，更不要随着性子来。无论是工作、学习，还是娱乐活动都要有规律。因为规律的生活可以提高机体的免疫功能，使肿瘤的复发、转移无机可乘。

在医务人员的指导下，可定期参加社会交往活动，可到康复医疗部门开展疾病诊治、康复和护理专题的小组讨论和经验交流。患者间交流有益于相互支持鼓励，共同分担苦恼，自我宣泄，减少孤独感，帮助患者重新融入社会，得到社会关注和支持。

第五节　结直肠癌

结直肠癌是常见的恶性肿瘤，包括结肠癌和直肠癌，发病率从高到低依次为直肠、乙状结肠、盲肠、升结肠、降结肠及横结肠。近年发病率有向近端（右半结肠）发展的趋势。发病与生活方式、遗传、大肠腺瘤等关系密切，如长期高脂肪低纤维素饮食、大肠慢性炎症、大肠腺瘤、遗传因素和其他因素如血吸虫病、盆腔放射、环境因素（如土壤中缺钼）、吸烟等。发病年龄趋老年化，男女之比约为1.65∶1。

一、结直肠癌的治疗概况

1.手术治疗　结肠癌的治疗方案是以手术切除为主的综合治疗方案。其中Ⅰ、Ⅱ和Ⅲ期患者常采用根治性的切除+区域淋巴结清扫，根据癌肿所在部位确定根治切除范围及其手术方式。Ⅳ期患者若出现肠梗阻、严重肠出血时，暂不做根治手术，可行姑息性切除，缓解症状，改善患者生活质量。

直肠癌根治性治疗的基础是手术。直肠手术较结肠困难。常见手术方式有：经肛门切除术（极早期近肛缘）、直肠全系膜切除手术、低位前切术、经腹肛门括约肌腹会阴联合切除术。对于Ⅱ、Ⅲ期直肠癌，建议术前行放射治疗、化学治疗，缩小肿瘤，降低局部肿瘤期别，再行根治性手术治疗。

2.综合治疗　辅助化学治疗：奥沙利铂+5-氟尿嘧啶（或替吉奥、希罗达口服）的方案是目前Ⅲ期结直肠癌和部分具有高危因素结直肠癌患者的标准治疗方案，治疗时间为6个月。适用于术前未接受新辅助放射治疗的直肠癌患者，术后需要进行辅助放射治疗者。

Ⅳ期结直肠癌的治疗：主要是以化疗为主的综合治疗方案，化疗药物包括5-氟尿嘧啶、卡培他滨、奥沙利铂、伊立替康、贝伐单抗、西妥希单抗、帕尼单抗等多种药物，常用化疗方案有：FOLFOX、XELOX、FOLFIRI等，在化疗基础上酌情联合靶向药物治疗。

3. 放射治疗 放射治疗参与的方案，目前治疗效果较好、研究较多的是外科和放疗的综合治疗，包括术前放疗、术中放疗、术后放疗、"三明治"式放疗等，各有其特点。对晚期直肠癌患者、局部肿瘤浸润者、有外科禁忌证者，应用姑息性放疗，以缓解症状，减轻痛苦。

二、结直肠癌术后早期护理

研究表明[42]，积极的、科学的、合理的中西医结合围手术期康复护理，有助于减轻肠癌患者并发症，加快患者术后康复，提高患者体质和生活质量。尤其是一些有针对性的康复护理，对特殊需求的患者有着特殊而重要的意义[43]。当然，综合性的康复指导对患者抑郁、焦虑、疼痛评分有明显的影响，提高患者自我责任感、自我护理技能、健康知识水平、自我概念评分，术后并发症发生率、术后胃肠功能恢复时间以及住院时间均明显降低，总体健康、生理功能、社会功能、生理职能、情感职能、躯体疼痛、活力以及精神健康方面评分均明显提高[44]。

1. 床边护理 手术后的头几天，患者生活不能自理，对于危重或较大手术的患者，要定时观察体温、血压、脉搏与呼吸变化，有些患者术后还要通过输液维持营养，为此要认真配合做好各项护理工作，如口腔卫生、洗漱、喂饭及注意各种输液或引流管是否通畅或滑脱等。

2. 早期下床 这是防止术后出现各种并发症的最有效措施。腹部手术一般在术后24~72h内肠蠕动恢复，由于高龄患者贲门松弛，胃肌肉萎缩，胃蠕动减少，肠蠕动多在48h后恢复，肠内气体不能顺利排出，易导致肠胀气。因此，术后应鼓励患者早下床活动。

术后早期下床活动有许多好处，可以帮助排除呼吸道的分泌物，防止继发肺炎。加快血液循环，防止下肢静脉栓塞，增强肌肉活动，促进身体的新陈代谢，防止脱钙而加速骨质疏松，还可以提高食欲，避免长期卧床而诱发压疮等。

腹部手术更应早活动，以避免肠粘连，促进伤口愈合，还能促进肠蠕动的恢复，尽早排气。一般来说，只要医生认为可以下床活动，就应该听从劝导，打消顾虑，按医嘱行事。

3. 创口换药 所谓"换药"，是指更换患者伤口（刀口）处的敷料，也就是纱布敷料。这层敷料的作用是保护伤口不被细菌等污染，造成感染。如果敷料不小心打湿了，病原微生物就会透过潮湿的敷料接触到伤口，容易引起感染，因此必须换药。

当然，手术当天并不需要换药，因为手术是在无菌环境下完成的。此后，应每3天换药1次（一周2~3次），直到术后两周患者拆线、伤口愈合。如果伤口敷料不小心被打湿，就必须立刻换掉。

4. 拆线 结肠癌手术是在腹部进行的，一般两周左右即可拆线。但每个患者具体情况不同，有的伤口恢复快、有的恢复慢，拆线也根据每个患者的具体情况而定。如果患者恢复得比较慢，就可以晚点拆线。或者先拆一部分，等到全部愈合了，再把线完全拆掉。

5. 出院 其实长期住院并不好，医院往来人多，不论是患者、家属还是医护人员，都会携带一些病原微生物，如细菌、病毒等，在术后初期因为患者用药比较多，抵抗力可能比较好一些，一般不会有什么问题，但随着住院时间延长，特别容易发生感染。而且感染的细菌、病毒可能长期接触药物，对药物产生耐药性，而术后患者身体康复还达不到正常免疫力情况下，有时感染甚至是致命的。所以，当患者恢复好了，医生嘱咐可以出院，对患者的病情恢复是一件大好事，此时一定要听医生的话，而不要拖延时间，以免出现不良后果。

三、结直肠癌术后造口护理

低位直肠癌患者行腹－会阴联合切除术后，改变了原有正常的生理排便方式，需要终身使用人工肛门。而某些结肠癌患者，因术中Ⅰ期行肠道吻合风险较大，故需先行肠道改道于造瘘口，待第1次手术后半年左右再行肠道Ⅱ期吻合术，还纳回原来的肛门口。

这时，对于低位直肠癌以及肠道改道的结肠癌患者，术后造口处的护理就尤为重要，避免因造瘘口感染或者恢复不好而拖延后续治疗。

1. 饮食 原则上不需要太忌口。多吃新鲜蔬菜、水果，少吃刺激性或胀气性食物。有条件者可每日喝1~2杯酸牛奶调节肠道菌群。对于每增加一种新食物，最好第1次不要进食太多，无不良反应后才逐渐加量。大便量少时，可多进食富含纤维素的食物。

同时注意饮食卫生，避免进食不洁食物，食物不宜过热、过冷、忌辛辣刺激，以免引起腹泻。饮食要定时定量，避免暴饮暴食。以豆腐、鱼、蛋为好，另加菜汤果汁，保持大便通畅。某些食物，如洋葱、蒜、干豆、碳酸饮料等增加胀气，应减少或尽量避免食用。

2. 活动 应保持衣着宽松舒适，以棉质亲肤为首选，妥善固定造口袋，参加适量活动，保持身心舒畅。

3. 沐浴 通常患者造瘘口处皮肤愈合后就能洗澡。沐浴时最好使用无香精的中性沐浴液，洗净后擦干造口处皮肤换上新的造口袋即可。

4. 保护伤口 伤口愈合好坏及拆线时间长短与年龄因素很有关系。老年人血液循环相对较慢，组织愈合能力较差，伤口愈合时间也会长些。一般来说，老年人伤口拆线时间比年轻人迟1~2天，拆线前，每逢咳嗽、打喷嚏、排便时都要用手轻轻按压住伤口，以免震动引起伤口疼痛，尤其是腹部手术，伤口处用布带缚扎保护、定时换药。拆线后的伤口应保持清洁，避免用力擦洗而损伤。

5. 功能锻炼 手术后患者要进行两个方面的功能锻炼。一是帮助全身状况恢复的功能锻炼，必须根据患者体力情况，在手术后疗养阶段进行一定量的体育活动，并应循序渐进，逐步增大运动量。二是病变器官的功能锻炼，胃肠道手术后，应在医生的指导下进行有计划的锻炼，促进胃肠道功能的恢复，并定期到医院进行复查。

6. 心理护理 由于疾病的折磨，高龄患者常常意志消沉、焦虑、忧郁、固执、好发脾气，家属应给予耐心、体贴、理解，用诚恳的态度、亲切的话语抚慰患者，可增加其心理上的安全感。同时要理解他们的返童心理，宽容其天真行为，不强行制止、讽刺、取笑。对固执逆反心理，应多解释、说服，对非原则问题应顺其自然，不过多干涉。总之，要采用多交谈、多接触、多关怀的方法及时了解高龄患者的心理动态，使高龄患者获得精神、情绪等方面的支持，减轻不良情绪，促进高龄患者康复。同时以治愈出院的患者为例，增强其战胜疾病的信心。

7. 休息体位 结肠造口一般于术后2~3天开放，开放后建议取健侧卧位，可以用塑料薄膜将腹壁切口与造瘘口隔开，以防流出的稀薄粪便污染腹壁切口，导致切口感染。

研究表明[45]，通过科学合理的体位康复训练配合护理干预有助于提早胃肠蠕动时间、首次肠鸣音时间及肛门排气时间，缩短住院时间；术后腹胀发生率及术后不良反应发生率降低，有助于提高患者术后康复效果，不良反应的发生。

8. 造口周围皮肤护理 正确使用造口袋，应保持造口周围皮肤清洁、干燥。先用中性皂液清洁造口周围皮肤，再涂上氧化锌软膏，防止皮炎和皮肤糜烂。注意观察造口周围皮肤有无红、肿、破溃等现象。

9. 更换造口袋的护理 当造口袋内充满1/3排泄物时，须及时更换，除使用一次性造口袋外，可备3~4个造口袋用于更换，换下的造口袋可用中性洗涤剂和清水洗净，擦干、晾干备用。

10. 常见并发症的处理 结直肠癌术后造口常见的并发症有造口出血、造口周围皮肤病、造口狭窄、造口旁疝等。

（1）造口处出血时，可外敷云南白药，尽量避免用干纸擦拭造口黏膜，必要时可用清水冲洗。

（2）造口周围皮肤病，多为粪便外溢刺激局部皮肤，或是周围皮肤与造口袋接触后过敏所致。多表现为局部皮肤皮疹、溃疡和红肿等。此时应彻底清洁造口周围皮肤，外敷氧化锌软膏或如意金黄散等，也可使用凡士林纱布覆盖造口处皮肤。同时正确使用造口袋，避免排泄物外漏等。

（3）造口狭窄，常见病因是造口结肠浆膜炎导致造口处缩窄，或是因为切口感染等引起瘢痕增生所致。轻度的狭窄可经手指扩张造口解决，具体做法是戴上手套根据造口狭窄程度选用粗细合适的手指，缓慢伸入造口约4~5cm，每次

15~20min，每日1~2次，坚持2个月左右，狭窄即可有效缓解。此外，患者可张口呵气，防止腹压增大。对于瘢痕增生引起的狭窄，或是经上述方法无效的造口狭窄，建议及时到医院诊治，以免延误病情。

（4）造口旁疝，多见于老年患者，多因腹壁强度减弱及腹压持续增加所致。初期症状为造口周围肿块，之后逐渐增大，并在站立、行走、咳嗽时出现，平卧位或用手将肿块向腹腔还纳后消失。用手按压肿块，并咳嗽时可有膨胀性冲击感。在病情早期，若症状较轻，可于腹部用弹力绷带，减轻脏器疝出的症状。若症状继续进展，则应及时到医院诊治。

四、术后饮食

1.术后早期应暂禁食 结直肠癌术后，不能很快进食水，主要原因有以下几个方面：腹腔或盆腔存在创口或可能存在渗出液，以上因素均影响肠蠕动恢复。如果存在大肠吻合口，则尽量等待吻合口与周围愈合牢固后再进食不迟。

2.结直肠癌术后进水、进食时间 肠蠕动恢复后即能进水。①从原位肛门排气排便者，一般术后5天开始进流质。②从腹部造口排气排便者，如为小肠造口，一般术后3天进流质。如为大肠造口，一般术后5天进流质。

3.结直肠癌术后进食种类

（1）术后早期的饮食护理 ①进流质中不希望喝牛奶，牛奶可能产生胀气。②进流质一般3天后，可进半流质如稀饭，可吃鱼、鸭蛋、肉食。以后过渡到普食。③结直肠癌术后可以口服缓泻药石蜡油30ml，每天1～3次，有助于润滑肠道。一般要求术后1个月之内不吃水果、蔬菜（可吃其汁水），防止肠梗阻。

（2）术后康复期的饮食护理 已有充分的证据证明红肉、加工过的肉类如通过烟熏盐腌或添加防腐剂等方式延长保质期的肉类、动物来源的饱和脂肪酸等均对健康不利。美国国立综合癌症网络（NCCN）发布的结直肠癌临床实践指南强调尽量选择植物来源的食物，应该主要是考虑到上述动物成分的危害。

但完全禁绝动物来源的食品显然不利于均衡丰富的营养素摄取，所以白肉、脱脂奶、蛋清应该可以适量摄取。此外，过多的碳水化合物摄入已被证实不利身体健康，应当给予一定限制。

①不限量的食物种类：搭配不同种类的新鲜蔬菜（包括叶类蔬菜、根茎类蔬菜、瓜果、菌菇等）和新鲜水果（建议直接使用，无需烹调，不要榨汁）。

②可适量摄取的食物：全谷、杂粮、粗粮、白肉、脱脂（酸）奶、蛋清、豆类及其制品。

③注意少吃的食物：精米、精面（鉴于国人习惯以米面为主食，建议在米饭和面食中添加全谷、杂粮、粗粮）、新鲜红肉。

④建议不要食用的种类：加工过的肉类（腊肉、香肠、火腿等），含糖饮料

（可乐、汽水、"运动饮料"等）。

⑤限制酒精的摄入。

⑥必须戒烟，吸烟对结直肠癌患者百害而无一利。而且抽烟不仅危害自己的健康，还通过二手烟、三手烟等形式危害周围人的健康。所以建议所有人都不要吸食或咀嚼烟草。

（3）结合中医食疗　结肠癌属于消耗性的疾病，合理规律的饮食对恢复健康至关重要。首先要有足够的蛋白质的摄入，经常吃些瘦猪肉、牛肉等，但是也不要吃太油大的东西，吃些容易消化的，如蒸、炖、煮得比较烂的肉类，也可以吃鱼，多吃维生素含量丰富的蔬菜、水果，还有一些抗肿瘤的食物，比如说芦笋、海带、洋葱、大蒜，还有蘑菇，里头含香菇多糖，都是抗肿瘤的。化疗期间，免疫力下降，白细胞减低，食欲不振，还可以吃升白细胞的食物，山楂、萝卜可以健脾开胃。放疗期间口干舌燥的，可以吃甘凉的食物，藕、荸荠，还有绿豆、冬瓜、西瓜等。手术以后人比较虚弱，可以吃山药、红枣、桂圆、莲子，补气。食物要多样化，以谷类为主，粗细搭配比较好，也可以多吃薯类，如红薯，保持大便通畅，别吃太油腻的。直肠癌患者可以少食多餐，少吃海鲜，还要戒烟戒酒。此外，还可以通过中医食疗来促进康复。

①多进食富含纤维的食物，保持大便通畅。如日常饮食中，增加萝卜、山楂、茶、薄荷等食品，以促进肠蠕动，防止毒素过久与肠壁接触。

②多食用新鲜蔬菜、水果、大蒜、茶叶等天然抑癌食物。适当补充维生素A、B、C、D、E和叶酸。多食用胡椒、花椒、八角茴香、小茴香、刀豆、桂花食品等，增强肠功能，杀死癌细胞，清除致癌物质。同时，还要节制饮酒，减少高脂肪食品摄入，进餐规律化，不要偏嗜某一种食品。

③多吃面食，忌不易消化主食摄入。忌食辛辣、腌制、烤制食品。忌生冷，水果宜取汁温服。忌油腻菜肴，忌难消化的肉菜，菜肴要熟烂。非虚寒体质，不宜饮酒。

④手术、放化疗后的患者，应定期复查，并长期服用扶正抗癌中药，预防复发转移。而猕猴桃、无花果、苹果、橘子、草鱼、乌龟、甲鱼、丝瓜、香菇、薏苡、鹌鹑、鸽子等都能防护化疗的副作用。

（4）推荐的食物选择

①主食：薏米、赤小豆、扁豆、粳米、大豆、高粱、糯米、小麦、燕麦等均含抗癌活性物质及人体必需的营养物质，可以交替或者搭配食用。

②肉食：海参、牡蛎、鸡肉、牛肉等肉食品中的抗癌物质丰富，可食用。

③蔬菜：萝卜、茄子、丝瓜、芦笋、甜菜、卷心菜、胡萝卜、菜花、菱角、海带、豆制品等含有抑制癌细胞的活性物质，可多食。

④水果：龙眼、柿子、李子、柚子、山楂、乌梅、无花果、甘蔗、西瓜、猕

猴桃等都具有抑制癌细胞及解毒的功效。

⑤中药：如果条件允许，可以适当补充一些具有抗肿瘤成分的中药，比如西洋参、灵芝、冬虫夏草等。

五、术后活动

研究表明，规律运动的结直肠癌患者有更好的预后。所以，对一般的结直肠癌患者，建议每天运动30min，其中每周5天做有氧运动、2天做力量训练。这里所说的运动，是要达到中等强度的，比如快走、慢跑，以区别于散步和家务之类的活动。除了运动，还需要注意的一点就是避免久坐，如果因为工作方式等原因不得不久坐，应每40~50min，应起身活动5~10min。

NCCN指南指出，应根据肿瘤治疗的影响，调整运动的类型和强度。比如造口患者应避免对抗性运动如篮球、足球，以及明显增加腹腔压力的运动如举重、哑铃等，对于使用奥沙利铂化疗而出现周围神经病变，以及使用希罗达后出现手足综合征等的患者，在运动中要注意手足的保暖、预防冻伤和烫伤、减少摩擦和破损等。对运动的方式和强度有疑问的患者应该及时和主管医生沟通，根据患者的病情以及合并症、既往运动习惯等共同讨论。

1.进行有规律的运动 建议每周至少进行150min的有氧运动，比如健走、慢跑。每次运动的时间应大于10min才能计入运动总量。增加运动的强度和时间可能获益更大，比如每周步行6h或每周跑步90min。如果不能达到每周150min的量，也应该尽可能多运动。每周进行≥2天的肌肉力量训练

2.尽量减少久坐的行为 比如看电视或电脑，如果不得不久坐应该经常间断性进行站立、伸展运动、步行等短暂的放松休息。

六、术后药物治疗

1.化疗适应证 推荐术后8周内开始化疗，化疗时限6个月。

Ⅰ期不推荐辅助治疗。Ⅱ期结直肠癌无高危因素者，建议随访观察或者单独氟尿嘧啶类药物化疗，有高危因素者建议化疗，化疗方案推荐：5-FU/LV，卡培他滨，5-FU/LV/奥沙利铂等方案。Ⅲ期及Ⅳ期结直肠癌或者推荐化疗，推荐5-FU/CF，卡培他滨，FOLFOX或者FLOX等方案。

2.化疗常见副作用 肠癌化疗副作用常见的有：①胃肠道反应：表现为食欲减退，恶心、呕吐、腹痛、腹泻等。②骨髓抑制：出现红细胞、白细胞和血小板的减少，一般化疗结束后会逐渐恢复。③部分患者可能由于奥沙利铂有末梢神经毒性，出现手脚麻木，对冷刺激异常敏感的症状。

3.化疗期间饮食活动注意事项 肠癌化疗期间建议清淡但富有营养的饮食，

尤其是多食用高蛋白、高纤维素、低脂肪的食物。另外，建议经常吃粗粮、新鲜蔬菜、水果、禽类和鱼类等，并配合能增加食欲和营养丰富的食物，如香菇炒鸡蛋、山楂、瘦肉、牛肉脯、鳖、牛奶、红枣、蘑菇等。尽量少食多餐，忌油腻辛辣等刺激性的食物，同时还要积极抗肿瘤治疗，可以根据患者的体质适当化疗，同时配合中医中药巩固治疗，改善症状，提高生活质量，控制病情的发展，减少复发转移的机会。

除此之外，建议坚持日常锻炼，建议每周中大多数时间每天要有30min以上的中等强度的体力活动。

如有手脚麻木，感觉异常，恢复需要时间。可以口服维生素B_1和甲钴胺片，在此期间应该避免接触冰冷物体，可以戴手套进行保护。

另外，化疗对骨髓的抑制主要表现为中性粒细胞及白细胞计数降低。建议及时复查血常规，检测白细胞及中性粒细胞值。重组人粒细胞集落刺激因子、利血生、鲨肝醇、维生素B等药物能加速成熟白细胞释放，促进造血干细胞增殖和分化。

七、结直肠癌术后排便不适的处理

一般而言，结直肠癌患者术后都会出现排便不畅的问题，尤其是直肠癌术后。直肠的相关手术，需要切除一部分直肠，而直肠与乙状结肠连接的部位——直肠壶腹往往也在需要切除的范围。"直肠壶腹"就是结肠通往直肠的门，当在直肠壶腹处的大便多了，就会刺激这个部位的神经，提醒我们的大脑——就是所谓的产生便意。到了厕所，大脑又会告诉直肠壶腹，现在可以排便了，这时直肠壶腹就会控制肛门括约肌和一些其他肌肉，合作把大便排出体外。

直肠壶腹既产生便意，又控制排便。如果切除了直肠壶腹，那就可能感觉不到便意，控制不了排便，这就是有些患者大便失禁的原因。

还有些患者总说有便意，但是解不出，这是由于手术有吻合口，在缝合时，不是通过缝线闭合，而是被吻合钉"钉"起来导致的。这个钉子是异物，它会不停刺激直肠壶腹部位，导致患者总感觉想大便，到了厕所，却解不出任何东西。

出现此类情况，不必过分担心，可咨询主治医生。一般来说，有三个方法可以缓解这种排便不畅。首先，做完手术后要练习缩肛，就是自己控制肛门括约肌，每天练习一段时间，以便控制排便。其次，要养成规律排便的习惯，每天规定3~4个时间点，选在这几个时间点排便，逐渐养成习惯。最后是一些个性化的问题，如果有患者感觉大便干燥，或者解不出大便，需要找医生问问，可能要服用一些温和的泻药，包括中药调理都有很好的效果。

八、结直肠癌术后镇痛的问题

手术后疼痛，可能严重影响患者术后康复和生活质量。为有效缓解术后疼痛，一些镇痛新概念、新方法在肛肠科得到应用，并取得了良好的效果。

术后，一些炎性细胞和炎性介质作用于致敏的肛周末梢神经而发生敏感化反应，使正常时不引起疼痛的低强度刺激此时能导致疼痛。同时在损伤组织和炎症反应时，脊髓神经元敏感性增高，表现为：①兴奋性感受野扩大，以至于脊髓神经元对伤害性区域之外的刺激发生反应。②对阈上刺激反应增强，持续时间延长。③神经元兴奋阈值降低，致使正常时为无伤害性的刺激被激活而成为传递伤害性信息的神经元。

这些疼痛的外周与中枢敏感化机制及分子学基础的研究已为术后疼痛的防治提供了新的策略和措施，一些目的在于防止机体对疼痛敏感化形成的治疗方法正在兴起。这些方法包括超前镇痛、平衡镇痛及患者自控镇痛等。

1.超前镇痛　是指术前即对伤害性感受加以阻滞而达到术后止痛或减轻疼痛的目的。超前镇痛的评价应包含两方面：手术切割前较切割后使用镇痛药产生更有效的术后镇痛作用；术前使用镇痛药能减轻继发阶段的疼痛。

超前镇痛常用药物有：非甾体抗炎药（NSAID）、局部麻醉药、阿片类药。

2.平衡镇痛　又称多模式互补镇痛，系指应用多种不同的镇痛药，如局麻药、阿片类药和NSAID等作用于不同部位和水平，以提供一种所谓的均衡镇痛。

平衡镇痛是在超前镇痛基础上发展起来的，其临床应用可选择术前、术中或术后使用等不同方法。有证据表明阿片类药物与局麻药之间有协同作用，当两药合用时可减少药物用量。非甾体类抗炎药与阿片类药物或局麻药合用能增强镇痛效果，减少副作用。

3.术后自控镇痛　系指患者手术后在体验疼痛时自注预定的小剂量药物进行镇痛的方法。患者自控镇痛可根据疼痛程度来维持镇痛药的血药浓度，自己间断少量给药，从而可以避免血药浓度与止痛程度的周期性变化，以较少量的麻醉药取得较好的止痛效果。

患者自控镇痛给药途径多为静脉、皮下及硬膜外。目前使用较多的是硬膜外给药。自控镇痛药物选择：①阿片类：硬膜外注射小剂量阿片类镇痛药可使疼痛明显减轻，并能使术后阿片类药物用量减少，一般选用亲脂性阿片类药物芬太尼或舒芬太尼，另外吗啡、哌替啶等亦有用于硬膜外治疗者。②局麻药：注射局麻药可有效达到术后镇痛，常用药物为布比卡因，也可联合阿片类药物或肾上腺素使用。③其他药物，如曲马多、氯胺酮及个别非甾体类抗炎药等也用于硬膜外术后镇痛。

由于自控镇痛需联合多种药物镇痛，同时置管时间长，因此不可避免会有一些不良反应发生，包括两个方面：①置管所致血管、硬膜外腔感染、血肿等。②药物毒副作用所致恶心、呕吐，多为使用阿片类药物所致。瘙痒与吗啡剂量呈正相关性，吗啡量大时可上行作用于三叉神经核尾部引起脸部瘙痒。低血压、运动阻滞与布比卡因浓度有关，当布比卡因浓度大于0.5%时运动阻滞、血压下降明显。因为硬膜外使用局麻药可使T_1~T_3传出的交感神经以及T_5~L_1肾上腺髓质神经被阻滞。尿潴留、肛门排气困难与相应脊髓段被阻滞有关。

九、结直肠癌化疗后注意事项

结肠癌的治疗有时可能要用到化疗，大家都知道化疗在治疗疾病的同时也会对身体产生损伤。因此，做完化疗后的结肠癌患者需要被细心照料，还要注意一些生活的细节。

首先要注意一下患者的饮食问题。应多食用不同颜色的新鲜蔬菜和新鲜的鱼类及豆制品，注意多进食一些纤维素食物，尤其是果胶类纤维素，如含钾较高的香蕉等，癌症患者体内含钾量通常低于正常人。

其次，保持每天排便的良好习惯。便秘者清晨起来可服用一些温盐开水，有利清洗肠道，促使肠蠕动，避免粪便中致癌物质在结肠内停留而与结肠黏膜接触时间过长，并且能缓解便秘。

最后，化疗后要定期复查，有时还要配合一些药物治疗。患者应树立把肠癌当作慢性病控制的观念，定期复诊，按时服药。

十、结直肠癌术后复查随访须知

为早期及时发现需再治疗的复发及转移病灶，发现异时性多原发结直肠癌以获得及时治疗，为处理患者术后出现的一系列消化道症状及其他并发症，术后均应终身定期复查，随访。

一般认为，经手术治疗的结直肠癌患者，术后极易发生局部复发，复发病例的80%~90%均发生在手术后2~3年内，仅有大约2%的复发病例发生在手术后5年以后。多数学者认为局部复发会有症状，而临床上出现症状时，肿瘤多已发展至晚期，失去了再手术的机会，因此定期检查具有重要意义，希望在复发较早阶段发现，从而增加再手术的成功率。建议在结直肠癌术后的2年内，每3个月复查1次，以后每半年复查1次。

1.体检 3个月进行一次病史询问及物理检查，包括详细询问近期病史。对于术后恢复顺利的患者，若再次有不明原因的体重下降，排便习惯再次改变，盆腔疼痛或会阴部大腿内侧疼痛，不明原因刺激性咳嗽、腹胀及肠道出血等，均有复发可能。全面查体，检查腋窝、锁骨上和颈部淋巴结，腹部主要检查肝脾，是否有腹部包块，肛门指诊可以及时发现直肠或盆腔的复发灶，这些体检结果对治疗有一定的参考意义。

2.CEA 肿瘤标记物CEA是监测结直肠癌术后复发或肝转移最有效方法之一，尽管对于CEA的特异性以及能否作为复发早期诊断的标志物仍存在异议，但是大多数学者认为，进展期患者CEA升高，术后仍不能回复至正常水平，常预示预后不良，而且CEA的升高常早于临床出现复发的症状4~5个月，它不仅能监测局部复发，也能提示肝、肺等处的远处转移。最理想的方法是，在第一次手术前获得CEA的水平基线，进行根治性手术后，CEA水平应该在2个月内恢复正常。如果CEA水平未降至正常水平，预示有残余肿瘤。一旦CEA水平恢复到正常基线，则应该每3个月检查一次。CEA在术后监测疗效方面也有一定意义，如CEA值高的患者，化疗后血清中CEA值有所下降，则表示肿瘤对化疗药物敏感。若血清CEA值继续保持在高水平，则提示化疗无效。血清CEA的测定应在术后2年内，每4~6周测1次，2年后每6个月测1次。

3.腹腔及盆腔CT或B超检查 结直肠癌术后应用CT检查了解局部复发及远处脏器（肝脏、肺等）的转移灶，对腹、盆腔淋巴结转移诊断准确性较高。正常情况下CT检查每年一次，B超检查每6个月一次。有条件的患者应该于手术后4~6周内行CT扫描，作为以后复查的对照。术后2~3年内每隔6~8个月作一次CT检查，或当CEA升高时复查CT。CT发现盆腔或远处转移的敏感性虽然高达88%，但是病灶大于1~2cm时才能明确诊断。当然，与术后早期复查的CT片作对比可以发现更小的病灶。

4.胸腹部CT检查 术后定期胸腹部CT检查是必要的。如果发现可疑病灶，则进一步进行胸腹部增强CT扫描有一定价值。如果病史和体检提示有骨转移的可能，则应该进行骨扫描检查。

5.结肠镜或结肠三维CT检查 不仅可以发现吻合口复发或异时性结直肠腺瘤或结直肠癌，且有助于及时发现腺瘤癌变。乙状结肠镜检查可用于低位吻合口的检查。结肠三维CT检查可用于结肠镜检查失败的病例。结直肠癌术后的纤维结肠镜检查优点是：①诊断正确率可高达90%~97%，阳性检出率高于其他检查方法。②可做活检确定诊断，优于X线检查。③对术后吻合口狭窄，纤维结肠镜可确定为良性瘢痕还是肿瘤复发。④能经纤维结肠镜摘除结直肠息肉。结肠镜对于观察吻合口情况有特殊的价值，应每年检查一次或者更多次。

6.随访复查的意义

（1）评估可能发生的治疗副作用 由于消化道恶性肿瘤手术通常需要改变消化道本身的结构（如胃次全切除或结直肠癌术后结肠造口术），所以患者术后可能出现腹胀、腹泻、腹痛等消化道症状甚至是某些全身症状。而这些看似相同的不适症状，可能背后的病因各不相同。比如同是腹胀，某些患者可能是因为进食较快所致的功能性疾患，而某些患者可能是因为术后腹腔内粘连发生肠梗阻所致的器质性改变。另外，某些患者术后因为病情需要行放疗、化疗、免疫治疗等辅助治疗，这些治疗过程中可能伴有或轻或重的并发症。因此，为了全面评估患者术后恢复，并能及时接受对症处理，建议患者定期规律复查。

（2）及早发现有切除治愈可能的复发灶，或在新的异时性肿瘤未发生浸润时将其诊断出来　进展期及某些早期消化道恶性肿瘤患者，尽管做了根治性手术，仍有部分患者术后出现复发和转移。而术后规律的全面复查和随访，能帮助患者及时发现新发病灶。研究证明，若新发病灶能早期发现，并完整切除，则并不影响患者术后的预期生存。

（3）避免无谓的疑虑　很多消化道恶性肿瘤患者术后会出现各种疑虑，相比各种消息来源，从正规医院及医生那里获得的指导更有参考价值，也更符合个体化治疗的原则。

7.术后复查的时间及内容　有证据表明，消化道恶性肿瘤患者术后复发多发生于术后前1~3年内，因此，术后前3年内，患者的复查次数应相对频繁。3年以后，复查间期可以相对延长。具体的随访时间和内容根据病种的不同，而略有差异。

（1）时间安排　术后3年内：每3个月随诊1次。4~5年：每半年1次。

（2）复查内容及目的　①医生询问病史。②查体：新发的腹痛，排便习惯改变，体重迅速减轻等症状应警惕。③血液化验：血常规，肝肾功能，消化道肿瘤标记物。④影像学检查：腹部及盆腔B超，胸片，如有异常进一步复查CT或者PET-CT。明确有无其他脏器或淋巴结转移。⑤结肠镜：明确吻合口愈合情况，局部复发情况及结肠其他部位肿瘤复发情况。术前因肿瘤梗阻无法行全结肠镜检查的患者：术后3个月复查结肠镜。行回肠预防造瘘患者：术后3个月或化疗结束后复查结肠镜。其他患者：术后1年复查结肠镜。

十一、结直肠癌肝转移患者的护理

在结直肠癌的发生发展过程中，肝转移是结直肠癌致死的主要原因之一，如何改善肝转移患者的疗效已成为结直肠癌研究领域的重点之一。可以通过一组数字来了解一下结直肠癌肝转移的预后情况。

1.肝转移的发生率　国外文献报道，50%的结直肠癌患者最终会发生肝转移。术后复发的患者中肝转移比例高达70%。在对死于结直肠癌患者的尸体解剖中发现约70%存在肝转移。一般认为，发现结直肠癌的同时出现肝转移的发生率约为15%~25%，之后出现肝转移的发生率约为15%~25%。

由此可知，结直肠癌肝转移分为同时性肝转移和异时性肝转移。

①同时性肝转移：是指发现结直肠癌的同时发现肝转移，原发灶与肝转移灶

发现的间隔＜6个月。

②异时性肝转移：原发灶与肝转移发现间隔＞6个月者，被称为异时性肝转移。

2. 肝转移的中位生存期　肝转移灶能根治性切除的患者，其中位生存期为35个月，5年生存率可达30%～35%。而肝转移灶无法切除的患者，中位生存期仅为6.9个月，5年生存率几乎为0。

目前，发生肝转移的结直肠癌患者中仅有10%～15%是可以直接获得根治性切除的，换句话说在所有结直肠癌并肝转移的患者中仅有10%的患者能够实现中位生存期为35个月的治疗效果。而近90%的肝转移患者在确诊时，是无法直接切除肝转移灶的。

有相关研究表明，因肝脏转移导致结直肠癌患者死亡的比例占全部结直肠癌死亡患者的2/3，因此肝转移是影响结直肠癌预后和长期生存的主要原因。

3. 肝转移的检查敏感度　目前，肝脏B超对肝转移有良好的筛查作用，B超怀疑肝转移的患者可行血清肿瘤标记物和上腹部增强CT检查，增强CT有助于确定病变性质，显示肝静脉、门静脉及胆管等邻近结构的情况。

临床上，对肝转移病灶评价最准确的是核磁共振（MRI），MRI检测对较小的病灶具有显著优势，增强MRI检查肝转移灶敏感度为80%～90%。《结直肠癌肝转移诊断和综合治疗指南（2013）》建议：对于怀疑合并肝转移的患者可行核磁共振检查。

此外，PET-CT检查在敏感度和特异度上优势也比较明显，并且有助于发现肝外转移，但由于经济上的原因，上述《指南》并不作常规推荐PET-CT检查，临床上可在病情需要时，酌情应用。

4. 肝转移的手术切除　手术完全切除肝转移灶仍是目前能治愈结直肠肝转移的最佳方法，因此凡是符合条件的患者均应在适当的时候接受手术治疗。

部分最初肝转移灶无法切除的患者，经过化疗等治疗后转化为可切除病灶时，也应适时接受手术治疗。

是否适合手术切除的标准一直在演变，但主要应从以下3方面来判断：①结直肠癌原发灶能够或已经根治性切除；②根据肝脏解剖学基础和病灶范围，肝转移灶可完全切除，且要求保留足够的肝脏功能，肝脏残留容积大于30%~50%；③患者全身状况允许，没有不可切除的肝外转移病变。

随着技术的进步，肝转移灶的大小、数目、部位、分布等已不再是影响判断结直肠癌肝转移患者是否适宜手术的单一决定因素。另外，部分文献资料已经将切缘不足25px、可切除的肝门淋巴结转移、可切除的肝外转移病灶（包括肺、腹腔）等也纳入适宜手术切除的范畴。

在结直肠癌的诊疗过程中，肝转移是发生率较高、影响结直肠患者预后和长期生存的主要因素。在诊疗过程中，医疗团队应对肝转移的预后作出准确判断，通过多学科合作团队开展包括手术在内的综合治疗，有望提高结直肠癌肝转移病灶的手术切除率和5年生存率。

十二、健康教育

结直肠癌患者在医院接受正规治疗痊愈之后，如何避免未来复发和转移的风险呢？

美国学者研究显示，结直肠癌患者治疗后的某些生活方式转变，可以改善结直肠癌患者的预后。专家们通过回顾性研究发现，对于体重指数超过$35kg/m^2$的患者，疾病复发与死亡风险将会升高。可见我们常说保持健康的体型的重要。

在另一项临床试验中发现，每日一定的运动量可以减缓疾病复发的时间。此外，比如戒烟，多食用水果、蔬菜、禽类和鱼类，少食用红肉，以及多食用全粮而少食用细粮和高糖，会降低肿瘤的复发及死亡风险。

有意思的是，研究者把肿瘤特征相似的患者分为两组，一组患者给予医生督促指导的健康生活方式进行干预，而另一组患者治疗结束后就沿用他们自己的生活习惯，在长期随访这两组患者之后，确实发现给予健康教育的患者比未给予健康教育的患者复发转移的情况减少了。

1.改正不良习惯 要养成良好的饮食习惯，下决心戒掉烟酒的不良嗜好，不吃盐腌、烟熏火烤及发霉的食物，保持大便通畅，定时测量体重。

2.平衡心理，重新调整生活 结肠癌的护理，要求对生活起居进行适当的调整。许多癌症患者习惯了紧张的上班生活，病后一下子放慢了生活节奏，心理上感到无所适从，产生失落感。这时患者应重新安排自己的生活和日常起居，所接受的治疗都做到规律化，还要从多方面培养生活兴趣和爱好，寻求新的精神寄托，这样才有利于内环境的调节与稳定，对病情的康复起到积极的作用。

3.正视现实，树立信心 强烈的求生欲望，比任何好的护理和治疗都重要。患了结肠癌是很不幸的，凡是得了癌症的患者不管是否意识到，事实上从确诊那一刻起就已经处在和癌症做斗争的前沿，恐惧、焦虑、绝望等极其痛苦的心理情绪会接踵而来。但是，"躲避不是办法"，逃是逃不掉的，要正视现实，勇敢面对，"斗争求妥协，则妥协存"，"掩耳盗铃"是自欺欺人的错误办法，只有和它战斗才能真正让它被打击、被抑制甚至被清除，这样才是疾病痊愈的正确打开方式。

4.定期复查，防止复发 结肠癌是一个需要长期观察治疗的疾病，应长期与主治医生保持联系，在第一、二年内，每3个月复查一次；第三至五年内，要每半年复查一次；第五年以后每年复查一次，以便能及时发现是否有复发或转移。一旦发现异常及时处置。

5.加强营养，增强自身修复能力 和所有恶性肿瘤一样，结肠癌的生长过程所需要的能量要比机体正常组织所消耗得多，再加上手术、放化疗对机体的损伤，所以每个患者应在医生的指导下保证足够的热量和充足的维生素及无机盐，另外结肠癌患者要多食蔬菜和水果，饮食宜定时定量，少食多餐，多吃易于吸收消化的食物。

6.注意锻炼身体，提高免疫力　很多癌症患者及家属，认为患癌了就应该休息，其实结肠癌患者在家养病期间，坚持锻炼是患者康复的重要措施之一。适当参加健身活动，不仅增加机体免疫，改善血液循环，促进新陈代谢，还可消除抑郁的情绪，松弛紧张的精神。但运动应量力而行，循序渐进。

第六节　肝癌

肝脏恶性肿瘤可分为原发性和继发性两大类。原发性肝脏恶性肿瘤，多起源于肝脏的上皮或间叶组织，前者即俗称的肝癌，是我国高发且危害极大的恶性肿瘤。后者称为肉瘤，临床较为少见。继发性或称转移性肝癌，系指全身多个器官起源的恶性肿瘤侵犯至肝脏，本质上不是肝组织原生态长出来的，所以叫继发性肝脏肿瘤，一般多见于胃、胆、胰、结直肠、卵巢、子宫、肺、乳腺等器官的恶性肿瘤肝转移。

原发性肝癌的病因及确切分子机制尚不完全清楚，目前认为其发病是多因素、多步骤的复杂过程，受环境和身体双重因素影响。流行病学及实验研究资料表明，乙型肝炎病毒（HBV）和丙型肝炎病毒（HCV）感染、黄曲霉素、饮水污染、酒精、肝硬化、亚硝胺类物质、微量元素等都与肝癌发病相关。继发性肝癌（转移性肝癌）可通过不同途径，如随血液、淋巴液转移或直接浸润肝脏而形成疾病。这里要讨论的是原发性的肝癌，主要包括肝细胞癌、胆管细胞癌和混合癌。

一、肝癌的治疗概况

根据肝癌的不同阶段，酌情进行个体化综合治疗，是提高疗效的关键。其治疗方法包括手术、肝动脉结扎、肝动脉化疗栓塞、射频、冷冻、激光、微波以及化疗和放疗等方法，随着研究进展和病情需要，生物治疗、中医中药治疗肝癌也多有应用。

1.手术治疗　手术是治疗肝癌的首选办法，也是最有效的方法。如果肝癌发现的时间足够早，并且其他部分的肝脏健康，或仅出现早期肝硬化，则外科医生可切除包含癌肿的部分肝脏。

在手术当中，医生可切除肿瘤和肿瘤周围的目检下正常的肝组织，这样有助于确保切除所有癌细胞。常用的手术方法有：根治性肝切除，姑息性肝切除等。

如果发现得足够早，且肿块长在合适切除的部位，能够腹腔镜切除的话，对患者康复而言更为有利。研究表明[46]，与开腹肝癌切除术比，腹腔镜肝癌切除术可显著改善患者的各项康复指标，减少对机体免疫功能的影响，具备较高临床应用价值。然而前提是，发现得足够早且符合适应证，这点是比较难得的。

对于不能切除的肝癌，医生可根据具体情况采用术中肝动脉结扎、肝动脉化疗栓塞、射频、冷冻、激光、微波等治疗，也有一定的临床疗效。此外，原发性肝癌也是行"肝移植"手术的指征之一。

事实上，临床中只有8%~27%的肝癌患者为手术切除的候选者。涉及多个肿瘤、肿瘤太接近大血管，或癌肿生长至肝脏外，这些都不是肝切除术的良好病例。然而，即使在这些患者中，也可考虑肝切除术减缓癌症的生长和延长寿命或帮助控制症状（姑息疗法）。治疗计划常常结合肝切除术与其他治疗，例如局部消融术。

2. 局部消融术 消融是直接在肿瘤组织中给予热、冷、化学和/或电刺激，从而导致病变组织的细胞死亡。

通过消融破坏的组织不需要切除，而是会逐渐变性坏死、消融缩小，并修复成为瘢痕组织。

消融术适用于治疗原发性和继发性肝癌。它常常与其他疗法，如区域或全身化疗、肝切除术或TACE结合使用。原因是联合治疗可控制肿瘤局部生长，并防止全身扩散。如果考虑到肿瘤大小或与大血管或器官的接近程度，无法安全地切除肿瘤，则可考虑使用消融术逐渐缩小肿瘤，从而控制症状。消融还可成功减缓肝脏肿瘤生长的进展，从而帮助等待肝移植。

在某些病例中，医生在只需要局部麻醉+静脉镇痛的微创操作中通过皮肤上的小切口进行消融。为在操作中进行引导，医生可使用腹腔镜（套叠管上微小的电视摄像机）、超声等来引导。

将天线或电极直接插入肝脏肿瘤内。放置天线或电极后，医生可使用微波或射频能量对肿瘤进行消融。消融后的肿瘤仍保留于器官内，并随时间逐渐缩小。

根据肿瘤的大小、数目和部位，消融可在同一疗程内或一段时期内多次用于多个肿瘤或区域。完成治疗后，还可使用消融治疗复发的肿瘤。

最常用于治疗肝癌的热消融治疗为射频消融和微波消融。射频消融是使用高频电波产生热量并杀灭癌细胞和肿瘤边缘的健康细胞，从而预防癌细胞复发的癌症微创治疗。医生在超声或CT等影像学引导下直接向病变组织插入电极。之后激活电极，向组织内发送电流，产生热量，并使细胞达到可被杀灭的温度，单个肿瘤的消融常常需要10~25min。

接受射频消融的肝细胞癌患者的生存率与接受手术切除的患者相似。复发性肝癌在射频消融和手术后，其1、2、3和4年总体生存率分别为95.8%、82.1%、71.4%、67.9%和93.3%、82.3%、73.4%、64.0%。而原发性肝癌可获得更高的生存率。

3.化学药物治疗 经剖腹探查发现癌肿不能切除，或作为肿瘤姑息切除的后续治疗者，可采用肝动脉和（或）门静脉置泵作局部化疗栓塞，即注入化疗药物后对供血血管进行栓塞，以利于化疗药局部起作用，并封堵住肿瘤的供血血管。对估计手术不能切除者，也可行放射介入治疗，经股动脉作选择性插管至肝动脉，注入栓塞剂如碘化油和抗癌药行化疗栓塞，部分患者可因此获得手术切除的机会。

4.放射治疗 对一般情况较好，肝功能尚好，不伴有肝硬化、无黄疸、腹水、无脾功能亢进和食管静脉曲张，癌肿较局限，尚无远处转移而又不适于手术切除或手术后复发者，可采用放射为主的综合治疗。

5.生物治疗 常用的有免疫核糖核酸、干扰素、白细胞介素 −2、胸腺肽等，可与化疗联合应用。

6.中医中药治疗 采取辨证施治、攻补兼施的方法，常与其他疗法配合应用。以提高机体抗病力，改善全身状况和症状，减轻化疗、放疗不良反应。

研究表明[47]，在现代医学治疗基础上配合中医综合治疗（包括耳穴压豆、艾灸、中药沐足、吴茱萸热罨包等），可以缩短腹胀消失时间、肠鸣音恢复正常时间、首次排气时间及住院时间，节省住院费用，有效改善肝功能，降低疼痛评分，改善睡眠评分等，促进患者康复过程。

二、肝癌术后早期康复指导

无论是肝癌切除术，还是介入化疗栓塞术后，进行适当合理的康复护理和指导有助于改善患者症状、缓解疼痛、减轻心理负担、促进患者康复，有助于缩短术后住院时间，减少住院费用[48, 49]。

1.遵规守纪 患者应规律作息时间、遵守住院规则。

2.心理指导 先实行保护性医疗制度，适当的时候让患者了解病情、手术的重要性、疾病的转归过程，消除其顾虑，增强战胜疾病的信心，以积极的状态和良好的心理准备迎接手术。

3.用药指导 肝区疼痛时，慎用吗啡、鲁米那、氯丙嗪等药物，因上述药物在肝脏中代谢，肝功能障碍时易引起蓄积中毒而致肝性昏迷，必要时可选用强痛定、颅痛定或度冷丁止痛。另外，配合适当的心理疏导、营养支持、放松疗法（如听音乐等）有助于缓解疼痛，提高生活质量[50]。

4.术前教育 指导并督促患者完成各项检查，全面了解病情，如血、尿等常规，出凝血时间、血型、交叉配血、肝功能、乙肝全套、抗HIV、AFP、心肺功能检查。避免劳累，做好肠道准备，术前一晚用甘油灌肠。肠道是血氨的主要来源之一，灌肠可清除肠道内含氨物质，减少血氨的来源，不宜使用肥皂水灌肠，因为肥皂水是碱性的溶液，灌肠后使结肠内呈碱性，当pH < 6.0时，易使氨离子形

成氨且大量弥散入血，造成血氨增高，易诱发肝性昏迷。指导患者预防并发症，劝患者戒烟，做有效的咳嗽、咳痰，预防后肺不张。术前1天开始训练患者在床上排尿，以养成患者轻松自如地床上排尿的习惯，预防潴留。适当活动，预防静脉血栓。术前1天备皮，做抗生素皮试。术前12h禁食，术前4~6h禁水。

5.术后教育 术后第1天取坐卧位，使内脏随体位下移，不压迫膈肌，有利于呼吸。可使腹腔渗液流入盆腔，防止膈下感染。也便于腹腔引流。避免过早下床活动，一般卧床休息5~7天，以免术后活动过早而引起肝断面摩擦出血。肝脏一半以上切除者，吸氧3~4天，以增加余肝的肝细胞血氧含量，不得自行把氧气管拔出。腹腔引流管用以引流肝断面渗出液和脱落的肝组织，防止感染，利于肝断面愈合，翻身时，注意防止脱出，不能扭曲或折叠引流管。经常挤压腹腔引流管，防止血块堵塞。引流袋低于切口水平，以免引流液倒流，引起逆行感染。胃肠减压可及时引流出胃肠内积液积气，避免肠胀气。肠胀气对肠壁压力增大，使肝营养物质和氧的供应减少。若发现患者欣快、激动或沉默寡言、步态失调、哭笑无常、意识错乱、语言不清等肝性昏迷前期症状，要及时反映，及时治疗。

6.出院教育 术后心理指导也非常重要，适当的心理干预有助于缓解患者焦虑、抑郁状态[51]。出院前即应指导患者保持良好心理状态，建立合理起居制度，养成良好生活习惯，不任意扰乱生物钟，适度地进行活动，以便患者出院后能"照章办事"，易于遵从。出院后应禁烟酒、辛辣厚味，或生冷、霉变食物。注意保暖，预防感染。保证营养，避免重体力活动。嘱其遵医嘱服用药物，定期复查白细胞计数，每2个月到医院复查1次。

三、肝癌术后康复期指导

肝癌术后治疗和康复调养最主要的目的就是防止复发，复查监测的目的是早期发现复发。因为肝癌复发率超过60%，要让肝癌患者术后长期生存，防止复发、早期发现复发并尽早处理是关键，要做到这一点，必须做到合理治疗、合理休息与锻炼、调整心态与情绪、合理膳食与营养，并进行合理的复查与监测。

1.合理治疗

（1）抗病毒治疗 在我国，肝癌80%以上是乙肝病毒引起的。因此，在专业医生指导下正规使用抗病毒药对预防复发至关重要。一旦出现耐药，也要听从医生的建议调整用药，切不可自作主张随意更换。

（2）保肝治疗 肝功能异常者，需在医生指导下适当使用保肝药。

（3）免疫治疗 乙肝引起的肝癌，术后适当使用胸腺肽对降低复发有一定的作用，一般需使用半年以上。

（4）中药治疗 在中医肿瘤专业医师的帮助下，合理使用中药可以抑制病毒复制、改善肝功能、防治肝纤维化、增强免疫力，防止肿瘤复发和转移。但中药应用要适当,切不可滥用所谓偏方以毒攻毒,以免伤肝、损肝。

2.合理休息与锻炼 肝癌术后应注意休息,尤其是术后初期,充分休息可以让肝脏得以再生与康复,让免疫力得到恢复与增强。这一阶段不要过分强调所谓锻炼,只需要适当走走就行,以不觉疲劳为度。

待体力恢复,肝功能完全正常后,可以加大锻炼强度,仍以走路散步为佳,不宜强度过大的运动。

不过,研究表明,肝癌术后早期下床活动是对患者康复有利的,首次下床时间提前有助于胃肠道功能恢复、明显缩短留置导尿管时间,增加睡眠时间[52],包括肝癌介入治疗术后早期下床活动,也有助于缓解排尿困难、腰酸背痛、失眠焦虑和腹胀等症状[53]。尤其是合理的功能锻炼更有针对性,对术后肝功能恢复、肠道排气排便及患者进食量等均有明显促进作用,能有效缩短住院天数,减少住院费用,遵医嘱在肝癌切除术后尽早进行合理锻炼是值得考虑的[54]。

3.充足的睡眠 充足的睡眠对肝脏的保养尤其重要,良好睡眠的保肝作用甚至超过保肝药物。中医也有"卧则血藏于肝""肝为罢极之本"的说法,充足的睡眠促使血液归藏于肝,可以抑制肝阳偏亢,同时能防治过度疲劳。主张排除杂念,按时睡觉,绝不可熬夜。建议十点就睡,每天睡眠七八小时为佳。

4.心态很重要 肝癌的预后与患者的心态之间的关系极为密切,中医有"怒伤肝"的说法。如果有好的心态,往往对治疗存在着极大的促进作用。保持乐观积极向上的心态,主动参与治疗,多数患者都可得到不同程度的康复,甚至可以创造奇迹。

手术、放化疗、肿瘤消融治疗的恢复期,也会存在种种不适,从而影响情绪的调节。克服疲惫,首先要从保证充足的睡眠和休息开始,减少消耗体力的活动,不要过度看电视和上网,锻炼身体以不加重疲劳为宜。

肝癌患者大多恐惧、悲观,精神过度紧张和焦虑,因此应帮助患者正确对待病情,保持精神乐观、树立信心,安心养病,情绪不宜激动、发怒、忧伤,生活要有规律,注意休息,可适当看一些报刊、杂志、电视以分散注意力。在体力允许时参加户外散步、练气功、打太极拳、做广播体操等活动。不仅能增强体质,还能提高免疫功能,预防肝癌复发。

调整好心态,保持良好的情绪,对于免疫功能的保护及肝脏的修复极其重要。中医认为,"百病皆生于气",忧虑、急躁、动怒等不良情绪有可能对肝脏造成损害,甚至导致复发、促进转移。作为患者,应该保持积极乐观的情绪,看淡金钱、名誉和地位,看淡生死,积极参与各种有益的娱乐活动,广交朋友,想方设法使自己开心。作为家属,也要积极营造和睦温馨的家庭氛围,关心体贴患者,让患者在家人的关爱中走出阴影,走向康复。

5.饮食调理 肝癌术后早期进食不仅不增加并发症的发生,还可减少胃肠道不适与感染率，促进肝功能和胃肠功能恢复，改善睡眠质量，降低营养费用，提高免疫力，缩短住院时间[55]。

肝癌患者消化道正常消化吸收功能受到影响，会产生厌食、恶心、纳差等症状。有时食欲尚可，但却吃不进去，所以一定要鼓励患者，从最简单的饮食开始。采用少量多餐、忌油腻、给予清淡、可口，并含有新鲜蔬菜、水果、刺激性小的食物。多采用蒸、炖、煮、氽、拌等烹调方法，要减少各种调料的用量。食物要极细软，易吞咽，并易消化吸收，应注意维生素、矿物质和微量元素的补充。

总的原则是做到荤素搭配，多补充蛋白质、维生素，进食高蛋白、高热量、高维生素，适当低脂的易消化食物，保证足够的热量，提高免疫力。具体地说，食物要多样化，宜少吃肥肉、油炸食品。适量多吃新鲜水果、蔬菜，避免刺激性的辛辣、熏制、烤制、腌泡和过咸的食品。

合理的膳食与营养不仅有利于免疫功能的恢复与增强，更有利于肝功能的恢复和肝细胞的再生，在防止复发方面起到重要作用。以下几点供参考：

（1）绝对禁酒。不仅不能饮酒，而且任何含有酒精的食品都不能吃，含酒精的物品要避免接触。当然炒菜放少量料酒是可以的，但烧的时间要稍长些，让酒精充分挥发掉。中医认为：酒，大热有毒。饮酒入胃，先走肝胆二经。肝癌患者饮之，易煽动内风、相火，风得火势，火借风威，因而动血、出血，甚至抽搐、昏迷等险象迭生。对于晚期肝癌患者，凝血功能不好，门静脉高压，食管胃底静脉扩张，饮酒或进食辛辣，会使血脉偾张，容易引起肝癌破裂和大出血。

（2）食物要新鲜，不要吃腌制食品。禁止食用发霉变质的花生、玉米、花生油、大米，不吃搁置过久的剩菜。忌食辛辣、刺激性食物和较硬的食物。

（3）禁止食用含亚硝胺类化合物的食品，如酸菜、泡菜、咸菜、火腿、腊肠、香肠及鱼、肉类罐头等。禁止食用含有苯并芘化合物的高温油炸的油渣、食品渣等。

（4）提倡每天摄取5份（约400g）以上的蔬菜和水果，如卷心菜、花菜、莴苣、茄子、南瓜、芦笋、大蒜、洋葱、竹笋、香菇、黄豆、豌豆等蔬菜。水果有山楂、无花果、梨、草莓、大枣、香蕉、苹果、核桃、柑橘、桃、乌梅等。适当多吃些药食同源的莲子、薏苡仁、红枣、怀山药。

（5）食物多样化。多吃富含优质蛋白、维生素、纤维素的食物。多吃蔬菜水果可以充分补充维生素和纤维素。鱼、瘦肉、蛋等都是蛋白质的优质来源，以鱼、虾等海产品为佳。少食高脂肪食物，少用猪油、食盐，多吃豆类、谷类食物，多用花生油或橄榄油炒菜。

（6）每天至少一杯牛奶，一个鸡蛋。每周至少一次鸭血、猪血、动物肝脏，以保证摄取足够的蛋白质。

（7）不偏食、不挑食，不暴饮暴食，坚持定时定量及平衡膳食。

（8）肝硬化严重、脾脏很大者要避免吃坚硬食物，以免引起上消化道出血。晚期肝癌患者禁食粗纤维食物，如芹菜等，防止刺破曲张的食管静脉而引起吐血、呕血。特别是肝癌晚期，患者凝血功能较差，一些破血、动血的中药，三棱、水蛭等，都不推荐使用。尤其是伴有门静脉高压的肝癌患者，由于食管胃底静脉是相对裸露的，一旦进食粗糙的食物或药物，在胃内擦伤或刮破胃底静脉，直接的结果就是上消化道出血，轻则大便色黑稀溏，重则呕血喷血，难以抢救。曾有患者进食橘子罐头、无籽西瓜后出血的情况，所以即便是粗糙的米饭、面条、粉条，以及芹菜、青菜的秆儿等，必须煮成软食。药物的胶囊也应尽量避免，必要时去掉胶囊，甚至有时药片也要慎服。

为帮助肝癌患者增强营养，以下推荐几种汤的做法。

（1）北菇黑豆泥鳅瘦肉汤

[**原料**] 北菇80g，黑豆80g，泥鳅500g，生姜两片，瘦猪肉120g，细盐少许。

[**做法**] ①拣选活泥鳅，先用细盐搓擦泥鳅，再用热水焯洗，去掉表面的滑腻，削开鱼肚，去掉肠脏和鱼头，用清水洗干净，烧热油锅，将泥鳅煎至微黄，取出，备用。

②北菇用清水浸透，去蒂，备用。

③黑豆放入锅内，不必加油，炒至豆衣裂开，取出，用清水洗干净，晾干水，备用。

④生姜用清水洗干净，刮去姜皮，切两片，备用。

⑤瘦猪肉用清水洗干净，晾干水，备用。

⑥将以上材料一起放瓦煲内，加入适量清水，选用猛火煲至水滚，然后改用中火继续煲，约3h左右，加入少许细盐调味，即可以饮用。

此汤有养肝健脾、滋阴解毒、利尿祛湿之功。适用于肝癌身体虚弱，精神不振，手足心热，口苦饮食不佳等病症。

（2）猴头菇冬瓜猪肉汤

[**原料**] 猴头菇80g，冬瓜500g，田螺300g，白术120g，瘦猪肉120g，陈皮1角，生姜1片，细盐少许。

[**做法**] ①猴头菇用清水浸透洗干净，切片，备用。

②冬瓜用清水洗干净，保留冬瓜皮，瓤和仁，备用。

③拣选活田螺约半斤，用清水浸养24h，并勤换清水去掉田螺排出的泥污，再将田螺的尾部打破，备用。

④白术、瘦猪肉和陈皮分别用清水洗干净，备用。

⑤生姜用清水洗干净，刮去姜皮，切一片，备用。

⑥瓦煲内加入适量清水，先用猛火煲至水滚，然后放入以上全部材料，候水再滚起，改用中火继续煲3h左右，以少许细盐调味，即可以饮用。

此汤有清肝解毒、健脾开胃、利尿消肿的作用。适用于肝癌腹部结块，肝区疼痛，腹胀，精神不振，身体消瘦，小便不畅等病症。

（3）田七芡实金钱龟汤

[**原料**] 田七20g，芡实80g，陈皮1角，金钱龟1只，瘦猪肉120g，细盐少许。

[**做法**] ①田七和芡实分别用清水洗干净。田七打碎，备用。

②陈皮和瘦猪肉分别用清水洗干净，备用。

③拣选一只活的金钱龟，将其放入盆中，加入热水，使其排尽尿液，剥洗干净，去头、爪、内脏，备用。

④瓦煲内加入适量清水，先用猛火煲至水滚，然后放入以上全部材料，候水再滚起，改用中火继续煲5h左右，以少许细盐调味，即可以饮用。

此菜有滋润肝肾、活血消肿、祛瘀止痛之功。适用于肝癌、肝区疼痛不适、胁下有硬块、口苦、纳差等病症。

（4）虫草紫河车泥鳅汤

[**原料**] 冬虫夏草40g，紫河车1个，陈皮10g，泥鳅500g，猪肉160g，细盐少许。

[**做法**] ①拣选活泥鳅，先用细盐搓擦泥鳅，再用热水焯洗，去掉表面的滑腻，开肚，去掉肠脏和鱼头，用清水洗干净，烧热油锅，将泥鳅煎至微黄，取出，备用。

②冬虫夏草、陈皮分别用清水浸透，洗干净，备用。

③紫河车、猪肉分别用清水浸透，洗干净，备用。

④瓦煲内加入适量清水，先用猛火煲至水滚，然后放入以上全部材料，候水再滚起，改用中火继续煲3h左右，以少许细盐调味，即可以饮用。

此汤有健脾开胃、滋肾养肝、益阴理气之功。适用于肝癌，肝大腹胀、精神不振、疲乏无力、少食懒言、腰酸腿软、呼吸无力、形体消瘦或有水肿等病症。

（5）半枝莲穿破石水鱼汤

[**原料**] 半枝莲80g，穿破石80g，生姜1片，水鱼1只，瘦猪肉120g，细盐少许。

[**做法**] ①挑选活水鱼1只（重约500g），放入滚水中，使其排尽尿液，然后剥洗干净，去除内脏，斩件，备用。

②半枝莲、穿破石分别用清水浸透，洗干净，备用。

③生姜用清水洗干净，刮去姜皮，切好备用。

④瘦猪肉用清水洗干净，备用。

⑤瓦煲内加入适量清水，先用猛火煲至水滚，然后放入以上全部材料，候水再滚起，改用中火继续煲3h，以少许细盐调味，即可以饮用。

此汤有清热解毒、散结、滋阴益肝之功，适用于肝癌，肝肿大、肝区疼痛不舒服、饮食无胃口、脘腹饱胀，颈项前及面部呈现蜘蛛痣等病症。

（6）白英蛇莓仙鹤草猪肉汤

[**原料**] 白英40g，蛇莓40g，龙葵40g，丹参40g，仙鹤草5g，猪肉250g，蜜枣2个，细盐少许。

[**做法**] ①先将白英、蛇莓、龙葵、丹参和仙鹤草分别用清水浸透，洗干净，备用。

②将猪肉、蜜枣分别用清水洗干净，备用。

③将以上材料全部放入瓦煲内，加入适量的清水，选用猛火煲至水滚，然后改用中火继续煲2h左右，以少许细盐调味，即可以饮用。

此汤有清热解毒、消瘀散结之功，适用于肝癌肝脏肿大、质地坚硬、肝区疼痛、脘腹饱胀、颈项前及面部呈现蜘蛛痣等病症。

肝癌患者可以常吃的食物：

①具有软坚散结、抗肝癌作用的食物，如赤豆、薏米、大枣、海带等。

②具有护肝作用的食物，如龟、甲鱼、桑葚、蓟菜、香菇、蘑菇、刀豆、蜂蜜等。

③具有抗肿瘤作用的食物富含维生素A、C、E、K等，如动物肝脏、胡萝卜、菜花、黄花菜、白菜、无花果、大枣、南瓜、苹果、乌梅、猕猴桃等。富含矿物质硒、镁、铜、镁、铁等，如大蒜、香菇、芦笋、海带、紫菜、海鱼、蛋黄、糙米、豆类、全麦面、南瓜、大白菜、人参、枸杞、山药、灵芝等。

④腹水者宜吃赤小豆、海带、鲤鱼、鲫鱼等。

⑤黄疸者宜吃茭白、荸荠、金针菜等。

⑥出血倾向者宜吃橘、乌梅、荠菜等。

⑦肝痛者宜吃金橘、佛手、杨梅、山楂、慈姑等。

⑧肝性昏迷倾向者宜吃薏苡仁、牛蒡子等。

⑨肝癌术后应益气养血，可食用乌鸡汤、人参、桂圆、甲鱼等。

肝癌患者注意禁忌的食物：

①忌葱、蒜、花椒、辣椒、桂皮等辛辣刺激性食物。

②忌多刺、坚硬、不易消化及含粗纤维食物。

③忌味重、过酸、过甜、过咸、过冷、过热以及含气过多食物。

④腹水者忌多盐多汁食物。

⑤凝血功能低下，特别是有出血倾向者，忌用具有活血化瘀作用的食物和中药。

6.保持大便通畅 为什么要把大便通畅放在这里提出来，有两点很重要。

（1）肠道中含有大量毒素及代谢产物，肠道再吸收后会进入肝内解毒代谢，无疑会加重肝脏负担，对于晚期患者就会促进肝功能衰竭、肝性昏迷。所以一定要保持大便通畅，甚至要稀软，一天2~3次。

（2）如果大便干燥，一定不要用力，否则腹压增加，可能引发肝癌破裂大出血，患者腹部剧痛，很快会休克，难以抢救。所以平时保持大便通畅是很重要的，不要等到大便干燥排不出来再想办法，有时候是很危险的。

7. 合理复查与监测 复查与监测的目的主要是早期发现复发，以便及时处理掉复发病灶。另外，规律复查还可及时发现抗病毒药是否耐药，以便及时调整用药。

一般而言，针对肝癌术后的复查，建议如下：

第一次复查一般为手术后1个月，检查项目包括肿瘤标记物（AFP、DCP、CA19-9、CEA）、肝脏彩超、肝功能、血常规等，部分患者（如术前肿瘤较大、肿瘤多发、合并门静脉癌栓）可能需要做增强MRI检查。

以后在2年内建议每3个月复查一次，检查项目包括肿瘤标记物、肝脏彩超、肝功能、血常规等，如有乙肝、丙肝病毒感染也应检查病毒感染状态，每年做一次增强MRI检查，必要时需要做胸部CT扫描和骨扫描。2年后每3~6个月复查一次。若出现病情变化，如腹痛、腹胀、黄疸（皮肤、眼睛、小便发黄）、体重下降、食欲欠佳等情况，则需立即就诊。

不得不提的是，即使是非常成功的根治性手术，5年内仍有一半以上的肝癌患者有可能复发，因此5年内的复查不可掉以轻心。在临床上也常碰到由于复查的疏忽，肿瘤复发常丧失了再次手术切除等进一步治疗的机会。

若5年后依然正常，可以4~6个月复查一次，检查项目同上。5年后的复查随访仍然不可忽视，因为肝癌患者大部分都有慢性肝病如酒精肝、慢性肝炎、肝硬化，这些肝病都是容易发生肝癌的"土壤"，即使是原来切除的肿瘤不复发，残留的肝脏也可能长出新的肿瘤。

8. 术后运动的问题 得了肝癌，是该静养还是多运动？患者可能大多选择静养。实际上，建议视患者的具体病情而定，根据不同肝癌患者疾病的程度及治疗后的情况区别对待之。

肝癌是一种消耗性疾病，患者食欲差，进食少，加之消化功能障碍，营养物质吸收少，患者常常感到乏力，所以应注意休息，尽量少活动。尤其是肝癌晚期，由于发热、疼痛、失眠，或其他一些并发症，患者的体力进一步消耗，应绝对卧床休息，否则不利于疾病的治疗。对于肝癌结节较大的患者，还应尽量避免弯腰或屏气的动作，以免因腹腔压力的变化导致肝癌破裂，引起出血。

但对于那些早、中期的患者，若经过手术治疗后病情已经得到控制，依然要求其长期卧床、不进行锻炼，就可能出现肌肉萎缩、器官组织功能退化、生活质量降低，而且机体免疫功能低下，也使癌症易于复发或恶化。

因此，不主张此类患者完全躺在家里静养，和社会脱节，而主张适当参与锻炼、社交，对增强患者体质、改善患者的情志、促进患者康复大有好处。当然，也要根据肝癌患者不同的年龄和体质选择适宜的运动项目和运动强度，循序渐进，逐渐加大运动量。如散步、打太极拳等，都有助于增加食欲及改善患者的精神状态，但也不宜过度。

肝癌患者如何进行运动康复呢？对于早期肝癌或中期肝癌患者，经过一段时间治疗后，病情基本稳定，饮食恢复，体力大为增强，可以做一些活动。推荐"养生十六宜"作为运动处方。

①发宜常梳：用双手十指当梳子擦头皮，从前额向后梳到后颈部。

②面宜多擦：可用双掌轻轻摩擦额面（干洗脸）。

③目宜常运：双眼球由上、下、左、右旋转。

④耳宜常弹：用两手掌紧按两耳，用食指弹击枕后。

⑤舌宜抵腭：用舌尖连续舔抵上腭。

⑥齿宜常叩：上下牙齿，互相叩击。

⑦津宜常咽：有意识地积累口腔唾液，并缓缓咽下。

⑧浊宜常呵：宜进行深大呼吸。

⑨胸宜常扩：做好胸部保暖，防止受冻咳嗽。

⑩背宜常暖：做好背部保暖，严防背部受累。

⑪腹宜常摩：用右掌顺时针自左而下，再向右向上划圈。

⑫谷道宜常撮：应经常做提肛动作，尤其每次大便后，要做提肛运动，即吸气时用力提肛门及会阴，呼气时则停顿和放松。

⑬肢体宜常摇：应经常活动四肢各大小关节及腰部各大关节。

⑭足心宜常擦：每日睡前要用温水洗脚，再用手搓足心数次。

⑮皮肤宜常沐：可用手掌或干毛巾摩擦全身皮肤，进行干洗澡。

⑯大小便宜闭口勿言。

以上"养生十六宜"，即可以安排在每晚睡前、早醒后做全套或部分活动，也可利用休闲等其他时间进行其中的几个动作。每个动作以三十六次为宜。

如果选用气功治疗，可选用以下功法。

（1）静养功　患者两脚与两肩等宽，自然站立，两肩自然下垂，两目平视前方，微闭，舌顶上腭，入静，加强意念，然后两下肢微弯曲，吸气提肛后，用鼻呼气，真正做到"形松意紧"，但呼吸要均匀细长，连续几次。

（2）排肝气功　姿势同前，入静，加强意念，然后两下肢微曲吸气提肛，同时两手自丹田（脐下四指）缓缓上升（掌心向上）至胸部。用鼻呼气时两手自胸部、肝区脾区缓缓按挟，气沉丹田，连续24次。呼吸时患者若感口中有唾液不要吐，此为津液，有润滑食管，增加消化功能的作用。本功法能活血化瘀，通利气机。

（3）吞气功 两脚与两肩等宽，自然站立，两肩自然下垂，大口吸气，同时两手掌心向上缓举至百会穴（头顶正中），然后吞气一口，同时自然呼气，两手掌心向下自百会穴徐徐贯气于丹田。连续24次，患者感觉丹田处有肠鸣声。该功法能增强胃肠蠕动，提高消化功能。

（4）放松功 两脚与两肩等宽自然站立，两下肢微弯曲，舌顶上腭，呼吸时两手握拳至丹田处轻轻拍打，由里向外弧形往返移动24次，然后两拳拍打自下而上24次，全身放松，自然呼吸，气沉丹田。

总之，肝癌患者在康复阶段如何锻炼身体应根据实际病情来决定。一般来说，肝癌患者大多有全身乏力、脚软或脚肿，所以不宜过长时间站立和行走。最初可在床边做些动作幅度较小的运动和料理自己的简单生活。患者如果体力恢复，可以在室内走动，或短距离散步甚至室外锻炼，打太极拳，做简单的体操或气功等，但要保证足够的睡眠时间，合理安排锻炼与休息的间隔时间，以不感到疲劳为度，只有这样才有助于消化和增进食欲，且不伤肝。推荐掌握这样的原则：因人制宜，循序渐进、持之以恒和适宜的运动负荷。

四、肝癌术后并发症的康复指导

1.肝癌术后疼痛 手术切除是治疗肝癌最理想的方法，但手术创伤较大，且术后疼痛明显，是患者在诊疗过程中较为关注及担心的问题之一。因此，合理有效地镇痛不仅可以促进早期功能锻炼、促进康复，还可减轻疼痛对身体和生理造成的不良影响。评估患者疼痛的频次、时间是有效管理术后疼痛的先决条件，对疼痛控制有重要影响。在此基础上，规范化疼痛康复管理对缓解肝癌术后疼痛和提高生活质量有着重要意义。

在充分进行疼痛教育和正确评估患者疼痛的频次、时间基础上，采取不同的疼痛管理措施。首先评估时间和频次要根据患者具体情况而有所不同，例如：术后第1天或疼痛评分≥7分时，每天可予评估6次。术后第2天或疼痛评分3~7分时，每天评估3次。术后第3天至出院或疼痛评分≤3分时，每天评估2次。其次，用药方式也可根据患者具体情况而选择不一样，例如：疼痛评分≤2分时，可采用非药物镇痛方式止痛，如听轻松音乐、心理支持、疼痛转移等。对疼痛评分3~6分患者，则可使用弱阿片类药物＋非药物止痛镇痛。对疼痛评分≥7分患者，则应使用强阿片类药物＋非药物止痛镇痛[56]。

2.肝癌术后腹水 为了有效减少肝癌术后腹水的发生，可选择采取综合性护理措施，其内容包括：建立肝癌术后大量腹水的预测评分体系，采取积极预防术后腹水的快速康复护理，以及穴位贴敷以消除腹水。

腹水是晚期肝癌患者最常见的并发症，也是肝癌术后恢复的重要不利因素。肝癌术后腹水的发生，可能与慢性肝功能受损、白蛋白合成减少、门静脉高压以及血浆胶体渗透压下降等有关。大量腹水可影响心肺功能及肾灌注，进而出现肝肾综合征，增加患者死亡率。大多数学者认为应"防大于治"，而综合性康复护理能够提高顽固性腹水的治疗效果[57]。

（1）常规护理措施　包括肿瘤切除术后常规检查以了解患者的肝肾功能、凝血功能等指标，并行预防性健康教育。

肿瘤切除术后应进行生命体征检测，观察腹腔引流液的量、颜色，尤其注意预防感染。患者胃肠蠕动恢复后给予进食，并给予饮食指导。做好心理护理，密切观察患者的病情变化。

当患者出现腹水时可遵医嘱予白蛋白、血浆治疗及适度的利尿，每日保持尿量约2000ml左右，定期检查肝功能。为减轻患者的水肿，休息时可抬高患者的下肢，促进回流。同时做好患者的皮肤护理。

（2）综合性护理　在上述基础上进行以下护理。

①建立肝癌术后大量腹水的预测评分体系：肝癌术后肝腹水的形成受众多因素的影响。术前肝功能、血小板计数、是否行半肝以上切除、术中血浆以及术后第1天引流量和尿量都是其独立危险因素。将以上指标纳入评分体系，当评分在4分以上时术后发生大量腹水的可能性在80%以上[57]。对于此类患者，术前1天要认真对患者进行评估，对于存在血小板进行性下降者可输入血小板，对于肝功能异常者给予保肝治疗，尽量纠正以上不良因素。医生在制定手术方案时尽量保留正常的肝组织。术后当天结合是否行半肝以上切除、术中血浆以及术后第1天引流量和尿量评估患者出现肝腹水的危险程度，给予分级护理。术后出现腹水时候应该补充血浆或清蛋白，给予合理的利尿治疗方案。

②术后快速康复：术后当天对患者进行营养评估和康复理疗，术后12h内先予禁食。患者清醒后可饮果汁20ml，或咀嚼口香糖以促进胃肠功能的恢复，结合患者的情况给予早期静脉营养支持。术后24h在肠外营养支持的基础上口服米汤、果汁等。根据患者胃肠耐受情况逐渐增加进食量，原则上少食多餐。术后48h采用硬膜外镇痛泵镇痛，鼓励患者早期活动，可在床上活动四肢、缓慢深呼吸以及翻身等，循序渐进地过渡到坐起、床边运动等。根据患者的胃肠功能恢复情况逐渐从流质过渡到半流质，再到普食。

③腹水的处理：患者出现腹水后除了常规处理措施外，采用芒硝100g+冰片10g研制成粉末，用醋调之后外敷于神阙穴，以塑料薄膜覆盖，胶布固定，1次持续12h，1次/天。

五、肝癌终末期康复指导

晚期肝癌因其肿瘤的治疗前景低下、躯体疼痛等原因，易致患者心理痛苦，轻者表现为悲伤、恐惧，部分严重患者甚至可出现精神心理障碍，如焦虑抑郁、惊恐等。此外，还容易出现腹部疼痛、疲乏虚弱、黄疸、恶病质等症状，部分患者还可出现腹水、恶心呕吐等多种症状的相继出现，严重影响患者的生活质量，加重患者心理负担。在采用普通护理（心理护理、用药护理、饮食护理）基础上，进行规范的疼痛管理、情绪疏导及腹水管理等综合康复方式，耐心教导患者进行疼痛注意力的转移、情绪舒缓的相关训练，从而减轻患者的焦虑，降低癌痛程度，优质护理后的患者主观疼痛感受明显减轻，生活质量得到明显提高，心理负担减轻，对护理满意度也明显提高。由此可见，对于晚期肿瘤患者的症状管理是提高患者生活质量、减轻患者心理压力的有效途径[58]。

1.心理引导

（1）对患者及家属进行肝癌知识的讲解，包括对常见治疗手段（如手术、化疗、介入、放疗、分子靶向治疗以及联合治疗）、重要药物常见副作用的介绍，加强患者及家属对肝癌的认知，降低患者对治疗的恐惧，提高患者对疾病的接受度；从而在治疗过程中更加配合。

（2）在医护人员的指导下，引导患者使用情绪调节的放松方法：让患者体验脚趾到头顶，由下到上的肌肉紧张和放松感，紧张与放松交替进行。

（3）教会患者家属对患者进行轻柔的足部或手心穴位按摩，使患者从多方面进行心理放松。

2.规范的疼痛管理

规范的疼痛管理包括两方面的内容。

（1）镇痛药物的规范化使用 请有癌痛管理经验、熟知癌痛药物副作用、能熟练指导患者进行疼痛评价及管理的医护人员，根据患者的癌痛评分及时制订并更改合理的镇痛方案。

（2）指导患者学习如何转移疼痛 对患者进行健康宣教，强调癌痛管理的方式及重要性，通过初步评估患者疼痛的程度，耐心向患者讲解服用药物的依从性，以及出现药物副作用后的处理办法，减轻患者服药的心理负担，使患者从内心上愿意接受药物治疗，从药物服用层面减轻患者疼痛，提高患者生活质量。同时护理人员再对患者进行疼痛转移的方法指导，从心理层面减轻患者疼痛，促进患者恢复。常用的方法可包括：视觉及听觉分散法，即通过看电视、看小说、听轻音乐、听广播等方法，根据患者自身的喜好选择转移注意力的方式。

3.腹水管理

（1）与患者强调记录24h尿量的重要性及记录的方法。

（2）交代患者及家属饮食方面的注意事项及缘由，如软食、低盐低蛋白饮食等，从根本上做好患者的饮食管理，提高患者依从性。

（3）与患者进行利尿剂使用的必要性及保钾利尿剂、排钾利尿剂的类型用量指导，提醒可能出现的相关副作用，避免患者自行增减用量造成电解质紊乱。

在此基础上，可以参考术后腹水的康复方案进行科学管理，大量腹水应及时住院就医。

第七节 胰腺癌

胰腺癌是一种恶性程度很高，诊断和治疗都很困难的消化道恶性肿瘤，约90%起源于腺管上皮，故最常见的类型为导管腺癌。其发病率和死亡率近年来明显上升。5年生存率<1%，是预后最差的恶性肿瘤之一。

胰腺癌早期的确诊率不高，故早期发现而行手术治疗的机会很少。同时，手术死亡率较高，原因在于胰腺是一个消化力很强的器官，术后如有渗漏或是堵塞将会是致命的。而目前来看化疗有效率只有8%左右，因此胰腺癌的治愈率非常低。本病发病率男性高于女性，男女之比为（1.5~2）：1，男性患者远较绝经前的妇女多见，绝经后妇女的发病率则与男性相仿。

胰腺癌的病因尚不十分清楚。其发生与吸烟、饮酒、高脂肪和高蛋白饮食、过量饮用咖啡、环境污染及遗传因素有关。近年来的调查报告发现，糖尿病患者群中胰腺癌的发病率明显高于普通人群。也有人注意到，慢性胰腺炎患者与胰腺癌的发病存在一定关系，发现慢性胰腺炎患者发生胰腺癌的比例明显增高。另外，还有许多因素与此病的发生有一定关系，如职业、环境、地理等。

一、胰腺癌的治疗概况

目前，胰腺癌主要的治疗原则仍然是以外科手术为主，结合放化疗等综合治疗。

1.外科治疗 手术仍是胰腺癌唯一可能根治的方法。手术方式包括：胰头十二指肠切除术、扩大胰头十二指肠切除术、保留幽门的胰十二指肠切除术、全胰腺切除术等。但因胰腺癌的早期诊断困难，手术切除率低，术后5年生存率也非常低。

对伴有胆管压迫而出现梗阻性黄疸，又不能切除的胰腺癌，可选择胆囊或胆管空肠吻合术，以减轻黄疸，提高患者的生存质量。也可在内镜下放置支架，缓解梗阻。

2.姑息治疗 对于不适合做根治性手术的病例，常常需要解除梗阻性黄疸，一般采用胆囊空肠吻合术；无条件者可做外瘘（胆囊造瘘或胆管外引流）减黄手术。多数患者能够短期内减轻症状，改善全身状态，一般生存时间在6个月左右。

3.综合治疗 胰腺癌由于恶性度高，手术切除率低，预后不良。尽管手术仍然是首要的治疗方法，但由于胰腺癌往往发现比较晚，而丧失手术根治的机会，因此需要对胰腺癌进行综合治疗。迄今，同大多数肿瘤一样，还没有一种高效和可完全应用的综合治疗方案。目前的综合治疗仍然是以外科治疗为主，放化疗为辅，并进一步探讨结合免疫和分子等生物治疗的新方法。

（1）放射治疗 胰腺癌是对放疗敏感性较低的肿瘤。

（2）化学治疗 对不能手术切除的胰腺癌，或为预防术后复发，均可进行化疗。对胰腺癌的化学治疗是期望能降低术后肿瘤的复发和转移发生率，目前一般认为化疗有效率在8%左右。

（3）生物治疗 生物治疗包括免疫与分子治疗。随着免疫与分子生物学研究的飞速发展，这将是最具有挑战性的研究，因为像胰腺癌这样难治的肿瘤，必须发展一些全新的方法来治疗，比如基因治疗、免疫治疗、靶向治疗等，都可能成为综合治疗的一部分。

（4）其他疗法 胰腺癌属于对放化疗敏感性低的恶性肿瘤，但对热敏感性较高。近年由于技术上的改进，使得温热疗法得到了应用。常用的温度是44℃，但还需对加温和测温方法加以改进。

4.对症支持治疗 胰腺癌晚期，由于胰腺外分泌功能不足，容易引起消化不良，而出现脂肪泻者，可于餐中服用胰酶制剂以帮助消化，比如复方胰酶片。对顽固性腹痛者，可给予镇痛药，包括阿片类镇痛剂。必要时可用50%～75%乙醇行腹腔神经丛注射或交感神经切除术。另外，局部放疗可使部分患者疼痛缓解，可以作为姑息疗法的一种选择。另外，还应加强营养支持，以改善肿瘤患者全身营养状况。

二、胰腺癌分期治疗模式

有学者提出，对胰腺癌进行分期治疗的模式，可能更有效地治疗和管理胰腺癌。

（1）可手术切除的胰腺癌，可以考虑术后4~8周辅以同步化放疗。

（2）可手术的胰腺癌术后有肿瘤残存，建议术后4~8周同步化放疗。

（3）如果术中发现肿瘤无法切除或无法彻底手术时，可考虑术中局部照射再配合术后同步化放疗。

（4）对不可手术切除的局部晚期胰腺癌，无黄疸和肝功能明显异常，患者身体状况较好，建议穿刺活检，再给予同步化放疗。

（5）局部晚期不可手术的患者，存在黄疸和肝功能明显异常时，可予胆管内放置支架或手术解除黄疸梗阻，于改善肝功能后如果患者身体状况允许，可以建议同步化放疗或单纯化疗。

（6）术后局部复发的患者，无黄疸和肝功能明显异常时，身体状况较好，可以建议（5-Fu/吉西他滨）同步化放疗。存在胆道梗阻和肝功能异常者，先解除胆道梗阻，改善肝功能以后，再根据情况考虑下一步治疗。

（7）不可手术的晚期胰腺癌患者，出现严重腹痛、骨或其他部位转移灶引起疼痛，严重影响患者生活质量时，如果患者身体状况允许，可考虑同步化放疗或单纯放疗以减轻患者症状，改善生活质量。

三、胰腺癌术后康复指导

研究认为[59]，对胰腺癌患者行根治切除术，术前应注重营养支持、心理护理、术前评估，术后加强对患者的病情观察以及呼吸道护理，及时发现并有效处理胰瘘、血糖异常、胃排空延迟等并发症，实施健康教育与出院指导，有助于减少患者术后呼吸系统、高血糖和深静脉栓塞等并发症，术后胃排空延迟发生率、各级胰瘘发生率都可减少、降低，患者满意度升高，住院时间及住院费用减少，对促进胰腺癌患者的康复有重要作用。

在射频消融术或I^{131}粒子植入术的康复护理上，应做到治疗前加强与患者及家属的沟通，做好患者心理指导和屏气训练，治疗后要做好康复护理及饮食护理，加强并发症的观察及预防护理，同时也要做好医护人员、患者及家属的辐射管理，有助于减少并发症，促进康复并缩短住院时间、减少住院费用[60, 61]。

（一）胰腺癌术后近期康复指导

胰腺癌术后近期的护理应注意以下几方面：

（1）严密观察生命体征，密切观察血压脉搏、呼吸及体温变化，并持续给予低流量吸氧。

（2）保持各种引流管通畅，因可能需要重建消化道，因此引流管较多。

（3）预防泌尿系感染，也是胰腺癌术后护理重要举措。术后留置尿管5~7天，每日更换无菌尿袋，注意勿使尿液倒流；每日清洗会阴1次；拔除尿管前应夹闭尿管，每2~4h开放1次，以练习膀胱感知功能。

（4）术后体位。全麻术后先取平卧位，待生命体征平稳后改半卧位，将床头抬高不得低于40°，以利于各种引流管的引流，避免膈下积液，可减轻腹肌张力，有利于深呼吸，减轻疼痛。要经常调节患者卧位，防止压疮。

（5）胰腺癌患者术后营养支持。术后一般禁食2~3天，静脉补充营养；待胃肠排气畅通后，才能拔除胃管，可以少量饮水，再逐渐由流质饮食、半流质饮食过渡到正常饮食。

（6）保持呼吸道通畅。进行雾化吸入2~3次/天，鼓励患者深呼吸，协助排痰。因手术范围大，患者术后疼痛剧烈可使用止痛泵。

（7）胰腺癌术后最好是配合中药的治疗。术后患者身体非常虚弱，中药可以提高机体免疫力，促进饮食消化吸收，适当的中药调理可以有效的减少术后并发症，减轻患者疼痛，提高生活质量。

（8）胰腺癌术后疼痛的处理。目前较多聚焦于"超前镇痛"，因为胰腺癌的疼痛一般较为剧烈，疼痛时患者通常难以耐受，因此应用超前镇痛处理，不但可减轻术中、术后疼痛，还有助于早期进行被动活动、康复锻炼等，以便尽早康复，减少并发症，缩短首次离床活动时间、首次肛门排气时间，减少住院日，提升患者对镇痛康复的满意度[62]。

（二）术后康复期的注意事项

1.心理康复指导 胰腺癌的凶险，稍有认知的人都知道。因此，缓解心理压力、提升健康情绪，是胰腺癌治疗成败的一个关键。"以人为本"，加强心理护理，促进心理康复，是促进胰腺癌患者术后康复的一个重要因素[63]。可以采取两类有效措施。

（1）对有相当文化水平和医学知识者，以胰腺癌康复的患者现身说法，让患者之间的相互沟通来破解"胰腺癌必死"的错误认知。

（2）对文化程度一般，或尚且不知晓自己病情者，则尽可能先予"保护性"医疗措施，待渡过急症期，症状逐渐缓解后，再以适当方式，告知其部分病情。

此外，医护人员和家属还要帮助患者树立正确的人生观，正确对待"生与死"的人生规律，促使患者客观地认识肿瘤和自己的身体，了解胰腺癌的发病与治疗现状，树立正确的抗癌信念，有利于疾病的治疗。

及时和适度地表达情感，排遣或宣泄心理压力，也是非常重要的一环。通过全面、系统的康复护理和健康指导，中西医康复手段相结合，有助于促进患者康复[64]。

有些病患者的疼痛与心理认知也有密切关系，对于这些症状应恰到好处地做些解释或宽慰工作。同时，要以康复指导者的一言一行，帮助患者主动学会心理调整，注意压抑情绪的释放，必要时可求助或与专业心理医师一起做一些心理治疗，以及时纠正患者的抑郁、焦虑、恐惧、绝望等不良心理状态。要帮助患者保持精神饱满，情绪乐观，生活安排得丰富多彩。这样可能争得与胰腺癌斗争的胜利。否则，常易导致病情恶化。

2.胰腺癌食疗配合 胰腺癌患者术后一般强调在短期静脉肠外营养基础上，尽早行经口腔的肠内营养，以促进消化功能的修复，促进胃肠蠕动、排气排便，减少腹腔并发症发生率，促进康复[65]。此后，在术后康复期也要注意合理膳食和营养、提高体力和免疫力，促进组织修复，改善症状，减少复发、转移可能。尤其是年老体弱、长期卧床的患者，不仅要有合理的膳食、营养，还应尽早做好预防压疮、便秘、泌尿系感染等并发症的护理，提高生活质量。

（1）胰腺癌的饮食忌宜 胰腺属于重要的消化器官，在碳水化合物、脂肪、蛋白等的摄入或吸收转化中起着重要的作用。许多胰腺癌患者早期就是表现为"糖尿病"。饮食忌宜对本病的康复与否至关重要。作为重要原则，临床上在治疗期的胰腺癌患者，宜适度清淡、易消化的饮食，不可过食过饱，尤其对高脂肪类的食品，应须谨慎。有些患者即因摄入过量这类食物后而诱发胰腺作痛，甚至2~3h后出现黄疸而病情恶化。可能是因为这类食物激发了消化机制，诱使胆道和胰腺分泌亢进，因癌肿关系肿瘤局部又存在着某些导管受压、不通畅，以致诱发胰体分泌的消化酶发生自体消化或梗阻，从而使病情骤变，趋于恶化。因此，对于这类患者，饮食调整非常关键。

（2）胰腺癌食疗方　胰腺癌患者可试用以下胰腺癌食疗方，它们具有简便、清淡、不易诱发加重病情的特点。

①葫芦散：葫芦把120g，精盐适量。将葫芦把置于盐水中浸泡后，炒干研末即成。每日1次，每次10g，可用温开水服下。具有止痛、散结作用。

②瓜蒂散：成熟南瓜阴干后取蒂，用炭火煅红，立即用瓷碗盖上防止成炭，15min后将其研成细末即成。每日2个南瓜蒂，清晨用温开水服下，具有补脾止呕、活血散淤、解毒抑瘤之功。

③紫草煎：紫苏草根30g。将紫苏草根煎熟即成。每日1剂，此药膳可清热解毒，凉血抑瘤。

④桑菊枸杞饮：桑叶、菊花、枸杞子各9g，决明子6g。将上述四味药用水煎熟，代茶饮，可连续服用，有清肝泻火的作用。

3.富氧运动　胰腺癌患者也要适度进行体育锻炼。增强了体质也就自然增强了自身的抗癌能力。患者可根据自身体质情况，选择散步、慢跑、打太极拳、游泳等活动，运动量以逐步增加而不感到疲劳为度。一时之间不能下床活动者，可以在床上活动四肢，不时自行轻抚胃脘、腹部等，这些轻微活动均可适宜。

4.胰腺癌患者的生活起居　纠正患病前养成的不良生活习惯，如吸烟、饮酒、饮食不节制、嗜食肥肉膏脂、暴饮暴食、长时间看电视不活动等。促使生活有规律，既不要卧床大养，也不要过度疲累，更不要随性而为。

规律的生活节奏可使机体处于正常的工作状态，整个机体有条不紊地循环起来，机体抵抗力、抗病能力就能提高，这样，胰腺癌的复发、转移可能就会明显减少。此外，还要注意胃脘部保暖，胃脘受寒引起的胃肠痉挛疼痛有时也会加重病情。

再者，养成些兴趣爱好，可以怡情悦性，舒缓患者精神压力，同时力所能及地干点"私活"，对体力、体能也是一种锻炼，身心俱养，何乐不为？

5.胰腺癌患者的社会及家庭配合　亲情的关爱是治疗胰腺癌的最好药剂之一，能增加患者的抗癌信心，增加生存的希望。临床上，我们也观察到亲密的家庭关系不但能使胰腺癌患者得到良好的治疗和家庭护理，还可显著提高治疗效果。同时，我们提倡积极参加社会活动，参与医疗组织的各类活动，学习知识，交流经验，促使心理释放等，这些活动可促进患者身心全面康复。

四、胰腺癌术后并发症的康复指导

胰瘘是胰腺癌术后最常见的并发症之一，亦可继发腹腔出血、感染等其他并发症。由于其严重的危害性，有学者甚至称其为胰腺癌手术的"阿喀琉斯之踵"。

目前，国内尚无统一的胰瘘诊断标准，各医疗单位关于胰瘘发生率的报道相差甚大，低者仅3%~5%，高者则可达50%左右。

1.胰瘘的预防

术前：须纠正患者贫血、改善营养状况，可在一定程度上预防胰瘘的发生，因为胰瘘在一定程度上与创口修复能力有关。

术中：由于创口吻合方式与胰瘘形成有一定关系，《胰腺术后常见并发症防治专家共识》强调了胰腺消化道重建方式在预防术后胰瘘方面的重要意义，术者可根据自身经验、胰腺质地等因素，选择自己最熟悉、最可靠的胰腺吻合方式。

术后：术后预防措施包括营养支持、维持有效循环血量等，促进创口迅速愈合是最有效的防治方法之一。目前对术后应用生长抑素类药物能否有效预防胰瘘发生仍有争议。

2.胰瘘的治疗

一旦发生胰瘘，可根据病情级别、患者一般情况、有无其他并发症等决定具体方案。

在未出现合并腹腔感染及出血等情况下，保守治疗是首选，可采取禁食、放置腹腔引流管通畅引流、肠内外营养支持、控制感染等措施。须强调的是，应妥善固定腹腔引流管，保持其引流通畅尤为重要。多数胰瘘均可通过保守治疗而痊愈。

生长抑素类药物具有抑制胰腺分泌的作用，故可减少胰液引流量，利于窦道的愈合。对引流不畅、合并严重腹腔感染或出血患者，则可考虑手术治疗，手术方式可根据具体情况决定。恢复通畅引流、清除感染灶仍为手术的主要目的。

第八节　胆囊癌

在胆囊恶性肿瘤中，胆囊癌占首位，其他尚有肉瘤、类癌、原发性恶性黑色素瘤、巨细胞腺癌等。原发性胆囊癌临床上较为少见，根据国内报道仅占所有癌总数的1%左右。胆囊癌常与胆囊良性病变同时存在，最常见是与胆囊结石共存，结石的慢性刺激是重要的致病因素。

一、胆囊癌的治疗概况

1.手术治疗　早期胆囊癌的治疗以手术切除为首选方案。只要患者一般情况

允许，应尽可能争取手术切除的机会，并根据病理结果决定是否进行扩大的清除手术。一般认为，当病变累及胆囊肌层时，应该进行扩大清扫手术，包括切除胆囊床附近的肝组织及肝十二指肠韧带的软组织，并对引流胆囊区域的淋巴结进行清扫，当怀疑有肝外胆道受累时可以考虑行肝外胆管的切除。

对于晚期胆囊癌的治疗，则要具体情况具体分析，一般认为伴有淋巴结转移的患者进行扩大切除手术，其远期生存率无明显提高。

2.药物治疗　目前已知的化疗药物对胆囊癌的疗效均不理想，针对消化道肿瘤的药物可作选择参照。免疫增强类药物可作为胆囊癌的重要辅助治疗用药。

3.放射治疗　胆囊癌对放疗不甚敏感。针对局部残余，或复发的病灶，放疗可以控制其生长速度，相对延长患者的生存时间，属于姑息性治疗方式。

4.其他治疗　由于晚期患者的身体情况不是很好，手术、放化疗的方式都不宜进行，此时可选择中医中药调理，同时保持良好的心态，有助于增强患者与疾病斗争的信心，帮助提高生存质量。

5.并发症治疗　晚期胆囊癌患者可以出现各种各样的并发症，根据不同的并发症采取相应的治疗措施有助于提高生存质量及延长生存时间。

二、胆囊癌康复指导

研究表明[66]，无论是开腹的胆囊癌切除术或微创的腹腔镜胆囊癌切除术，予以较为系统全面的针对性护理康复有助于缩短胃肠道排气时间和首次下床活动时间，乃至于缩短住院时间，并能降低切口疼痛发生率，术后生理机能、躯体疼痛、总体健康、活力、社会职能及心理健康等评分也显著提高，围术期满意度评分也明显较高。说明科学合理的康复护理有利于患者术后恢复，降低不良反应的发生率，有效提高患者护理满意度，改善患者术后生活质量。

1.治疗前康复指导　进行术前、放化疗前宣教，告诉患者将面临的问题：如术后出现疼痛、恶心呕吐等并发症，术后卧床引起的下肢血栓、压疮等，手术全麻出现的并发症等。进行预防康复训练，如心肺功能锻炼、手术切口疼痛干预模拟、预防下肢血栓的踝泵训练等。

2.治疗期康复　主要有三种方案：

（1）物理治疗方案　包括镇痛、肺部通气、呼吸循环训练，踝泵训练及股四头肌训练，肢体动作训练。

（2）作业治疗方案　包括改善心理问题，鼓励患者与病友、家属交流、沟通；改善日常生活自理能力，如上下楼梯训练，洗漱、拿被训练等；提高社交能力训练；规范患者住院期间的生活习惯，制定严格的作息时间、娱乐时间、训练时间等。

（3）言语吞咽治疗康复方案　包括预防呼吸道感染、口腔护理、筛查营养指标、味觉训练、食欲干预等。

3.恢复期康复 旨在提高患者的生活质量，从身体机能状态、日常生活能力、社会关系、心理状态等方面反映。

（1）身心机能 保持均衡饮食、合理体重，定时、定量进食，不要暴饮暴食、偏食，要有计划地摄入营养和热量。米面不宜过精，适当多吃粗粮、玉米、豆类等杂粮，高纤维的饮食对胆囊癌患者是有利的。低脂肪饮食，常吃瘦肉、鸡蛋、酸奶，少吃盐腌、烟熏、火烤、烤糊焦化食物。多吃富含维生素的蔬菜和水果，如鲜猕猴桃、胡萝卜等。常吃含有抑制癌细胞的食物，如卷心菜、荠菜、蘑菇等，常吃干果类食物，如芝麻、南瓜子、花生等。

（2）日常锻炼 循序渐进，可以做户外有氧训练，提高胆囊癌患者的免疫能力、减轻术后恢复期的恶心、疲劳状态。运动方式的选择上可以结合自身喜好来定，如牵拉运动、散步、慢跑、太极拳、八段锦等均可。

（3）疼痛处理 按照医嘱服药，要学会做一些深呼吸训练，可以通过一些转移注意力的方法，还有中药调养也可以帮忙，必要时可以求助医生。

（4）情绪管理 胆囊癌会引起焦躁、抑郁、消极等负面情感，会降低免疫系统对肿瘤细胞的抵抗，要多与家人沟通，听听音乐，通过锻炼、饮食转移注意力。

（5）日常生活能力 保持良好的卫生习惯、确保充足睡眠、不要久坐，可以做一些简单的家务，利用一些康复辅助器具改善生活。可以定期做心理辅导、定期复查。

4.胆囊癌康复期饮食宜忌 胆囊癌患者都有不同程度的消化功能障碍，对于胆囊癌康复期患者来说，调理好饮食能降低肝胆系统的消化负担，有利于疾病的康复。

（1）胆囊癌康复期患者多吃的食物

①具有抗胆管癌作用的食物：鱼翅、鸡肫、荞麦、薏米、豆腐渣、猴头菇等。

②具有抗感染、抗癌作用的食物：荞麦、绿豆、油菜、香椿、芋头、葱白、苦瓜、百合、马兰头、地耳、鲤鱼、虾、泥鳅、海蜇、黄花鱼等。

③具有利胆通便作用的食物：羊蹄菜、牛蒡根、无花果、胡桃、芝麻、金针菜、海参等。

④刺激食欲的水果蔬菜，如杨梅、猕猴桃、山药、薏米、萝卜等。

（2）胆囊癌康复期患者忌食的食物

①动物脂肪及煎炸、油腻的食物，如肥肉、动物肝脏、丸子等。

②白酒及其他烈性酒。

③辣椒、胡椒等辛辣刺激性食物。

④霉变、烟熏、腌制的食物，如腊肠、红肠、腊肉、酸菜、泡菜等。

⑤坚硬、粗糙、黏滞不易消化的食物。

胆囊癌康复期患者饮食以清淡、易消化为主，尽量少食多餐，忌暴饮暴食、饮食过饱。

第九节　乳腺癌

乳腺癌是发生在乳腺腺上皮组织的恶性肿瘤，99%发生在女性，男性仅占1%。

乳腺并不是维持人体生命活动的重要器官，因此原位乳腺癌并不致命。但由于乳腺癌细胞丧失了正常细胞的特性，细胞之间连接松散，容易脱落，一旦发生脱落，游离的癌细胞可以随血液或淋巴液播散至全身，形成重要器官的转移比如肺、肝、脑的转移，就会损伤重要器官的功能，进而危及生命。目前，乳腺癌已成为威胁女性身心健康的最常见肿瘤。

全球乳腺癌发病率自20世纪70年代末开始一直呈上升趋势。据美国人统计，每8名妇女中就会有1人会患乳腺癌。中国不是乳腺癌高发的国家，但目前趋势来看不宜乐观。近年我国乳腺癌发病率的增长速度高出高发国家1~2个百分点，每年国家癌症中心和国家疾病预防控制局公布的乳腺癌发病数据显示，全国肿瘤登记地区乳腺癌发病率位居女性恶性肿瘤的第1位。不过，随着科技进步和医药学科的进一步发展，乳腺癌已经成为近年来治疗效果最好的恶性肿瘤之一，去年美国统计乳腺癌5年生存率已达到75%左右。

一、乳腺癌的治疗概况

1.乳腺癌的治疗方式　随着对乳腺癌生物学行为认识的不断深入，以及治疗理念的转变与更新，乳腺癌的治疗进入了综合治疗时代，形成了乳腺癌局部治疗与全身治疗并重的治疗模式。

临床上，医生会根据肿瘤的分期和患者的身体状况，酌情采用手术、放疗、化疗、内分泌治疗、生物靶向治疗及中医药辅助治疗等多种手段。

外科手术治疗，在乳腺癌的诊断、分期和综合治疗中发挥着重要作用。放疗是利用放射线破坏癌细胞的生长、繁殖，达到控制和消灭癌细胞的作用。手术、放疗均属于局部治疗。

化学治疗，是一种应用抗癌药物抑制癌细胞分裂、破坏癌细胞的治疗方法。内分泌治疗，是采用药物或去除内分泌腺体的方法，来调节机体内分泌功能，减少内分泌激素的分泌量，从而达到治疗乳腺癌的目的。

分子靶向治疗，是近年来最为活跃的研究领域之一，与化疗药物相比，是具有多环节作用机制的新型抗肿瘤治疗药。

中医治疗肿瘤强调调节与平衡的原则，恢复和增强机体内部的抗病能力，从而达到阴阳平衡治疗肿瘤的目的。

化疗、内分泌治疗、靶向治疗及中医药治疗，均属于全身治疗。治疗过程中医生会兼顾患者的局部治疗和全身治疗，对早、中期乳腺癌患者争取治愈，对晚期患者延长寿命，提高生活质量。

2.乳腺癌的外科手术治疗 乳腺癌的外科手术包括乳腺和腋窝淋巴结两部分。乳腺手术有保留乳房手术（保乳手术）和全乳房切除术。腋窝淋巴结手术有前哨淋巴结活检和腋窝淋巴结清扫。前哨淋巴结活检是只切除前哨淋巴结，经检测前哨淋巴结转移再进行腋窝淋巴结清扫，也有人称之为保腋窝手术。

保乳手术有严格的手术适应证，目前还做不到所有的乳腺癌患者都能进行保乳手术。对不适合保乳手术的乳腺癌患者还需要切除乳房，医生可以采用整形外科技术重建乳房。乳房重建可采用自体组织重建，也可采用假体重建。可以在切除肿瘤手术的同时进行乳房重建，也可在治疗结束后，各项复查结果正常时进行重建，一般而言进行乳房重建不会影响乳腺癌的整体治疗。

二、乳腺癌术后康复指导

乳腺癌的治疗期很长，手术、放化疗结束之后，还要进行5~10年的内分泌治疗，前期的手术、化疗是否规范，个人的抵抗力如何，辅助治疗是否起效，生活方式等，都会影响生存期。手术并不能包治百病，乳腺癌患者术后无论是在精神上还是身体上都需要加以留意，认真对待。

1.调整心理，恢复常态 乳房是女性性征的重要标志，而乳腺癌患者常需要将单侧或双侧乳房切除，这会对患者的心理产生明显的影响。乳腺癌患者往往从发现肿块、怀疑是乳腺癌，到切除乳房、做上放化疗治疗，有时只有短短的一段时间，几乎没有多余时间来自我调整心态。因此，当麻醉后醒来，有时候就像做了一场噩梦，短短1~2周术后修复后还必须面对后续的放化疗，患者很容易出现焦虑、担忧、自卑、抑郁等不良心理反应，甚至意志沮丧，情绪低落。若能及时给予患者心理护理，帮助患者克服不良心理反应，并重建自信，积极乐观面对生活，对于提高患者生活质量有重要意义[67]。

有些乳腺癌患者在经历了种种创伤事件后，反而会带来正向的积极改变，如她们会更加珍惜、感激生活，对人际关系有积极改变，甚至个人力量感增强等，获得了更为积极的生活期望，提高了生活质量，这就是积极心理学的研究热点之一"益处发现"。

益处发现是从逆境中获得益处，是个体积极应对外界不良环境所采取的认知适应的一种方式。研究发现，个性特征及情绪状态对癌症患者具有非常重要的意义，性格乐观开朗且能保持积极情绪状态的患者常常具有良好心态，从而从逆境中受益，也就是说患者的积极情绪越多其得到的益处也越多。

在心理学领域，积极情绪是一个包含着愉悦体验、面部和身体表情、评价，特别是行为计划和激活状态等多种成分的有意识的过程。自我效能感是行为自我控制感的重要元素，是个人行为执行的动机，决定人们活动的选择性和持续性，是个体应付各种不同环境的挑战或面对新事物时的一种总体性的自信心，是个体对自己是否有能力完成某一任务所进行的推测与判断。

研究发现[68]，经常参加医疗机构组织的康复活动及免费为患者提供的持续的心理、治疗、康复支持，这种获得抱团抗癌机会的患者，能够表现出更好的积极心理状况，能够得到更多的正向成长与改变。在集体度过了疾病恢复最痛苦的时期，回归到家庭和社会，在经历了创伤后，发现社会支持和社会资源可用，这使患者发现了更多的益处。患者患病后，以前的生活规律被改变，在死亡的威胁、放化疗的痛苦、身体出现缺陷等压力面前，患者开始关注周围的世界，并从患病的经历中发现了更多的益处，开始积极地改变与应对。相关性分析结果显示，康复期乳腺癌患者积极情绪、自我效能感与益处发现三者之间，存在显著的正相关。

因此，患病初期，患者要尽快学习适应患病后的生活，了解可能的后果。有的患者在很长一段时间内情绪仍处于忽高忽低不稳定的状态，这是很正常的，要允许患者表达自己的悲痛与愤怒。有时患者思想钻牛角尖："为什么我这样平时那么和善、容易相处的一个人就得了这个病？"甚至不时感到绝望。当患者心情不好时，可以允许患者适当发泄，甚至大哭一场，有利于情绪的调整。不必硬抱着"我不能成为一个懦弱的人"的想法，而强迫自己抑制悲伤、流泪，一定不要把不愉快的事闷在心里。

一般情况下，伤口愈合结痂后就可以允许沐浴，有利于恢复健康。若经历一阶段放化疗后，在皮肤伤口处有渗出等湿性反应时，要避免因沐浴污染创面。沐浴的水温不要超过37~38℃。肥皂或类似肥皂的东西会刺激皮肤，尤其是伤疤处及腋窝下的皮肤更为敏感，所以少用或不用为佳。

乳房全部切除后，患者有时会因此而感到自己残缺不全，心灵上蒙受刺激。手术这个事实已不能改变，但可通过做一些事情，恢复患者的自信心。譬如精心地美化自己的外表，可使人精神焕发，其中佩戴珠宝饰物、养花弄草、适当化妆，都是美化生活的一部分。选择配戴适合的乳房假体也会大大地增添患者的自信心，这在康复过程中会起到很好的作用。

得病后，要适时调整好自己的情绪，同时重新协调与周围，尤其是与家庭朋友的关系。可以适当参加一些如抗癌乐园等自助组织，任何时候自助组织都能根据需要及个人情况，提供忠告、信息、集体活动等。工作上，可以量力而行，可能的话换一个不太紧张的工作，也是有益的。

总之，要相信积极面对、提升自信与充分的自我效能感及将来的获益是密切相关的，自我效能感水平越高的患者对疾病的适应程度越高，对改善自己的健康行为更有信心，减轻了负性情绪的发生，提高了其生活质量，而最终获益也是必然的。

2.坚持术后康复锻炼 手术后，乳腺癌患者的患侧手臂会肿胀，患侧肩关节活动会有障碍，而放疗则会增加手臂水肿、肩关节活动障碍的可能，水肿会在术后的几个月，甚至几年内会反复出现，有效的解决办法是及早进行体育疗法，做患臂爬墙等伸展运动，伸展至痛的临界点，只要如此坚持，皮肤和关节的活动性可得到很大改善[69，70]。

放疗期间及放疗之后，也必须坚持每天锻炼，保证皮肤甚至整个肩部的皮肤活动性维持现状，或恢复到最佳状态。

事实上，懂得手臂肿胀的原因非常重要。手臂肿胀的原因，主要是手术中切除了乳腺、腋窝周围的淋巴结，导致淋巴管不够通畅，随着手臂运动增加、幅度增大，从身体甩向手臂的血流会较多，而淋巴回流受阻，因此手臂甩得越多的患者，手臂肿胀的机会越多[69]。因此，术侧手臂应以高举、促进淋巴回流来减轻症状，而不宜活动频繁，甚至经常做甩手的动作。

（1）为预防上肢水肿，建议采取如下措施。①不要手提或肩挑重物，尽量避免做需要手臂肌肉使大劲的活儿。②平时仍应经常活动手臂，也可做点家务活或适当的工作，但不宜动作过大过猛。③戴戒指、手镯、手表时，应尽量宽松些，不要让它们嵌进皮肤。还要注意避免手臂直接受热，譬如热水浴、用很热的水洗碟子、长时间的熨烫、长时间的日光浴等。④如果手或臂上负轻伤，应及时采取消毒措施，为避免不必要的伤口，通常应在健侧上肢采血、注射和输液。手术侧的上肢尽量不要注射药物，否则会增加这些部位充血的可能性。

只要坚持不懈地实施这些措施，会有满意的效果。只要坚持正确的锻炼和适当地注意手臂的休息，可使70%~80%的水肿手臂恢复原样。进一步的治疗方法是手臂戴上有弹性的绷带。

当然，合理的运动和锻炼不仅可以预防和处理术后患肢水肿、肩关节活动障碍，而且对癌因性疲乏、睡眠质量、术后疼痛等也有改善作用，如果能中西医结合治疗，效果会更好。

（2）推荐乳腺癌康复操，主要分为4个阶段[71]。

①第一阶段：以上肢运动为主，活动手指、肘关节和腕关节，避免肩关节外展，嘱患者禁用术侧肢体进行躯体支持，做拉伸运动幅度不宜过大。先练握拳、挤压小海绵等运动，以后做屈肘运动。

②第二阶段：大约在术后1~2周，主要活动肩关节，防止出现粘连。先做耸肩和旋肩运动，后活动颈部。

③第三阶段：大约在术后1~3个月内，是患者锻炼运动的黄金时段，如果患者在这段时间内养成规律锻炼的习惯，可有效防止出现肩关节组织收缩对运动产生的不利影响。先做双肩背伸运动和身体旋转、甩手等动作，然后适当做扩胸

运动。

④第四阶段：大约在术后3个月以上，主要锻炼上肢力量，达到全身康复的目的。通过每天按时锻炼康复操，可以对康复治疗起到促进作用。

3. 术后继续治疗问题 手术不可能绝对肯定地彻底清除癌细胞，所以还应积极地进行术后继续治疗，至于要采取哪些治疗方式以及其中的利弊关系，应请有经验的肿瘤专科医生来帮助决定你的治疗方案。

（1）化疗 乳腺癌常用的化疗药物大约有10余种。这些药物注入身体后，能向身上各处的肿瘤细胞进攻，起到全身治疗的作用。但是，目前尚无只扼杀肿瘤细胞不杀伤正常细胞的化疗药，所以在消灭癌细胞的同时，也破坏正常身体组织，尤其是那些生长快的组织。例如：骨髓造血功能暂时性损伤，导致白细胞和血小板减少，因此有出现感染和出血的风险；有的化疗药会使头发脱落；口腔黏膜和泌尿系统的黏膜，会出现不同程度的炎症；而恶心呕吐是化疗最常见的副作用。

由于每个人对化疗药物的反应差别较大，尽管用同一种药，有的患者反应很厉害，有的则反应很轻，各人的耐药能力各不相同。一般而言，这些化疗反应均是暂时的，而且现在也有很好的保护预防方法，一旦化疗结束后，血细胞的数量会恢复到正常值，大多数的不舒服感均消失，头发也会逐渐长出来，有的甚至比原来长得还好。当然，如果化疗反应很强烈，中医学也有很多很好的办法，有的可以调理脾胃，促进食欲；有的可以促进骨髓造血，提高红白细胞、血小板，减轻骨髓抑制；有的可以疏风通络、养血祛风，减轻神经毒副作用；有的可以和胃降逆、预防和减轻呕吐；有的可以养血安神，促进睡眠；有的可以润肠通便，有的可以涩肠止泻，对胃肠功能紊乱有很好疗效。总之，中药抗肿瘤作用可能不那么强，但是养身体、助健康，是其不可替代的长处[72]。

（2）放疗 对于切除乳房肿块的妇女，为消灭可能残留在胸壁、淋巴结的癌细胞，需要术后进行放射治疗。有经验的专科医生会针对每个患者的具体病情，做到单独选择射线种类、射线的剂量以及放射面积等。为不使皮肤增加不必要的负担，放射部位不要冲洗。必要时，可在主管放疗医生的指导下，小心地在皮肤上涂些可以完全吸收的药膏。为了保护放疗区的皮肤，贴身应穿柔软的棉质T恤或短袖的汗衫。若接缝处摩擦皮肤可将它们翻过来穿。同样，放疗的皮肤和脏器损伤，可以用中医药来促进修复[73]。古代中医药在伤科、疮疡方面就有很多治疗经验，如中医的拔毒祛腐、生肌长肉等方法。

（3）内分泌治疗 作为雌激素受体阳性（即ER+）乳腺癌患者术后预防复发转移的辅助治疗，及复发转移后的解救治疗，内分泌治疗可以说非常重要。它对正常细胞影响小，相比化疗副作用要小得多，只要病例选择得当，疗效不比化疗差。起效一般需要2~8周，而一旦有效，维持时间会比较长。治疗费用也比较低，而且毒副作用较轻较少，不需要升白、止吐等治疗，患者接受度很好。所以，很多医生都会建议ER（+）患者做内分泌治疗，例如最常用的抗雌激素药他莫昔芬（三苯氧胺）、戈舍瑞林、亮丙瑞林等。值得注意的是，并不是所有乳腺癌患者都适合，有些患者服用后效果并不好。因此，在进行内分泌治疗时，必须要有丰富经验的肿瘤专科医生来确定治疗方案。

4. 术后复查 要按时请肿瘤专科医生指导复查，一般术后2~3年内每隔3个月检查一次，此后可以每隔6个月检查一次。检查项目首先需要医生查体，对患侧、对侧乳房，以及腋窝、锁骨上的淋巴结进行触诊。根据不同的病情，有的患者还要进行胸部CT、腹部B超、骨扫描检查。根据上述各项检查的结果，再决定是否有必要做进一步检查。

5. 辅助用药和合理膳食 至今，能保证癌症治愈的药物并不存在，疗效的好坏受各种因素的影响，往往主要取决于发现时间的早晚、治疗是否及时和科学、是否保质保量完成应该接受的正规治疗、是否尽快恢复并保持良好的精神状态、饮食习惯是否合理、情绪是否饱满和正能量等等。

一般而言，患者应多吃新鲜的水果、蔬菜、奶制品以及易消化的各种肉类。对含有大量的糖、脂肪的食品应尽量少吃，少饮咖啡、红茶和含酒精的饮料。尽管没有直接证据表明不良的饮食习惯会加快乳腺癌病情的发展，但是合理膳食对提高体质、增强免疫力、提高生活质量、对治疗有很好的配合度和完成质量等等都是很有好处的。

6. 术后最常见并发症的处理 乳腺癌的手术不仅要去除乳房病灶，还可能会去除乳房及其周边的部分组织以防止有潜在的威胁。如果确认引流淋巴结有转移，也要把这些淋巴结清除干净，这是手术的必要。

但是如果手术去除了乳房、切掉了周边的引流淋巴结，那么原来淋巴回流的畅通渠道就不存在了，自然会造成淋巴回流的障碍。但是这种障碍在每个人身上都可能不同：有的可能很快建立起新的回流渠道，也有可能建立不起来或建立得很慢，这跟患者本身局部的解剖、年龄、疾病情况、手术范围及其后续治疗比如放疗等有很大的关系。

如果属于乳腺癌早期，没有淋巴结转移，可能手术对于淋巴结的清扫和淋巴管的破坏会相对较轻。如果病期比较晚，淋巴结转移比较多，淋巴网非常丰富，那么术后造成淋巴水肿的机会就会大大增加。

不同的手术方式造成淋巴水肿的风险是不一样的。Ⅰ、Ⅱ期的符合保乳手术标准的早期患者，她们能够保留乳房的概率可能在25%~30%。也就是说，即使是早期患者，也大概有70%的手术是需要去掉乳房的。至于腋窝淋巴结，实际上只要术前诊断无腋窝淋巴结转移，并在术中进行前哨淋巴结活检病理证实无淋巴结转移，就可以不进行腋窝淋巴结清扫。

最可能发生淋巴水肿的，就是那些淋巴结转移比较多，需要术后区域性放疗的患者。这些患者本身淋巴结清扫比较彻底，而术后又需要放疗，使得局部淋巴管再次受到放疗照射而萎缩塌陷，回流渠道更加不畅。当然，也有很多患者侧支循环建立得非常好，并不水肿的情况。

上肢水肿的另一方面原因，还与术后患者患侧上肢功能的锻炼、康复有关。合理的肢体活动，还能促进淋巴回流。如果不懂得这是淋巴回流受阻引起的，使劲运动促使供血增多，反而回流负担加大，可能更加重肿胀。不过，总体来看水肿毕竟是少数的情况。

一般来说，上肢水肿分为术后近期的上肢水肿和术后远期的上肢水肿。如果手术后很快就出现上肢水肿，多半跟术后近期的康复指导有关系，这些患者通过及时的康复锻炼和上肢功能恢复，水肿消退的可能性还是非常大的。病期比较早、手术操作比较熟练，近期水肿其实并不多见，一般大型医院都会有一定的康复指导的训练，所以出现近期水肿的概率比较低。随着我国疾病筛查体系的健全，早期乳腺癌患者发现得越来越多，患者生存时间也越来越长，两三年没有复发转移，患者可能觉得痊愈了，就不再重视上肢功能的问题。这种情况下，患者往往用患侧上肢做了一些承受不了的运动，比如持重物或干重活，逐渐地会造成这一侧上肢水肿，在复查当中会发现患者的胳膊越来越粗，这就是远期水肿。但总的来说，现在手术是非常完善的，如果注意康复锻炼，而且病期又不是很晚，水肿发生率是非常低的。

上肢水肿的早期，有时还看不出来，一般是感到上肢撑胀、变粗、变重，紧接着可能发展非常快，可以明显看出与对侧相比又粗又肿。那么就要做到及时保护好，然后首先去咨询医生，这样能更好消除引起水肿的原因，迅速得到康复。

很多患者手术康复之后，希望能够加强运动，促进肢体功能康复。对普通老百姓而言，晚上遛弯儿是一个很主要的锻炼。但是对于乳腺癌术后的患者就不一定合适，因为遛弯儿的时候胳膊是下垂的，有些人还爱使劲甩胳膊，这个时候，在重力的作用下，肢体血液供应会向肢体远端增加，那么"去"是去的，但是"回"却不一定能很容易回了，因为淋巴回流通道不畅通，就会加剧肢体的水肿问题。很多人正是因为遛弯儿，把胳膊给遛肿了，回来还纳闷儿："怎么越锻炼越不行？"

在此建议：游泳是一种比较好的锻炼方式。当然，患者可能觉得自己少一个乳房，就不愿意去公共场所，但还是希望患者能够正确地面对，而且可以配义乳做乳房重建，穿上合适的游泳衣并不会影响美观。运动时，只要上肢是水平的，就不会受到太大影响了。另外一种锻炼，就是"举高高"，是指平时多把患肢向上举，通过重力作用自然促进液体回流。

那么患者能不能走路？可以肯定回答，能走路！但是建议走一段时间要停下来休息，散步半个小时回来要躺半个小时或者"举高高"半小时。总之，要注意保护上肢，这一点是特别要与乳腺癌患者强调的。

第十节 宫颈癌

宫颈癌是最常见的妇科恶性肿瘤。原位癌高发年龄为30~35岁，浸润癌为45~55岁，但近年来其发病有年轻化的趋势。宫颈细胞学筛查的普遍应用，使宫颈癌和癌前病变得以早期发现和治疗，宫颈癌的发病率和死亡率已有明显下降。

宫颈癌病因可能与以下因素相关：

（1）病毒感染 高危型HPV持续感染，是宫颈癌的主要危险因素。目前认为，90%以上的宫颈癌伴有高危型HPV感染。

（2）性行为及分娩次数 多个性伴侣、初次性生活＜16岁、初产年龄小、多孕多产等因素，与宫颈癌发生密切相关。

（3）其他生物学因素 沙眼衣原体、单纯疱疹病毒Ⅱ型、滴虫等病原体的感染，在高危HPV感染导致宫颈癌的发病过程中有协同作用。

（4）其他行为因素 吸烟作为HPV感染的协同因素，可以增加子宫颈癌的患病风险。另外，营养不良、卫生条件差也可影响疾病的发生。

一、宫颈癌的治疗概况

根据宫颈癌临床分期、患者年龄、生育要求、全身状况及医疗技术水平、设备条件等综合考虑，制定适当的个体化治疗方案。目前治疗仍采用以手术和放疗为主、化疗为辅的综合治疗方案。

1.手术治疗 手术主要用于早期宫颈癌患者。常用术式有：①全子宫切除术；②次广泛全子宫切除术及盆腔淋巴结清扫术；③广泛全子宫切除术及盆腔淋巴结清扫术；④腹主动脉旁淋巴切除或取样。年轻患者卵巢正常可保留。对要求保留生育功能的年轻患者，属于特别早期的可行宫颈锥形切除术或根治性宫颈切除术。根据患者不同分期选用不同的术式。

2.放射治疗 适用于：①中晚期患者；②全身情况不适宜手术的早期患者；③宫颈大块病灶的术前放疗；④手术治疗后病理检查发现有高危因素的辅助治疗。

3.化疗 主要用于晚期或复发转移的患者，近年来也有采用手术联合术前新辅助化疗来缩小肿瘤病灶及控制亚临床转移，也用于放疗增敏。常用化疗药物有顺铂、卡铂、紫杉醇、氟尿嘧啶等。

二、宫颈癌手术康复指导

（一）术后心理康复指导

研究表明[74]，对宫颈癌术后的患者增加心理康复护理，对于其整体功能、躯体功能、角色功能、情绪功能、认知功能、社会功能等的评分都有显著改善，增加心理护理能够显著提高宫颈癌术后患者的生存质量效应指标，并明显降低由于各种原因所致的心理焦虑。

（二）术中并发症预防与处理

广泛性全子宫＋双附件切除和盆腔淋巴结清除术是治疗早期宫颈浸润癌的标准术式。由于手术范围广，涉及髂血管、膀胱、输尿管和肠道等诸多盆腔重要脏器，创面较大，还必须切除大部分子宫主骶韧带和部分阴道及盆腔淋巴结，因此常会出现各种并发症。

充分认识和掌握这些并发症的发生发展规律和预防与处理措施，是提高宫颈癌手术治愈率和减少手术并发症的关键问题。中西医结合处理围手术期的康复问题，将会有更好效果[75]。

1.术中出血　术中出血的原因：①清扫盆腔淋巴结时，由于操作不慎直接损伤动脉或静脉；②分离主韧带或游离输尿管隧道时导致盆底静脉丛出血。

术中出血的预防与处理的方法：损伤大血管时，在看清出血点后直接缝扎或结扎止血，损伤盆底静脉丛难以钳夹止血时，最好的办法是用纱布垫压止血，待一段时间后再缝扎止血。可采用双侧髂内动脉结扎术或腹主动脉暂时阻断法控制局部出血量，再寻找出血点，准确钳夹，缝扎或结扎。

2.脏器损伤　常见的损伤部位依次是膀胱、输尿管和直肠。

（1）膀胱损伤　最易损伤的部位是膀胱三角区，在宫颈前方分离膀胱时，使用钝性或锐性分离均可能会损伤膀胱。膀胱损伤高危因素：剖宫产术后、宫颈锥切术后、阴道前壁修补术后、宫颈前壁病灶浸润明显等。

处理的方法：如果膀胱损伤表浅可用可吸收线行间断缝合；如膀胱已破裂，应仔细辨认破裂的边缘及输尿管的位置，然后分两层用可吸收线连续或间断缝合；如果膀胱破裂口不齐，损伤严重，应将其修整后再行缝合术。术后留置导尿管持续引流7~10天，术后放置盆腔引流管，并使用预防性抗生素。

（2）输尿管损伤　最容易损伤的部位：①腹主动脉旁淋巴结切除时，容易损伤输尿管上段；②结扎骨盆漏斗韧带或行盆腔淋巴结切除时，容易在骨盆入口边缘损伤输尿管；③分离子宫动脉及钳夹主韧带和宫骶韧带时，或在打开输尿管隧道时容易损伤输尿管盆腔段；④有盆腔放疗史者，输尿管损伤的危险性会明显增加。

预防与处理的方法：在钳夹和缝扎时疑损伤输尿管者，应立即减压，并仔细检查。若未发现明显损伤，可将输尿管放置一边，等手术结束时再次检查。若输尿管仍保持正常蠕动，无明显的狭窄和扩张，可放心地将输尿管放回原位。如果某一段输尿管已丧失功能或明显损伤，应该切除此段输尿管，然后放置输尿管导管作为支架以利愈合。如果损伤在子宫动脉平面以上，可行输尿管吻合术。如果损伤部位在子宫动脉以下或离膀胱很近，应该行输尿管膀胱再植术。

（3）直肠损伤 预防与处理的方法：术中对直肠操作时要小心，关腹要仔细检查，及时发现肠道损伤，并做适当的处理。如果损伤仅仅是直肠浆肌层，可用细丝线间断缝合浆肌层，加固薄弱层。若发现肠道已完全破损，黏膜已翻出或有粪便或肠液流出，应立即用干净纱布垫保护腹部切口和破口周围的组织，然后用细丝线间断缝合肠道破口。缝合时应注意勿使肠腔过度狭窄。如果肠道破口很大，或肿瘤已侵及肠黏膜，最好行肠切除及吻合术，必要时做结肠造瘘术。

（三）术后并发症预防与处理

1.输尿管瘘和膀胱阴道瘘 输尿管瘘为手术损伤或缺血坏死所致，为宫颈癌根治性手术较常见的术后并发症。近年来由于手术方法的改进，损伤性尿瘘已明显减少。

输尿管瘘的临床表现取决于损伤类型。主要症状为术后不久或术后14天左右出现阴道持续性溢尿或阴道流水。尿瘘出现前往往先有发热和腹痛，典型的输尿管瘘于术后7～10天即出现阴道流水。输尿管瘘管多位于阴道残端侧角。

膀胱瘘和输尿管瘘的鉴别：先用干纱布填塞阴道，然后膀胱内注入美蓝溶液。如阴道内纱布蓝染则提示膀胱瘘，如阴道内纱布未染蓝，则应静脉注射靛卡红，如阴道内纱布红染则提示输尿管瘘。必要时可行静脉肾盂造影或膀胱镜检查加逆行肾盂造影，可获得更为完全的信息，并可同时行输尿管插管。

预防与处理的方法：①积极防治后腹膜血肿、淋巴囊肿和感染。②较小的早期输尿管瘘，可通过膀胱镜放置输尿管导管持续引流10～15天，让其自行愈合，多数输尿管插管者可望在14～21天愈合。③较大的或晚期的输尿管瘘需行手术修补。手术时间和方式的选择取决于患者的一般情况。保护肾脏的功能应放首位。一旦患者情况允许手术，瘘管口周围组织良好，应尽早施行经腹腔输尿管瘘修补术。手术的时间应选择在瘘孔组织炎症消失、周围瘢痕软化、瘘孔不再缩小时施行，其间多需2～3个月。修补的途径可经阴道、腹腔或膀胱进行或联合修补。术后需应用预防性抗生素、雌激素，并持续导尿。

2.膀胱功能障碍 泌尿道和膀胱功能障碍常见于张力性尿失禁、膀胱膨出、尿道缩短、排尿困难、尿潴留、尿感消失、逼尿肌麻痹等，科学合理的、中西医结合的康复治疗对于膀胱功能修复具有明显疗效[76]。

膀胱功能障碍发生的主要原因：①手术损伤双侧支配膀胱和尿道的交感和副交感神经所致；②子宫切除失去对膀胱颈的支撑作用和膀胱过度伸张。

预防与处理的方法：①切除子宫主骶韧带的多少与膀胱功能恢复成正比；②造成尿潴留的主要原因是过深地分离直肠及膀胱侧窝，过深地切除骶韧带，导致支配膀胱的神经损伤。所以为防止尿潴留的发生，术者首先应根据宫颈癌的不同期别在术中确定相应的切除范围，既保证切除病灶的彻底性和提高疗效，又降低尿潴留的发生率。

此外，术后应留置尿管7~8天，间断开放1~2天，机械性地充盈–排空刺激膀胱，在术后8~10天拔除尿管，若残余尿超过100ml则继续留置尿管，每周更换导尿管，如切除范围过广可延长至4~6周。另外，研究表明，间歇导尿在宫颈癌根治术后患者膀胱功能康复及预防泌尿系感染中也能起到很好的作用[77]。

采取多种措施有效地预防和控制感染，加强膀胱肌肉收缩力、镇静、解痉，降低膀胱张力。

3.尿潴留的治疗　保留导尿、间断开放1~2天，机械性地充盈–排空刺激膀胱，自动排尿后测膀胱残余尿。若残余尿＜100ml，应去掉导尿管；若残余尿≥100ml，继续留置尿管2~5天，再测残余尿直至排尿恢复。

可预防性使用抗生素，口服尿道消炎药物如氧氟沙星等，也可以肌内注射新斯的明0.5mg qd至排尿恢复；或给予热敷和（或）微波理疗等。但不建议长期口服某种抗生素，以免发生耐药。也可以寻求中医药调理。

4.盆腔淋巴囊肿　盆腔淋巴囊肿是子宫颈癌根治术后比较常见的并发症之一。发生率各家报道不一，约在9.1%~20.7%之间。

形成的原因与临床表现：髂总、髂外、闭孔及深腹股沟淋巴组织清除后，特别是锐性剪剥，淋巴管残端未结扎或结扎不彻底，回流的淋巴液潴留于腹膜后，形成大小不等，边界清晰的包块。

淋巴囊肿一般在术后5~7天开始形成，症状为下腹部局限性隐痛，或自己扪及大小不等的肿块。淋巴囊肿大多边界清晰、局部压痛，囊肿合并感染时，则伴有发热和局部疼痛加剧。

预防与处理的方法：①按盆腔淋巴系统解剖特点，清除髂外和闭孔区淋巴结时，必须彻底结扎腹股沟上部髂外区和闭孔神经上缘闭孔区的脂肪淋巴组织。②在盆腔两侧，包括髂外和闭孔窝应各置负压引流管一根，腹膜外穿出至两侧下腹部，持续负压吸引，术后48~72h后方可拔除负压引流管。

发生囊肿区域也可用大黄、芒硝等清热解毒、祛湿之品湿敷以及针灸和理疗等。如果合并感染，则应加强抗生素的使用。个别囊肿较大，可在严格消毒下作囊肿穿刺吸取。

5.术后感染　由于术后常规应用抗生素预防感染，现在感染发生率已明显下降。

术后感染相关因素包括：①患者的机体因素：高龄、肥胖、营养不良、化疗和放疗史及免疫力低下等。②肿瘤患者常伴有阴道菌群的改变和潜在的感染。③与手术有关的危险因素：静脉通道、气管插管、保留尿管、较大范围的解剖和分离的操作、较长的手术时间、较多的组织损伤和失血、术后较多的死腔等。

术后感染的病原菌主要是来自阴道和肠道的菌群。多为混合感染，包括厌氧菌如消化链球菌、消化球菌及类杆菌，需氧菌如链球菌、肠球菌、葡萄球菌及大肠埃希菌等，而且多对抗生素耐药。

术后感染的类型：①手术部位的感染，包括伤口感染和盆腔感染；②术后其他感染，包括泌尿道感染、肺部感染与静脉导管有关的感染、败血症及伪膜性肠炎。

预防与处理方法：①术前应纠正贫血和其他营养障碍，缩短术前住院时间；②术中尽量减少组织坏死，尽量用剪刀分离，不要用电刀分离，轻柔牵拉组织，止血彻底，少用电凝止血，减少出血，出血较多和创伤较大者应放置引流；③术后及时除去引流管、尿管，尽早下床活动；④抗生素治疗：选用对感染病菌有效的抗生素，同时注意药物的耐药性。

6.深部静脉栓塞 深部静脉栓塞是手术后较为严重的并发症之一，其发生率可达25%，并可继发肺栓塞、心肌梗死、脑梗死等，极易危及患者生命，应积极防治。

深部静脉栓塞症状和体征多于住院期间出现，典型表现为单侧下肢水肿、肿胀和疼痛，并伴有长期低热，也可于出院后才逐渐出现静脉栓塞和肺栓塞。

预防与处理的方法：临床诊断非常困难。一旦考虑可能有深部静脉血栓形成，应积极检查确诊或排除。多普勒超声和静脉体积描记法是最常用的确诊手段。放射性纤维蛋白原吸收检测是国外近年来的一项新技术，对深静脉血栓形成的诊断较为敏感和特异。

一旦明确诊断，立即给予肝素抗凝治疗。并根据凝血酶时间调整肝素剂量，一般将肝素调至两倍凝血酶时间为准，患者卧床休息10天后方可下地活动，而不宜行溶血栓治疗和血栓切除术。

7.术后或放疗后腿肿 有些宫颈癌患者经过手术治疗或放疗后，发现会阴部或一侧大腿根部开始肿胀，并逐渐加重，给患者带来较大的困扰。这是怎么回事？

这要从人体的循环系统说起，一是血液循环，一是淋巴液循环。淋巴液循环的特点是循环速度较慢，由下肢开始向上，最后汇聚到颈部，然后进入静脉系统回流心脏。而腿部肿胀其实就是循环不畅、体液回流不充分导致，根据人体解剖特点，无外乎血液循环受阻或淋巴液循环受阻两种情况。

首先是血液循环受阻，有两个可能。①血栓：多发生在术后。此时血液处于高凝状态，易形成栓塞，将静脉堵塞引起腿部肿胀，有时伴有下肢疼痛。但它的特点是与手术关系较密切，进展迅速。经过B超检查一般能够确诊。及时针对性处理就会迅速好转。②局部复发：局部复发形成肿块后，压迫周围静脉，导致循环不畅，出现腿肿。特点是腿肿发生较缓慢，常伴有臀部疼痛，有时在体检时可扪及腹股沟或盆腔内肿块。如果发现由于此原因导致的腿肿，需行针对性抗肿瘤治疗才可好转。

其次是淋巴液循环受阻。经过淋巴结清扫手术后，盆腔内的淋巴管回流通道被毁损，放疗也能达到相同效果。此时淋巴液回流受阻，难以顺畅回流，就会形成淋巴囊肿或直接在组织间隙积聚。

淋巴液在组织间隙产生积聚，其表现就是组织水肿，一般从会阴、阴阜开始，逐渐向下蔓延，如无处理最后可蔓延到脚踝部，结果是一侧裤子或鞋子穿不下，走路受到影响、迈不开步，苦不堪言。这种水肿往往张力较大，属非指凹性水肿，与心源性水肿和肾脏疾病所引起的下肢水肿比较好鉴别。

一旦发生这种肿胀，首先做超声检查排除复发（浅表淋巴结超声、盆腔超声）或血栓（深静脉超声），如确诊是淋巴回流障碍，可及时穿着防治静脉曲张的长筒袜，白天工作时穿着，睡觉时脱下，将患肢抬高，慢慢可以缓解。还可予以通络活血、利水消肿的中药，减轻症状。

综上，如果发生下肢肿胀，多由于血栓、复发、淋巴回流障碍引起，请及时就医、细心甄别、分类处理。

（四）放疗后急性放射性肠炎的处理

1.一般治疗 包括心理治疗和饮食指导。详细向患者说明急性放射性肠炎属于常见放射治疗毒副反应，不必过分紧张，应保持良好的心态并积极配合治疗，很快可治愈。急性期应卧床休息。饮食以无刺激、易消化、营养丰富、多次少餐为原则。限制纤维素摄入。

2.药物治疗 ①收敛解痉：口服黄连素、氟哌酸、颠茄合剂、思密达，复方樟脑酊、阿司匹林可有效地控制放射性肠炎的早期腹泻。中药可以通过清热利湿止泻、健脾补肾止泻等等方法分类处理，临床最常用外用药包括康复新洗液等[78]。

3.保留灌肠 ①琥珀酰氢化可的松50mg加200ml温盐水保留灌肠，特别是里急后重者有效。②自行配制灌肠混合溶液（庆大霉素16万U+地塞米松5mg+蒙脱石6mg+维生素B_{12} 6g+2%利多卡因5ml+云南白药适量+生理盐水100ml）[79]。灌肠方法：大便排空后取左侧卧位，先用石蜡油充分涂抹导尿管（14#/16#），然后缓慢地将导尿管插入肛门10cm左右，再将思密达–金因肽混合液抽吸到60ml注射器缓慢注入直肠后拔出导尿管并轻揉肛门4~5min。嘱患者垫高臀部，分别俯卧、左右侧卧和仰卧位，让混合液充分黏附于直肠黏膜并尽量延长药物在直肠内的时间，每日一次，10~20天/疗程，共2个疗程。

保留灌肠注意事项：①尽量排空大小便保持肠道清洁，减轻腹压以利于药物的保留和吸收；②插管时动作要轻柔、液体量不宜太多、注药速度不宜太快，否则会加重对直肠黏膜的刺激导致保留灌肠失败；③导尿管插入肛门不宜太深或太浅，一般在10cm左右，这样才有利药液覆盖整个直肠黏膜；④药液保留时间越长越好，有报道灌肠液保留时间2h以上才能达到疗效，6h以上疗效最好；⑤由于直肠前壁紧贴阴道后壁，晚期宫颈癌肿瘤也容易侵及阴道后壁和直肠前壁，腔内放疗时此处的照射剂量相对较大等原因，所以直肠前壁的放射损伤往往较重，因此应尽量延长俯卧位时间让灌肠液尽可能长时间地覆盖直肠前壁黏膜。

4. 静脉高营养治疗 腹泻严重者可采用静脉高营养疗法。由于在放射性肠炎发生和发展过程中易造成摄入不足、营养不良等，可依据具体情况酌情给予能量合剂、氨基酸、脂肪乳剂、人体白蛋白、多种维生素等。

5. 抗感染治疗 有继发性感染时，需加用抗生素治疗。

（五）放疗后急性放射性皮炎的预防和处理

宫颈癌放射治疗一般在照射1/3剂量后，照射区域就可以出现皮肤红斑，有色素沉着和干性皮炎，尤其会阴部、腹股沟区、肛周等区域最为严重。

随着累积剂量的增加，上述部位反应加重，则可发生严重的湿性反应，若在早期不及时预防和处理，一旦形成溃疡和感染，可影响整个放射治疗进程，甚至中断治疗。晚期还会出现照射区域皮肤经久不愈，以及皮肤肌肉纤维化，将给患者造成极大痛苦。

处理方法：用维生素 B_{12} 混合液（维生素 B_{12} 500μg×20支+0.9%生理盐水250ml+庆大霉素48万U+地塞米松20mg）纱布浸湿外敷，15~20min/次，2~3次/日，7天为一疗程，连用4个疗程。

注意事项：①放射性皮肤损伤重在早期防治，即出现I级放射性反应时就应积极预防和治疗；②选药上，除针对降低放射性损伤和促进细胞再生和修复的药物外，还要适当选用消炎、抗菌药物；③由于放射损伤造成皮肤对药物吸收困难，所以应尽量选用容易吸收的药物；④用药方式最好采用持续湿敷，使损伤的皮肤接触药物时间长，有利于药物吸收；⑤患者应注意休息，避免因剧烈活动使受损皮肤受摩擦而加重损伤；⑥注意局部卫生，避免用热水、刺激性药物等擦洗和外涂；⑦保持局部干燥，穿着透气性好，柔软宽松的棉质内衣、内裤，尽量避免不必要的摩擦。

在放射性皮炎等处理上，中医药也有很好的治疗经验。首先这种皮肤损伤是由于放射线引起，在本质上跟烧烫伤是一样的，属于热毒灼伤；其次皮肤红肿溃烂之类的疾病，属于热毒疮疡，除了清热解毒之外，还有活血通络、生肌长肉的办法，可以促进局部循环的改善和肌肤的重新生长。研究报道，康复新洗液外用对放射性皮肤损伤也有一定修复作用[80]。

（六）放疗后急性放射性膀胱炎的处理

宫颈癌放射治疗，膀胱是不可避免地受照射器官之一。膀胱黏膜的放射敏感性虽然低于肠道黏膜，但经大剂量照射后，放射性膀胱炎仍难免，发生率为2.4%~5.6%。放射性膀胱炎的发生与放射总剂量、放射治疗技术及个体放射敏感性差异有关。

放射性膀胱炎主要是放射线引起的血管损伤、小血管闭塞、黏膜充血水肿以致形成溃疡，周围有明显水肿，常合并感染、出血甚至可引起尿频、尿失禁，且容易合并感染。

临床分级：①轻度：仅有轻度症状及体征，如尿急、尿频、尿痛等。膀胱镜检查，可见黏膜混浊、充血、水肿。②中度：除上述症状外，尚有膀胱黏膜毛细血管扩张性血尿，可反复发作。膀胱镜检查，可见黏膜水肿，相当范围的纤维膜、毛细血管扩张，可伴有溃疡出现，病变常在膀胱三角区后壁及输尿管间的皱褶处。③重度：膀胱阴道瘘形成。

治疗方法：①一般治疗：对轻、中度急性放射性膀胱炎，主要采用保守疗法，如抗生素消炎、止血及对症治疗，以缓解膀胱刺激症状。②局部治疗：常用药物膀胱冲洗，如凝血酶、颠茄酊、庆大霉素、维生素B_{12}、地塞米松等加生理盐水至30ml，每日膀胱灌注2次。

中医认为膀胱炎有尿频、尿急、尿痛等膀胱刺激征，属中医"淋证"范畴，予以清热解毒、凉血止血、利湿消肿等治疗，往往可以迅速改善症状，提高生活质量。

此外，放疗对患者性功能也有一定影响，可以通过生理及心理护理提高宫颈癌术后及放疗后患者的性生活质量，心理护理应贯穿于术后及放疗后性功能康复的全过程[81]。

三、宫颈癌同步放化疗中的康复指导

1.心理引导和健康教育 宫颈癌的主要治疗方法除了手术和放疗，还有化疗；而且放化疗同步治疗具有更好的疗效。

宫颈癌患者同步放化疗不仅能够充分发挥化疗和放疗的抗肿瘤协同作用，而且还能预防肿瘤细胞耐药基因的表达，降低疾病的转移率。但宫颈癌患者同步放化疗的治疗周期较长，所承受的痛苦较大，容易出现心理健康问题。健康教育是引导患者健康康复、打造和谐医患关系的关键。

宫颈癌患者在接受放化疗的时候需要承受心理和身体的双重打击，在缺乏专业知识的情况下，对自己的身体情况和心理变化往往会产生恐惧心理，不利于治疗工作的开展。针对这个问题需要医护人员加强对健康教育的关注，在宫颈癌治疗的过程中确保健康教育的完整性、连续性，在向患者及其家属普及宫颈癌相关知识的同时，应确保治疗后期康复护理工作的安全，提升工作效率。

除此之外，健康教育能提升患者及其家属对康复护理的满意度。通过有效开

展宫颈癌放化疗健康教育，能加强医护人员和患者的沟通交流，帮助患者掌握更多宫颈癌治疗、护理、康复有关的知识，增强患者对医护人员的信任，进而提升宫颈癌放化疗治疗效果[82]。

同步放化疗是在不间断放疗的同时进行化疗，在这个过程中会出现一些不良反应，不利于患者身心健康发展。健康教育能够帮助患者从被动接受治疗转变为主动采取有效预防疾病的健康行为，增强患者的健康意识，规范宫颈癌放化疗护理工作的开展。

2.营养支持 研究表明[83]，对宫颈癌患者同步放化疗期间进行充分的营养干预，有助于维持患者血常规，减轻骨髓抑制，减少治疗中断次数及不良反应发生率。

四、宫颈癌随访指导

恶性肿瘤患者完成治疗后，应定期随访，患者要定期到医院就诊，这是十分重要、不可忽视的问题，因为随访可以在早期或更早地发现复发，从而及时地治疗。另外，还可对患者恢复过程中出现的异常情况进行指导和及时处理。当然，随访并不能预防肿瘤的复发。

随访时，最好是由住院治疗的主治医生诊断，因为通常情况下主治医生更了解患者的病情，较其他医生更有针对性。

复查时的内容通常包括妇科检查（特别是三合诊检查）、盆腔彩超，还应定期行肝胆胰脾肾等器官的超声检查、胸片等，必要时行CT、MRI等检查以及其他某些特殊检查如PET等，还要依据具体病情行相关的必要检查。

除上述所说的检查外，定期TCT等液基细胞学检查和高危型HPV–DNA（有条件时）也很必要，术后随诊SCC也很重要，即使术前不高；每年建议进行一次全面的CT检查，每三个月进行一次胸片检查和B超检查等。

第十一节 卵巢癌

卵巢恶性肿瘤是女性生殖器官常见的恶性肿瘤之一，发病率仅次于子宫颈癌和子宫体癌。卵巢恶性肿瘤中以上皮癌最多见，其次是恶性生殖细胞肿瘤。其中卵巢上皮癌死亡率占各类妇科肿瘤的首位，对女性生命造成严重威胁。

由于卵巢深居盆腔，体积小，缺乏典型症状，难以早期发现。卵巢上皮癌患者手术中发现肿瘤局限于卵巢的仅占不足30%，大多数已扩散到盆腹腔器官，所以早期诊断是一大难题。

卵巢癌的病因仍不明确，可能与以下因素有关：①遗传因素，尤其是家族中有卵巢癌、乳腺癌、胰腺癌、前列腺癌、结直肠癌等患者时，亲属卵巢癌的发病风险可能增高；②内分泌因素，如初潮早、无生育史等。

一、卵巢癌的治疗概况

1.手术治疗　卵巢癌诊断一旦成立，无明显手术禁忌证者，即应首先考虑手术治疗。手术禁忌证包括：大量胸水或腹水，身体极度衰弱，心、肺、肝、肾等器官功能衰竭，高度恶病质、严重骨髓抑制及大体积的腹主动脉旁转移灶不适宜积极手术治疗。

（1）卵巢癌Ⅰ期治疗原则是彻底手术，切除全子宫、双侧附件、大网膜以及阑尾和腹膜后淋巴结清除术。

（2）晚期患者应尽可能切除肉眼可见的瘤灶，使瘤细胞数减少到最低限度，即使不能全部切除，也应尽量减少肿块体积，所谓肿瘤缩减术或细胞灭减术，以利术后化疗及放疗。

（3）对交界性或低度恶性肿瘤颗粒细胞瘤及Ⅰa期组织分化好的年轻患者，可以仅作患侧附件切除，但必须剖腹观察对侧卵巢确无肿瘤，或楔形切除组织冰冻检查正常时才可保留，术后严密随访。

手术前可配合应用扶正祛邪中药，改善患者的一般状况，提高患者的免疫功能和生活质量，有利于手术的顺利进行及增强患者术后恢复、抗感染能力。可用八珍汤或六味地黄汤类加减。

术后用中药治疗，可以提高患者的机体抵抗力，促进身体早日康复，巩固手术的治疗效果，并对即将进行的其他治疗如化疗、放疗等做身体准备。此时仍应以扶正祛邪为主。扶正药一般用黄芪、党参、白术、茯苓、黄精、枸杞子、当归、生熟地等，祛邪的目的是清除术后可能残留的肿瘤细胞，药用夏枯草、猫爪草、三棱、莪术、半枝莲、半边莲、白花蛇舌草、龙葵等。

2.化学治疗　卵巢恶性肿瘤对化疗是较为敏感的，即使广泛转移也能取得一定疗效。术后应用化疗，可预防复发转移，使手术时无法切净的肿瘤缩小甚至消失，对广泛转移手术无法进行者化疗可使肿瘤缩小，为手术或其他治疗创造条件。

化疗是目前被广泛采用的主要辅助疗法。其适应证包括：①不适宜手术或放射治疗的各期卵巢癌患者；②术前化疗；③术后或放疗后的巩固治疗以及手术未能切净的肿瘤、术后复发的患者。其禁忌证包括：①年老体衰或严重恶病质者；②心、肝、肾功能严重障碍者，有感染发热及有出血倾向者；③骨髓再生障碍者。

化疗可根据病情需要采用单药或者联合化疗。

（1）单药化疗　单一用药由于疗效不如联合用药，目前应用较少。但是个别情况或不能承受联合化疗时可考虑选用。

（2）联合化疗　目前常用化疗方案有如下几种：第一种，顺铂+阿霉素+环磷酰胺（PAC）方案，一次给药，间隔3周。此方案常用于治疗卵巢上皮细胞瘤、颗粒细胞瘤等。顺铂在内的化疗方案，为保护肾脏均需先进行充分水化。第二种与PAC方案相似，只是去掉了阿霉素以避免其心脏毒性。第三种为顺铂+柴杉醇（泰素）方案，先静脉点滴泰素，间隔1h以上再给顺铂，也可用卡铂代替顺铂。此外，还有挽救性方案，即：顺铂+依托泊苷方案，一般每疗程间隔3周；BEP方案：博莱霉素+依托泊苷+顺铂方案，其效果与PVB类似，而毒性较PVB低。目前，BEP方案已成为治疗OGCT的较为普遍且最有效的方案。

3.腹腔化疗 腹腔化疗用于早期患者的治疗或控制胸腹水，或消灭较小的残存肿瘤，腹膜转移种植。由于腹腔化疗有药物浓度高、肿瘤与药物直接接触、副作用小等优点，近年来腹腔内化疗已成为治疗卵巢癌的主要给药途径之一。

腹腔内化疗多采用顺铂、卡铂、VP-16及泰素等。常用方法：①顺铂100mg，生理盐水2000ml，腹腔灌注，每2～3周一次；②顺铂100～200mg/m²，生理盐水2000ml，腹腔灌注，每3～4周一次。

大剂量腹腔治疗：①卡铂200～300mg/m²，依托泊苷100mg/m²，生理盐水2000ml；②顺铂200mg/m²，依托泊苷350mg/m²，生理盐水2000ml，4周一疗程。除水化外，为减少肾毒性可用硫代硫酸钠静脉滴注解毒，一般用硫代硫酸钠16g加入5%葡萄糖溶液1500ml，8h连续滴注。

4.放射治疗 放疗是综合治疗卵巢癌的手段之一。放疗可使瘤体缩小，改善临床症状，为其他治疗创造条件。放疗用于早期患者手术后的预防性治疗，主要用于Ⅰb～Ⅰc期及Ⅰa期肿瘤组织分化差的患者。对晚期患者，放疗可以进一步消除手术未能切净的病灶以及淋巴结和腹腔内的转移灶，以便提高手术的治疗效果。

放疗只用于术后辅助治疗或姑息治疗，一般不做术前放疗。以无性细胞瘤对放疗最敏感，颗粒细胞瘤中度敏感，上皮癌有一定敏感性。

（1）全腹体外照射 照射野包括全盆腹腔脏器，采用大野或分割成2～4个小野垂直照射，肿瘤剂量为25～30Gy/6～8周。一般肝、肾的耐受量分别为30Gy、18Gy，如超过此剂量时，应遮挡保护。

（2）盆腔照射 肿瘤剂量为40～60Gy，6～8周内完成。

（3）腹腔内放射性核素治疗 用于早期患者的预防治疗，以及仅有小的残存肿瘤的术后治疗。目前多用³²磷555MBq（15mci）/次或¹⁹⁸金5550MBq（15mci）/次，加用注射用水300～500ml，经腹腔插管或开腹灌注。可使腹膜和网膜达到外照射不易达到的剂量而提高治疗效果。腹腔内有粘连时禁用，否则放射性物质腹腔内不能均匀分布，积聚在某一部位而使肠管产生严重的放射性损伤。

（4）保留生育功能的放射治疗 为避免放射治疗对正常卵巢的破坏作用，可在放射治疗时覆盖健侧卵巢部位，使其不受照射。这种覆盖健侧卵巢的放疗技术使健侧卵巢所受到的放射量约相当于靶区所受照射量的3%～5%。

二、卵巢癌的康复指导

1.心理调适 自我效能感是美国心理学家Bandura在社会学习理论中提出的一个核心概念，是指人们成功地实施和完成某个行为目标或应对某种困难情境能力的信念，已被广泛用于诸多社会领域。自我效能水平高的人，能以较积极的方式认识自己，重建信心，其负性自动思维发生较少，心理健康水平较高。

自我效能实际上反映了患者对疾病的一种可控制感，可改善患者的健康状况，自我效能水平的高低与患者的生活质量水平密切相关。

卵巢癌给患者带来很多负性心理体验，化疗期患者承受着巨大的社会心理压力，如躯体健康的改变、高额医药费用、生活方式改变和社会角色的转变等，这一切都需要社会的支持，以帮助患者积极应对压力。通常情况下，肿瘤患者对自己进行自我护理的能力信心不足[84]。而保持健康的心理状态和乐观的情绪，有利于正常内分泌的调节活动，有助于提高肿瘤治疗疗效。实践证明，凡精神乐观，治疗信心较足，与医生配合较好的患者疗效较佳，反之则较差。纠正悲观失望、消极等心理状态，启发激励患者树立战胜疾病的信心，会取得较好的效果。

很多患者在术后都会担心肿瘤复发或转移，这种心理是正常反应，但是如果过于担忧，这种消极的态度反而对于患者的生活质量不利，会导致患者失去信心，因此家人一定要进行开导和鼓励，帮助患者建立战胜疾病的信心，调动患者的情绪，多带患者出去散心。

强化心理疏导、优质护理干预、人性化护理模式等都可不同程度改善卵巢癌患者心理状态，减轻焦虑抑郁，降低术后应激水平，促进患者积极应对疾病治疗与康复，而且心理干预越早效果越好[85]。

2.提高患者对治疗的依从性 在手术治疗中，患者容易出现对手术的恐惧、不安心理，医护人员应以亲切的方式、通俗易懂的语言为患者讲解手术的基本过程及治疗原理，以消除患者的不安情绪。对患者进行心理安抚，安慰、鼓励他们，使他们能够感受到医护人员的关爱；应与患者家属进行充分的沟通，取得家属的信任和配合，使得家属能够和医护人员共同照料患者，使患者尽快在术后获得康复。

为患者制定个性化的康复指导，使得患者能够接受针对性的康复指导，主动为患者讲解卵巢癌成功的治疗案例，增强患者战胜疾病的信心，使之能够拥有配合医生进行治疗的信心和勇气。

在出现不良反应时，要提前给患者做好心理辅导工作，使得患者能够避免焦虑、不安等负面情绪的出现。如果患者在患病的过程中负面情绪过甚，不良反应过多，可以采取分散患者注意力的办法以提高患者的治疗依从性[86]。

在整个治疗的过程当中，要充分为患者讲解有关的注意事项和护理的基本措施。注意病房内空气流通及清洁，使病房内的环境干净、整洁，安静、明亮。

加强口腔护理，用生理盐水对患者的口腔进行清洁。在食物上，避免食用过于辛辣的食物，应当以清淡、易消化以及温热的食物为主。在日常照料的过程中，要准确监护患者的血压、心率等生命体征，对相关数据进行详细记录[87]。

患者出现任何异常负面情况或突发状况，应立刻联系专科医生，对患者异常情况进行汇报，使医生在准确判断基础上，采取针对性的治疗措施，同时全方位照料患者，确保患者能够逐渐恢复，脱离病痛折磨。

3. 术后早期下床活动　研究表明[88]，卵巢癌减灭术后早期下床活动，可促进机体早排气，防止发生粘连与腹部胀气，可显著提高患者预后效果，帮助患者尽快康复。研究认为，术后36h，对患者相关生命体征进行充分评估后，在确保各种管路正常通畅的情况下，可告知患者进行下床活动。

早期下床活动过程中，应注意动作柔慢，不应进行幅度过大的动作，避免发生伤口撕裂而需二次缝合，那样会增加患者痛苦，因此需根据实际恢复情况调整下床时间。

4. 术后胃肠功能康复　在常规康复护理基础上，配合中医药综合治疗方法，有助于患者术后胃肠功能的康复。

研究表明[89]，配合合理的中医药诊疗方法，有助于缩短肠鸣音改善时间、肛门排气时间、首次排便时间及住院时间，腹痛、腹胀及胃肠不适症状明显减少，中医药治疗的不良反应发生率也明显较低，因此在常规康复诊疗基础上配合中医药或者针灸等干预，对卵巢癌术后患者可起到促进胃肠功能恢复，缩短住院时间的效果，且不良反应较小。

5. 癌因性疲乏的康复　在常规出院护理指导基础上，给予30天的耳穴贴压及有氧运动干预，结果显示这种康复治疗有助于减轻癌因性疲乏，改善生活质量[90]。

6. 结肠造口护理　肿瘤细胞减灭术是尽最大努力切除一切转移癌的手术方法。当卵巢肿瘤侵犯肠管时，为了降低肿瘤负荷，有时就需要行肿瘤细胞减灭术，在手术切除侵犯肠管的病灶之后，再把一段肠管拉出腹腔，并将其开口缝合于腹壁切口之上，形成人造出口以排泄粪便，这也是一种无奈的选择。

由于这是肿瘤细胞在盆腔脏器的扩散，因此手术范围较大，患者创伤也较大，术后还需要带着胃肠减压管、引流管、导尿管，更重要的是结肠造口大大增加了感染和瘘等并发症的风险，同时也增加了康复护理工作的难度和复杂性。因此，术后加强造口的护理和康复指导，是患者康复的关键。

7. 生活指导　术后患者应该注意休息、养成良好的生活习惯，每天早睡早起，保证充足的睡眠，同时适当运动，控制运动的强度和时间，不要让身体过度疲劳，在运动的过程中要保护好皮肤，不要受到外伤，以免引发感染。

养成健康生活方式有几个容易忽略的细节，就是节奏、规律、频率、幅度。注意起居有时，生活环境适宜，适当运动，不能过劳，就是要保持生活的节奏、规律，减小频率和幅度。尤其在长期的治疗中，应注意休息，保持体力，饮食应营养丰富，注意随天气变化增减衣服，避免被细菌、病毒等感染。

术后患者应该注意清淡饮食，多食用富含纤维素的食品，对于辛辣刺激的食物，尽量少吃，多吃些新鲜的水果和蔬菜。蔬菜水果在吃之前要用清水反复冲洗，减少药物的残留成分。饮食原则如下。

（1）补充蛋白质 对于卵巢癌患者来说，补充蛋白质是极为重要的。平时要多食牛奶、鸡蛋，对于蔬菜、水果等食物同样也不能少。这些食物中含有植物蛋白，并且维生素、矿物质的含量也不少。

（2）饮食清淡 患有卵巢癌的女性，在日常的饮食中要少吃肥甘厚味的食物，对于像肥肉、皮等含油脂多的食物一定要避免摄取。日常饮食最好是以清淡为主，但并不是说就完全拒绝肉类食物，像鱼肉、鸡肉、鸭肉等含脂肪少的食物可以适量摄取。

（3）适当进补 手术后的患者在饮食中可适量多增加具有滋补作用的食物，以此来养身调经。像石榴、罗汉果、桂圆、桑葚、黑芝麻、黑木耳、绿豆、胎盘、鲫鱼、鲤鱼等食物都具有很好的滋补功效，但滋补也不是越多越好，还应该注意节制。

（4）避免刺激性食物 烟熏、油炸、烧烤等加工的食物中，通常含有亚硝酸盐，这类食物会对卵巢癌的治疗及恢复起到阻碍作用。此外，辛辣、腌制的食物也会影响疾病的康复。

（5）避免挑食 饮食一定要建立在均衡摄取的基础上，避免挑食，否则会导致营养不均衡而影响治疗及恢复。平时多吃一些富含纤维素、微量元素的食物，比如香菇、黄豆、新鲜的蔬菜及甲鱼、海带、紫菜、牡蛎等。

夫妻间适当的性生活对身心健康有益，但是过度则对患者有害。这个问题往往不是单方面的，涉及夫妻俩共同的生活节奏。尤其要注意，在化疗期间及手术后暂时不能性生活，要待身体状态基本恢复后，方可开始。晚期患者应尽量避免性生活。

一般来说，卵巢癌患者在手术3个月后阴道残端会愈合，此时患者可以进行适度的性生活。但是在性生活的过程中一定要注意控制强度和力度，同时要讲究个人卫生，房事前后要清洗外阴，以免细菌滋生，诱发感染。

8.可选择的药膳

（1）大蒜枸杞饮

[**配方**] 生大蒜1000g，枸杞茎叶150g，柠檬汁100g，38°酒精1800L，果糖3000g，柠檬香精50ml，苹果酸50g，清水6500ml。

［**制法**］大蒜置蒸锅中蒸15~20min，除去蒜臭味。然后加入酒精，枸杞茎叶、柠檬叶。搅匀后在20~25℃室温放置10~15天。浸泡后离心，将浸出液置蒸馏瓶中，于60~80℃蒸馏，挥发除去酒精，并过滤馏出液。在滤液中加入果糖、柠檬香精、苹果酸、清水，混匀后再进行过滤，滤液即成大蒜枸杞饮料。

［**功效**］消坚解毒，滋阴补精，适用于阴虚毒热者。由于大蒜有阻断亚硝胺作用，枸杞又富含微量元素锗，故常饮该品，可预防肿瘤。

（2）洋参田七汤

［**配方**］花旗参7g，田三七20g，怀山药25g，枸杞子28g，桂圆肉20g，猪瘦肉300g，清水4大碗。食盐、胡椒适量。

［**制法**］花旗参等中药装入布袋扎紧，和肉放在一起，加入清水，先大火后小火，煮2h，加入食盐、胡椒即可。捞除布袋，吃肉喝汤，每次1小碗。每天1次。

［**功效**］活血益气，生血养阴，适用于气虚血瘀型的患者。一般可见有全身乏力，头晕目眩，形体消瘦，舌质青紫等症状。

（3）大海蜜滋饮

［**配方**］胖大海1个，大枣3~5枚，核桃仁10个，蜂蜜适量。

［**制法**］胖大海加水浸泡发起后去核，大枣去核，然后与核桃仁一起浸入蜜中，调匀，用杵捣烂，制成蜜滋。每天早晨空腹喝一汤勺，连服2~3个月为一疗程。

［**功效**］清咽解毒，润肺化痰。本药膳主要适用于甲状腺肿瘤偏于阳性体征者。

（4）虫草汤 研究发现，冬虫夏草所含虫草素能有效吞噬肿瘤细胞，效果是硒的4倍，还能增强红细胞黏附肿瘤细胞的能力，在肿瘤化疗期间以及肿瘤手术后可起到阻止肿瘤复发、转移的作用。

［**配方**］选用天然虫草素含量较高的冬虫夏草，粉碎后服用，每次1.5g，每日2次。

［**功效**］冬虫夏草提取物在体外具有明确的抑制、杀伤肿瘤细胞的作用，连续服用一个月大部分患者均可取得良好的疗效。

（5）夏枯草茶

［**配方**］白茅根22.9g，夏枯草11.3g，白菊花5.6g，生甘草5.6g，淡竹叶11.3g，冰糖适量。

［**制法**］先将白茅根、夏枯草等中药浸入10碗水中约10min，然后小火煮至1h，过滤。滤液加入冰糖调味即可。每次1碗，每天2次。

［**功效**］清热养阴，明目散结。

（6）黑豆参鸭汤

［**配方**］黑豆60g、海参60g、老鸭1只。

[制法] 海参用清水反复浸泡1天洗净，老鸭杀后去内脏，切成块，加水与黑豆、海参炖烂，盐调味，即可食。适用于卵巢癌体虚者。

（7）龙珠茶　龙葵子15g，麦饭石30g，红糖适量。龙葵子、麦饭石二味加水煎煮，去渣取汁，调入红糖。每日代茶饮用。

（8）益母草煮鸡蛋　益母草50g，鸡蛋2枚。益母草洗净切段，与鸡蛋加水同煮，鸡蛋熟后去壳取蛋再煮片刻即成。每日1剂，吃蛋饮汤。

（9）铁树叶红枣汤　铁树叶200g，红枣10枚。两味洗净入锅中，加水适量，煎煮取汁。每日1剂，分3次服，30日为一疗程。

（10）紫草鹌蛋　紫草根60g，鹌鹑蛋4枚。紫草与鹌鹑蛋加水共煮，至蛋熟透。去紫草。每日1剂，食蛋，连服15日。

第十二节　甲状腺癌

甲状腺癌是最常见的甲状腺恶性肿瘤，约占全身恶性肿瘤的1%，除髓样癌外绝大部分甲状腺癌起源于滤泡上皮细胞。目前认为，甲状腺癌病因主要包括以下方面。

1.碘与甲状腺癌　碘是人体必需的微量元素，碘缺乏导致甲状腺激素合成减少，促甲状腺激素（TSH）水平增高，刺激甲状腺滤泡增生肥大，使甲状腺癌发病率增加。而高碘饮食，则可能增加甲状腺乳头状癌的发生率。

2.放射线与甲状腺癌　X线照射能促使细胞核变形，甲状腺素的合成大为减少，导致癌变。另一方面使甲状腺破坏而不能产生内分泌激素，由此而引起TSH大量分泌，也能促发甲状腺细胞癌变。

3.促甲状腺激素慢性释放与甲状腺癌　血清TSH水平增高，可诱导出结节性甲状腺肿，给予诱变剂和TSH刺激后，可诱导出甲状腺滤泡状癌。临床研究表明，TSH抑制治疗在分化型甲状腺癌术后的治疗过程中发挥重要作用，但TSH刺激是否是甲状腺癌发生的致病因素仍有待证实。

4.性激素的作用与甲状腺癌　由于在分化良好甲状腺癌患者中，女性明显多于男性，因而性激素与甲状腺癌的关系受到重视。研究发现，10岁后的女性发病率明显增加，有可能雌激素分泌增加与青年甲状腺癌的发生有关，故有人研究甲状腺癌组织中性激素受体，发现甲状腺组织中存在性激素受体，包括雌激素受体（ER）和孕激素受体（PR），但性激素对甲状腺癌的影响至今尚无定论。

5.其他甲状腺疾病与甲状腺癌　①结节性甲状腺肿：结节性甲状腺肿是甲状腺癌发病相关的危险因素，甲状腺癌在结节性甲状腺肿中的发生率可高达4%～17%，但结节性甲状腺肿与甲状腺癌的相互关系一向存在争议，从良性结节向分化良好的甲状腺癌的进展关系尚不清楚。②甲状腺增生：甲状腺增生与甲状腺癌的关系尚不明确，有报道发现先天性增生性甲状腺肿长期得不到适当治疗，最终可发生甲状腺癌，因而及时发现先天性增生性甲状腺肿并予甲状腺激素替代治疗，消除TSH的长期刺激非常重要。③甲状腺腺瘤：多数人认为甲状腺癌的发生与单发性甲状腺腺瘤关系密切，但如果甲状腺癌继发于甲状腺腺瘤，其类型应以滤泡状癌为主，然而事实是甲状腺乳头状癌占绝大多数，因此要证实两者的关系相当困难，即使采用组织学观察也难以证实它们之间的确切关系。④慢性淋巴细胞性甲状腺炎：近年来，在慢性淋巴细胞性甲状腺炎中发现甲状腺癌的报告越来越多，发生率为4.3%～24%，差异比较大，而且由于慢性淋巴细胞性甲状腺炎多不需手术治疗，实际的发病情况较难估计。⑤甲状腺功能亢进症：由于甲亢患者的血清TSH呈低水平，既往认为在甲亢患者中不发生甲状腺癌，或甲状腺癌的发病率在甲亢患者和普通人群中一致。然而，在甲状腺癌中甲亢的发生率可达3.3%～19%。而手术治疗的甲亢患者，或是因甲状腺较大，或是因已存在甲状腺结节，故实际的发病率并不清楚。

6.**家族因素与甲状腺癌** 甲状腺癌较少家族性特点，但少数家族有患多灶性分化良好的甲状腺癌倾向。

一、甲状腺癌的治疗概况

1.**手术治疗** 甲状腺癌的手术治疗包括甲状腺本身的手术及颈淋巴结清扫。甲状腺的切除范围目前仍有分歧，范围最小的为腺叶加峡部切除，最大至甲状腺全切除。

2.**内分泌治疗** 甲状腺癌行次全切或全切除者应终身服用甲状腺素片，以预防甲状腺功能减退及抑制TSH。乳头状腺癌和滤泡状腺癌均有TSH受体，TSH通过其受体能影响甲状腺癌的生长。

3.**放射性核素治疗** 对乳头状腺癌、滤泡状腺癌，术后应用^{131}碘放射治疗，适合于45岁以上患者、多发性癌灶、局部侵袭性肿瘤及存在远处转移者。

4.**放射外照射治疗** 主要用于未分化型甲状腺癌。

二、甲状腺癌术后康复护理

（一）甲状腺癌围手术期康复治疗

外科切除是甲状腺癌的首选治疗，对于术后的患者护理应重点注意呼吸通畅、引流、心理及并发症的处理[91]。

①注意保持引流管的通畅，一般在术后48h左右拔除。

②如引流不畅，血块堆积，出现压迫症状，应迅速拆除伤口缝线，另行处理。

③由于气管插管的刺激，喉部水肿，术后可能出现轻度声音嘶哑和吞咽困难，

可对症处理。

④术后出现呕吐，应及时清理干净，以防污染物污染伤口和敷料。

⑤注意保持颈部水平位置，避免后仰或前屈过度，影响正常愈合。

⑥术后可慢慢由流食、半流食过渡到普食，注意营养搭配，避免刺激性食物。

⑦积极进行心理疏导，开导帮助患者，克服悲观厌世情绪，增强生活信心，与病魔做斗争[92]。

⑧保持手术部位的清洁与干燥，避免摩擦、搔抓与接触刺激较大的肥皂、酒精、胶布等。男性忌刮皮肤毛发。

⑨如出现手足抽搐，四肢、口唇发麻，可静脉注射葡萄糖酸钙或氯化钙。症状缓解可改用口服钙剂，每次1~2g，每日3次，维持到症状控制、病情稳时才能停用。

(二)甲状腺癌恢复期康复指导

1.起居有常　指导患者建立起规律的生活方式，保证良好的休息和充足的睡眠，合理膳食，合理作息，努力保持心态平衡。

2.康复锻炼　加强户外活动，如散步、慢跑、气功、太极拳、各种健身操等，以促进机体血液循环，促进新陈代谢，增强机体免疫力，预防感冒及其他呼吸道传染病。在活动时，应注意选择无竞争性的项目，避免发生不愉快的事情。

3.综合治疗　甲状腺癌是一组良、恶性极不均一，预后相差悬殊的疾病。因此手术切除后，应积极进行综合治疗，术后应遵医嘱长期应用甲状腺素治疗和生物治疗。只要遵医嘱进行治疗，保持良好的心理状态，合理膳食，规律作息，加强自我保健，增强与疾病作斗争的信心，大部分患者可以长期生存。

4.序贯放化疗处理　对恶性程度高的未分化或分化较差的甲状腺癌，应指导遵医嘱定期进行必要的放射治疗及化学治疗，以延长生命，提高生活质量。放化疗期间，可予维生素D以减轻放化疗的毒副作用，提高整体治疗效果。

5.定期复查　遵医嘱定期进行复诊。分化型甲状腺癌应定期复查甲状腺球蛋白、^{131}碘显影；髓样癌应定期复查降钙素及癌胚抗原(CEA)；未分化癌或无亲碘性的分化癌应定期做B超、CT、MRI或核素铊(TI)显影检查，以便及时发现复发灶及转移灶。

6.注意自检　加强自我观察，患者应密切注意自身的细微变化，特别是甲状腺部位及周围的肿块、结节、疼痛、声音嘶哑、吞咽困难及身体其他部位的异常感觉等，发现异常应及时就诊。

7.预防术后淋巴漏　防治术后并发淋巴漏。对术后患者严密观察生命体征、引流液的颜色及量，做到及早发现淋巴漏、及早治疗，采用禁食、局部加压、配合恒定的负压吸引，生长抑素治疗，补充营养(包括白蛋白制剂)，碘仿纱条填塞等有效的治疗方案和医疗护理措施，促进伤口顺利愈合、缩短乳糜瘘愈合时间和拔管时间，预防感染发生，促进患者早日康复。这些有针对性的康复护理有助于甲状腺癌术后并发淋巴漏患者的躯体修复[93]。

8.肩功能损伤康复 甲状腺癌患者行功能性颈部淋巴结清扫术后，普遍会存在肩功能损伤问题，其发生率约为25%~57%。术后患者常表现为肩部疼痛、肩下垂、肩关节及手臂活动受限等，给日常生活和身心健康带来困扰。因此，合理的肩部功能康复锻炼或者集体颈肩操锻炼有助于肩功能损伤康复，并有减少面部水肿、颈部僵硬、瘢痕挛缩发生率的作用[94]。

肩部功能康复锻炼包括术后肩、肘关节早期小范围保护性康复训练。伤口拆线后进行患侧上肢及颈、肩运动功能系统恢复训练。术后3个月开展肌力及全面康复训练。具体做法如下[95]：

（1）术后24h进行患侧手握拳锻炼，手用力张开，拳心往外顶，然后攥拳，拳往内收缩，再用力张开，每组5min，每天8组。

（2）引流管拔除后开始肘关节屈伸训练，屈肘，拳心向内，用健侧手握住患侧手腕缓缓用力拉向自己，至疼痛最大角度耐受处保持2s，每组20次，每天4组。

（3）伤口包扎拆线至1个月进行上肢伸举练习，双足分开与肩同宽站立，十指交叉向外，由近向远缓缓伸直两肘，然后健肢带动患臂左右来回摆动两个回合，继续逐渐向上举起，以患处不太疼痛为度，每组10次，每天4组。

（4）术后1~3个月，开展臂部、肩关节、颈部组合训练。

臂部：双前臂向前，手心向下双前臂由前向后摆动。双手向两侧展开侧举，双手于胸前交叉，低头，重复展开双臂。

肩关节：手臂伸直，向前平举。手臂伸直，向两侧平举。手臂伸直，向后伸。肩关节轻轻往前旋转，再往后旋转，抬头挺胸。

颈部：前屈、后仰及左右侧弯，左右旋转顺序是：前－左－后－右，再反向旋转。开始宜缓慢，不要用力。颈部要尽量放松，肌肉不宜紧张。循环4次为1组，每天6组。

术后3个月还可进行力量提升训练，每日练习提举沙包，练习中保持手臂垂直或水平，每个位置停留20~30s，沙包重量定期根据肌力的提升而适当增加，每组10次，每天4组。

（三）甲状腺癌术后随诊

甲状腺癌术后应定期复查，复查时间在第1年应为1~3个月复查一次。第2年可适当延长，如3~6个月复查一次。以后每6~12个月复查一次。如有异常，随时复查。复查时可根据具体情况做颈胸CT、同位素扫描、甲状腺吸碘试验、血清甲状腺素的测定，以及血钙、血磷的检查。

常规检查主要是三项内容：①影像学检查：判断原来手术部位是否有复发，颈部淋巴结有没有转移。首选超声，如果必要的话可再做CT、核磁、PET/CT等检查，这些检查费用相对较高，有可疑情况时可以追查。②检测激素水平：甲状腺功能的检测中，促甲状腺素（TSH）要低于正常的下限，才能达到防止复发的目的。③有没有远处转移的可能，比如有没有肺转移、骨转移。甲状腺癌转移比例最高的就是肺，其次是骨骼。以上三项通常作为甲状腺癌定期复查的检查指标。

（四）甲状腺癌中医理论康复指导

除了现代医学倡导的综合性护理干预对患者有明显促进康复作用外，中医药理论指导下的康复治疗也具有重要作用。例如，中医药康复治疗后，患者术后乏力、头晕、口干等症状持续的时间明显缩短。治疗后甲状腺球蛋白水平明显降低。术后复发率也明显降低，提示中医药在甲状腺癌术后康复治疗中的应用效果显著，可明显改善患者的临床症状，提高机体免疫力，降低术后复发率，提高生活质量[96]。

此外，中医还讲究随证施膳，因此可根据病证不同，予以随证饮食调理。

（1）痰湿凝聚型　常表现为颈前单侧肿块，质地坚硬，凹凸不平，推之活动受限，咳嗽、多痰涎、肿块发胀疼痛，舌质灰暗，舌苔薄白，脉象弦滑，食谱宜理气化痰、软坚散结，用昆布、海藻、牡蛎等化痰散结、软坚消瘤，用陈皮、橘络等理气降逆。

（2）气血双亏型　常表现为全身乏力，自汗心悸，声音沙哑，咽干口渴，头晕目眩，食欲减退，舌淡苔少，脉象沉细，宜采用益气养血、软坚解毒的方法予以施膳，可用沙参、麦冬、石斛、太子参等养阴益气，用野菊花、蒲公英、鱼腥草等清热解毒。用昆布、海藻、夏枯草、穿山甲、珍珠等软坚散结。用扁豆、山药、砂仁、木香等健脾益气。

（3）肝郁痰凝型　常表现为肿块肿胀疼痛，推之难移，胸闷气促，烦躁易怒，头晕头痛，吞咽困难，舌象紫暗，脉象弦数，要采用疏肝理气、化痰散结的方法予以施膳，可用薄荷、荆芥、苏梗、生谷麦芽疏肝理气。用鱼腥草、地丁、野菊花等清热解毒。用海藻、昆布、当归等活血化瘀，软坚散结。用蜂房、橘核、瓦楞子等理气散结。用天花粉、竹沥、梨汁等化痰散结。

（4）阴虚内热型　常为放疗后唇干咽燥、阴虚内热的患者，除用清热解毒、健脾理气的中药调理外，还应加入滋阴润燥者如沙参、麦冬、玉竹、石斛、黑木耳、百合等。

第十三节　肾　癌

肾癌是起源于肾实质的泌尿小管上皮系统的恶性肿瘤，全称为肾细胞癌，又称肾腺癌，简称为肾癌。包括起源于泌尿小管不同部位的各种肾细胞癌亚型，但不包括来源于肾间质的肿瘤和肾盂肿瘤。

早在1883年，德国的病理学家Grawitz根据显微镜下看到的癌细胞形态类似于肾上腺细胞，提出肾癌是残存于肾脏内的肾上腺组织起源，直到1960年才由Oberling根据电子显微镜的观察结果，提出肾癌起源于肾的近曲小管，纠正了上述错误。

肾癌约占成人恶性肿瘤的2%～3%，占成人肾脏恶性肿瘤的80%～90%。世界范围内各国或各地区的发病率各不相同，总体上发达国家发病率高于发展中国家，城市地区高于农村地区，男性多于女性，男女患者比例约为2：1。近年资料显示，我国肾癌发病率呈逐年上升趋势，在2020年肿瘤年报中，肾癌发病率居于前十。

肾癌的病因尚未明了，已明确与肾癌发病相关的因素有：遗传、吸烟、肥胖、高血压及抗高血压治疗等。

一、肾癌的治疗概况

原则上来讲，对局限性或局部进展性肾癌患者常采用以外科手术为主的治疗方案，对转移性肾癌则应采用以内科为主的综合治疗方案。

1.外科手术治疗　外科手术治疗是肾癌首选治疗方法，也是目前公认可以治愈肾癌的手段。对早期肾癌患者可采用保留肾单位手术或根治性肾切除术。这些手术可以采用腹腔镜手术或传统的开放性手术进行。对中、晚期肾癌患者通常采用根治性肾切除术，这类手术通常采用开放性手术进行。

2.消融治疗　对年老体弱或有手术禁忌证的小肾癌（肿瘤直径≤4cm）患者可选用能量消融（射频消融、冷冻消融、高强度聚焦超声）治疗。

3.介入治疗　对于不能耐受手术治疗的肾癌患者可通过介入治疗的方法，进行肾动脉栓塞可起到缓解血尿症状的作用，这是一种姑息性治疗方法。

4.其他辅助治疗　目前，早期和中期肾癌患者术后尚无可推荐的辅助治疗方案以有效预防复发或转移。

晚期肾癌应采用以内科治疗为主的综合治疗。外科手术切除患侧肾脏可以起到明确肾癌的类型和减少肿瘤负荷的作用，可以提高免疫治疗（如干扰素-α）或靶向治疗的有效率。2005年12月美国FDA先后批准和推荐索拉非尼、舒尼替尼、替西罗莫司、贝伐株单抗联合IFN-α、依维莫司、帕唑替尼、阿昔替尼以及厄洛替尼等八种靶向方案用于转移性肾癌患者的一线或二线治疗。

二、肾癌术后康复指导

1.心疗为先　正确及时的治疗和调整肾癌患者的心理障碍，对于肾癌治疗与康复是至关重要的[97]。在心理治疗中，他人的关心、鼓励、帮助是一方面，更为重要的是患者自我心理的调节，要勇于面对现实，树立坚定的抗病信念，采取积极向上、乐观的生活态度。帮助患者正确了解抗肾癌的知识，积极主动地与医务人员配合；医生、家属也要鼓励他们，使他们逐步走出心理阴影。

2.全程护理干预　目前，在泌尿系统范围内，肾癌发病率仅次于膀胱癌，是比较常见的肿瘤之一，手术是治疗该病的主要方法，以往开放性肾癌根治术创伤大、范围广，术后并发症较多，容易引发出血和血肿。随着临床医疗技术的不断发展，腹腔镜下肾癌根治术以其微创、术后恢复快、并发症少等优势，逐渐替代传统的开放性手术，能较好缓解病情，改善预后。

但腹腔镜下肾癌根治术仍属于一种侵入性操作，难免对患者的生理、心理产生一定影响，降低患者术后生活质量。对此，需在围术期配合相应的系统化护理干预措施[98]。

（1）认知干预　入院时对患者做好热情接待，详细介绍医疗环境，建立良好的医患关系，消除陌生感。建立有效告知制度，充分讲解治疗目的、意义和注意事项。做好培训，让其充分了解疾病相关知识、治疗方法、注意事项及预期目标及术前准备的目的、意义，指导术后可能出现的并发症及疼痛的应对方法，耐心解答患者提出的问题，以缓解其紧张、焦虑情绪，为手术顺利进行提供有力保障。术后包括健康教育、禁食禁饮干预、咳痰及并发症预防指导，出院前3天系统强化健康教育内容，包括饮食、休息、功能锻炼等方面，指导患者养成良好的生活作息时间。

（2）行为干预　术前协助患者完成各项检查，告知其术前戒烟、戒酒，训练有效的咳嗽排痰及创伤排尿方法，术前限制饮水量，禁食禁饮6~12h，完善药物过敏试验、交叉配血、胃肠道准备等措施。遵医嘱给予安眠药或镇静剂，保证睡眠充足。术中麻醉成功后，连接好腹腔镜等各仪器、管道，对患者进行保暖，密切观察患者相关生命体征，如有异常及时处理，以保证手术顺利进行。术后24h内持续心电监护，吸氧2~3L/min，麻醉未清醒者取中凹卧位，清醒后改为半坐卧位，指导患者翻身、活动时应保护好各管道，同时密切观察引流液情况，保持引流通畅，留置胃管期间给予口腔护理，鼓励并协助患者开展早期床上活动，促进其功能恢复，预防压疮。待肛门排气后可拔除胃管，给予流质饮食或半流质饮食，根据患者病情恢复情况逐渐过渡至普食，多进食富含维生素的新鲜蔬菜及水果，预防便秘。

（3）心理干预　术前收集、评估患者资料，掌握患者的心理问题，分析可能引起患者及家属负性情绪的原因，术前可通过介绍手术成功病例，增强治疗信心，讲解良好心态对手术的积极作用，建议家属多关心、安慰患者，配合进行心理疏导。术后会出现不同程度的疼痛，教会患者采用音乐疗法、放松疗法减轻心理压力。指导其寻求有效的社会支持，可通过沟通交流转移注意力。

（4）出院指导及出院后随访 出院前指导患者及其家属掌握相关并发症的防护，保持切口周围皮肤干燥，保持心情愉快，3个月内避免剧烈活动及负重，告知患者培养规律的生活作息时间，饮食要少量多餐，指导患者遵医嘱使用药物，切勿自行更换或停用，以免损伤肾功能，定期回院复查。

3.术后并发症的预防及处理 预防并发症是肾癌根治术后康复的重要环节。密切观察病情变化，早期发现、早期处理各种并发症，能提高并发症治愈率及有效保证手术成功率，有利患者康复，减少术后病死率，提高患者生活质量[99]。

（1）出血的护理 出血是肾癌根治术后常见的并发症之一，术后要充分了解术中患者的情况及术后的关注点，严密监测生命体征的变化，术后一般1h测一次血压、心率，24h平稳后再根据患者情况进行监测。观察伤口有无渗血及局部有无肿胀、隆起等现象，保持伤口引流管的通畅，观察并记录引流液的性质和量，若发现引流液颜色逐渐变红，短时间内引流量迅速增多（≥200ml/h）时，应及时寻求医生处理，并予超声、血常规检查，了解血红蛋白变化及腹腔积液情况，同时遵嘱予吸氧，建立静脉通路，监测生命体征并予补液、止血、输血等处理，防止低血容量性休克。

（2）胰尾漏 左肾上极脂肪囊外与胰尾毗邻，胰腺组织与脂肪组织有时不易鉴别，在脂肪囊外切肾时可能会造成胰腺损伤，引起胰漏。术后应密切观察患者病情变化，注意有无腹痛、腹胀、恶心、呕吐、发热等现象。保持引流管通畅是防治胰腺损伤的有效方法之一。协助患者更换体位，妥善固定引流管，防止引流管受压、扭曲、移位、滑脱、阻塞，定时观察并记录引流液的颜色、性状和量。保持引流通畅，使渗出的胰液排出体外，防止腹腔内胰液的集聚造成严重的后果。

为了减少胰腺的分泌又能保证患者的营养摄入，对此类患者要禁食，留置胃管行胃肠减压，同时使用抑酸抑酶药物，抑制胰腺的分泌，从静脉补充足够的营养，如静脉补充白蛋白及多种维生素，维持水电解质及酸碱平衡，保证患者足够的营养。协助留取引流液及静脉血标本查淀粉酶，及时查阅检验结果，发现检验异常，及时报告医生并处理。

（3）切口感染 腹部手术后切口感染是外科术后常见的并发症，其后果是切口延迟愈合、裂开等，严重者可引起全身性感染、器官功能障碍，甚至死亡，也是引起医疗纠纷的根源之一。

术后感染患者的体温多有不同程度的升高，休克或极度衰竭患者的体温常有下降，体温过高或过低都提示病情变化，所以术后要严密观察病情的变化，及早发现及时处理。术后每天监测体温4次，发热患者增加监测体温次数，密切观察伤口情况，特别注意观察切口敷料是否干燥，有无渗血、渗液、红肿等，如伤口有渗液，及时更换敷料，保持手术切口干燥与清洁。特别要注意留取分泌物做细菌培养和药物敏感试验。根据需要留取血标本做血培养及药敏实验，根据药敏结果选择敏感的抗生素及物理降温。合理安排使用抗生素的时间，保证有效的血药浓度。对于合并糖尿病的患者，应严密监测血糖，一天7~9次，根据患者具体情况将血糖尽量控制在11.0mmol/L以下。防止由于血糖高致伤口感染或加重伤口感染，胃肠功能逐渐恢复后要细心指导患者糖尿病饮食。

（4）高碳酸血症　术后密切监护对于预防高碳酸血症的发生是非常重要的。手术由于长时间持续高压灌注，CO_2在组织间隙中弥散被大量吸收而进入血液循环，以致血液中CO_2超过了肺呼吸排出能力，使患者表现为类似呼吸性酸中毒的症状。

手术中CO_2吸收导致的高碳酸血症如能及时处理，则是可逆的。若持续时间过长，导致酸中毒、交感肾上腺兴奋性增加、高血压、心动过速、颅内压增高等变化可造成机体严重生理紊乱，甚至危及生命。

术后应严密观察面色、呼吸、血压，心率、血氧饱和度、颅内压的变化，持续低流量吸氧3L/min，鼓励患者深呼吸，促进CO_2排出，降低$PaCO_2$，提高血氧饱和度。帮助患者半坐卧位，持续面罩+鼻导管低流量吸氧，对症处理，有助于克服高碳酸血症的发生。

4.生活指导　关键在于劳逸有度，一有发热感冒等应及时求治。即便完全康复后，肾癌患者也只能适度劳作，避免代谢亢奋或劳累太过。因为只有一个肾工作，代谢和排泄功能有所不足，过度劳累，可加重肾的负担，甚可诱使肾功能衰竭。此外，改变不良的生活习惯，戒烟戒酒，饮茶有度，少喝咖啡；注意饮食的调节，不吃或少吃油炸、烟熏、腌制及高脂肪高胆固醇食物，有高血压的患者要低盐饮食；注意休息，切忌疲劳，尤其是术后患者，更要精心将养。

5.富氧运动　肾癌患者在经过多种治疗（如手术、放疗、化疗）后，一般身体都比较虚弱，还有一部分患者存在各类后遗症，适当的体能锻炼不仅可以增强体质，而且有助于患者的康复。肾癌患者的体能锻炼与普通体育锻炼不同，一是要自己掌握最佳的运动方式和适宜的运动量；二是要循序渐进，从小运动量开始，以不感疲劳为度；三是要在愉悦中进行；四是必须要持之以恒。但在炎热的夏季或对于高代谢、强体力类的锻炼，必须十分谨慎，以不做为宜。

6.康复注意事项

（1）合理调整饮食，以营养丰富又清淡、低糖低盐饮食为主。避免接触诸如芳香碳氢化合物、芳香胺、黄曲霉素、放射线等致癌物质。

（2）调节好患者的精神情志，保持乐观，戒烟、戒酒、少喝咖啡。

（3）开展防癌宣传，普及防癌知识，做到三早：早期预防、早期诊断、早期治疗。

（4）适量参加全民健身活动，提高自身抗癌能力。

（5）细心关注身体变化，发现异常，立即到医院诊治；重视定期复查。

第十四节 膀胱癌

膀胱癌是指发生在膀胱黏膜上皮的恶性肿瘤，是泌尿系统最常见的恶性肿瘤，也是全身十大常见肿瘤之一。占我国泌尿生殖系肿瘤发病率的第一位，在西方发达国家发病率仅次于前列腺癌，居第二位。我国2020年膀胱癌发病率为3.6/10万，在我国男性肿瘤中列第八位。

膀胱癌可发生于任何年龄，甚至于儿童。其发病率随年龄增长而增加，高发年龄50~70岁。男性膀胱癌发病率为女性的3~4倍。既往将膀胱黏膜上皮称为移行细胞，1998年WHO与国际泌尿病理学会联合建议用"尿路上皮"一词代替"移行细胞"一词，以区别于在鼻腔以及卵巢内的移行上皮，使尿路上皮成为尿路系统的专有名词。

WHO《泌尿系统及男性生殖器官肿瘤病理学和遗传学》中关于尿路系统肿瘤组织学分类，膀胱癌的病理类型包括：膀胱尿路上皮癌、膀胱鳞状细胞癌、膀胱腺癌，其他罕见的还有膀胱透明细胞癌、膀胱小细胞癌、膀胱类癌。其中最常见的是膀胱尿路上皮癌，约占膀胱癌患者总数的90%以上，通常所说的膀胱癌就是指膀胱尿路上皮癌，以往被称为膀胱移行细胞癌。

膀胱癌的病因复杂，既有内在的遗传因素，又有外在的环境因素。较为明确的两大致病危险因素是吸烟和职业接触芳香胺类化学物质。吸烟是目前最为肯定的膀胱癌致病危险因素，30%~50%的膀胱癌由吸烟引起，吸烟可使膀胱癌危险率增加2~6倍，随着吸烟时间的延长，膀胱癌的发病率也明显增高。

另一重要的致病危险因素是与一系列职业或职业接触有关。现已证实苯胺、二氨基联苯、2-萘胺、1-萘胺都是膀胱癌的致癌物，长期接触这类化学物质者患膀胱癌的概率增加，职业因素所致的膀胱癌患者约占膀胱癌患者总数的25%。与膀胱癌相关的职业有铝制品、煤焦油、沥青、染料、橡胶、煤炭气化等产业。

一、膀胱癌的治疗概况

1.膀胱肿瘤电切术、电灼术 经尿道膀胱肿瘤电切术是膀胱表浅非浸润癌的治疗方法，是将一种特殊的器械，即膀胱电切镜通过尿道插入膀胱，在膀胱充盈条件下通过窥镜看到膀胱内部情况，观察膀胱的正常结构，寻找并识别肿瘤组织，并将之切除。

这种手术具有损伤小、恢复快、可以反复进行、几乎无手术死亡率、能保留膀胱排尿功能等优点。通常是诊断和治疗相结合的方法，可避免或减少膀胱开放性手术。

2.膀胱部分切除术 适用于范围较局限的浸润性乳头状癌，位于远离膀胱三角区及颈部区域的肿瘤。膀胱部分切除术也是治疗膀胱癌较为有效的手术，方法较为灵活，可以解决电切术处理不了的肿瘤。

3.全膀胱切除术 膀胱全切术的适应证主要包括：①浸润性膀胱癌，特别是当肿瘤直径＞3cm、多发、有输尿管梗阻、前列腺受侵犯、膀胱基底部肿瘤。②多发的乳头状肿瘤，反复复发的浅表膀胱癌伴有严重黏膜病变，合并广泛的原位癌、复发快且恶性程度有增高趋势。

膀胱切除术后的盆腔淋巴结清除术，可以明确膀胱癌的分期以估计预后，因为当有盆腔淋巴结转移时多有远处转移。

膀胱全切术要配合尿道改道手术进行，手术风险较大，容易发生术后感染等并发症，术前要充分评估患者身体情况，术后一般要挂尿袋，患者需要一定时间的适应过程。

4.化学疗法 即膀胱灌注。膀胱癌很少使用全身化疗，高级别晚期患者在膀胱部分切除和全切后可以考虑全身化疗。

对于复发的表浅膀胱癌通常采用腔内化疗，其目的是减少膀胱肿瘤复发的数目及降低手术切除过程中癌细胞种植的机会。

临床上常用的局部治疗药物有丝裂霉素、顺铂、卡介苗、羟基喜树碱等，有效率在50%左右，这些药物对预防膀胱癌复发也有效。

具体方法为：嘱患者排空膀胱，按常规操作插入导尿管，将溶于生理盐水的化疗药物经导管注入膀胱。

膀胱灌注的意义在于膀胱癌术后肿瘤切除位置会有伤口，易出现癌细胞脱落转移，此时的灌注可以起到预防膀胱癌复发的作用；其次，膀胱灌注也会起到一部分治疗作用。但是，由于灌注副作用大，不能长时间进行，其起到的作用也极为有限。

5.中药疗法 中药在预防膀胱癌复发方面起到的作用越来越明显，副作用与化疗相比可以大大减少，也可以长时间服用，意味着可以长时间持续作用于病灶，起到很好治疗作用的同时，还可以调动患者自身免疫力、增强患者体质，使得膀胱癌不容易复发。不过，相比于细胞毒性作用更强的化疗，中药的药力相对较弱、起作用较为缓慢、需要的时间较长，所以肿瘤恶性程度较大、肿瘤生长速度较快的患者可能一时之间尚达不到理想效果。

中药的选择也是因人而异，患者可以去附近的中医医疗机构开药，也可以用已检验过比较有效的验方在有经验医师指导下去药店抓药，目前效果较好的是龙蛇羊泉汤和复方斑蝥胶囊，从中药以毒攻毒的角度来看，效果越好的药的毒性可能越大，患者在服药过程中也要定期监测肝肾功能变化。

二、手术康复注意事项

1.术后2周内是手术康复最重要的时期，直接决定术后恢复的好坏，术后并发症也往往与此期处理不当有一定关系。一般应注意以下事项：

（1）对于行全膀胱切除术的患者，既往有高血压病史、凝血机制障碍、剧烈呕吐和咳嗽导致腹腔压力增大、创面止血不确切等原因可以导致术后出血。

（2）全身状况、吻合口位置、血运和张力、盆腔感染及引流不畅等因素可以出现肠梗阻、肠漏、尿瘘。

（3）全身营养不良、体质弱、术后不愿或不敢活动而长期卧床的患者可能出现压疮。

（4）麻醉、术中患者固定体位、术后患者卧床时间长等因素，使下肢深静脉的血液在回流时的阻力增加、静脉血流速度减慢易致血液淤滞、血管壁损伤以及血液呈现高凝状态而导致下肢静脉血栓形成。

（5）癌症因素、手术创伤、医疗费用高、亲属支持力度低、术后出现不良并发症等多种因素可以引发焦虑、抑郁等不良情绪状态。

因此，需要在循证医学指导下，预见性地对有关问题进行康复指导和护理干预。常见问题主要包括焦虑抑郁状态、皮肤造口护理知识缺乏及潜在并发症，如出血、感染、肠梗阻、肠粘连、肠漏、尿瘘、切口脂肪液化、压疮、下肢深静脉血栓形成等，需要予针对性的康复护理干预，可以降低手术并发症的发生率，改善患者的心理状况，提高患者的生存质量及对医疗干预的满意度，提升医患关系[100]。

研究还表明[101]，予康复指导和细心护理的患者，术后首次排气时间、术后住院时间明显缩短，在术后恶心、呕吐、腹胀等方面明显改善。

2.手术前后康复护理，还需要注意的其他内容[102]。

（1）术前心理准备 膀胱癌患者术前多存在较大心理负担，如担心手术成功率、肿瘤是否能切除干净、是否存在可能的转移，害怕术中是否出现意外等，另外，患者膀胱切除术后可能存在排尿困难或者造口等问题，都是患者术前顾虑的问题。因此，需要根据患者术前不同的心理状态实施个性化心理疏导，比如向患者讲解各项检查的意义、目的及注意事项，术前肠道准备流程，手术医生的性格特点，腹腔镜的优势，以及术后采取的康复护理措施等，并介绍之前手术成功的范例等，增强患者战胜疾病的信心，建立良好的医患关系和信任，减轻患者心理负担，提高患者满意度，促进患者积极配合。

（2）肠道准备 术前禁食6h、禁饮2h，术前2~3h可给予适量葡萄糖口服，或清水、茶、咖啡、果汁等；对于糖尿病患者可根据病情给予无糖或低糖饮料。

（3）体温维护 行膀胱肿瘤电切术的患者，术中需要用大量生理盐水冲洗膀胱、麻醉、手术部位暴露、快速输入大量液体等，均可能导致机体处于低体温状态，需注意调节病室温度，加盖棉被，必要时对输注的液体进行增温，确保体温恒定。

（4）膀胱痉挛的处理　向患者讲解，由于手术创伤、留置尿管、冲洗液刺激等原因可能引起膀胱痉挛疼痛，另外精神紧张、焦虑也可能加重病情，除了术前健康宣教之外，术后可通过指导患者改变体位、深呼吸、聊天或看电视等分散注意力以帮助其缓解疼痛。

（5）控制液体输入　应适量控制液体输入。过多输液可能导致组织水肿，延缓胃肠功能康复，增加术后并发症及延长住院时间。

（6）术后镇痛护理　1995年全美保健机构评审联合委员会正式将疼痛确定为继体温、脉搏、呼吸、血压之后的第五生命体征，这说明术后控制疼痛的重要性，并且术后疼痛的护理也是快速康复外科的理念之一。腹腔镜膀胱根治性切除术刺激和损伤了相关组织器官，使周围皮肤对疼痛十分敏感，患者常常会因疼痛产生焦虑敏感反应，并可能会影响患者的呼吸、血压甚至血流动力学。而控制术后疼痛可以减轻患者的应激反应，减少术后并发症发生率，促进患者康复。经患者同意后，可于术后安置静脉镇痛泵，以2ml/h泵入镇痛药，持续规律镇痛。并于术后告知患者及家属，于疼痛加重时，可按压镇痛泵的手控按钮，每按压一次会增加0.5ml药量，可起到良好的止痛效果。同时可予疼痛评分，分值4分以上均给予止痛药物对症处理。这样患者在术后情绪更易稳定，并发症相对较少，疼痛明显减轻，舒适度增加，夜间休息好，次日精神状态也好，有利于术后快速康复。

（7）术后早期活动　术后留置尿管、小便出血、持续膀胱冲洗等，可能导致患者不敢活动，此时应鼓励并协助患者早期活动，术后回病房2h即可按摩下肢或进行下肢被动活动，6h后可根据麻醉方式协助患者改变卧位2h/次，术后1d可协助患者逐渐坐起、下地或离床活动，术后2d可在病房和走廊活动，遵循循序渐进、量力而为的原则。

（8）早期恢复进食　患者麻醉清醒后2h无明显恶心、呕吐、腹胀者，即可给予口服温开水20ml以缓解患者口干口渴；如无胃肠不适，术后4h可给予适量葡糖糖液，6h进食流质饮食，术后1d可进食半流食并逐渐过渡到正常饮食。肾功能良好者鼓励多饮水，进食低脂、清淡饮食，改善血液黏稠度，预防深静脉血栓，同时对泌尿系统有冲刷和预防感染的作用。

（9）导尿管的护理　手术当天原则上不做膀胱冲洗，留置1~2d后配合大量饮水，如病情稳定可予拔管，出血较多者可以重新留置尿管进行膀胱冲洗。

3.作为患者，熟悉自身状态、保持良好心情、积极配合医生的工作，也是康复的一项重要内容。手术患者要了解：全膀胱切除术患者手术后由于创伤较大，一般需住院2周左右才能出院；在住院早期康复中，医生会每天关注患者的身体状况和恢复情况，根据患者引流液、生命体征变化和各项检查来动态调整治疗。因此，患者需要注意以下内容：

首先，要严格遵从医生的医嘱。有些患者不听医生的嘱咐，肠胃功能尚未完全恢复就暴饮暴食，这是有一定风险的。

其次，术后医生说可以下床活动时，要积极下床活动，在病区内多走动，可以促进肠功能的恢复。

再次，术后肛门开始排气后，就可以进食了；饮食要循序渐进，从流质到半流质再到普通饮食，少食多餐，一定不能操之过急；有时只因多吃了一点点东西就会造成致命的后果。

最后，有些患者术后长期卧床，害怕疼痛，没有规律地拍背、咳嗽，痰咳不出来，引起肺部感染，甚至反复发作，建议家属要帮助患者多拍拍背。另外，患者自身结合雾化吸入，主动练习咳嗽，促使痰液排出。

以上早期康复的注意事项，适用于所有全膀胱切除术后患者。

4.全膀胱切除术根据尿流改道方式的不同可分为原位新膀胱术和回肠通道术（回肠造口）。由于两种不同改道方式引起的术后并发症大相径庭，康复方式也应有所侧重和不同，这就需要更加专业和细致的知识，尤其要了解手术对身体的改变和可能出现的问题，再针对性地运用一些康复手段。

（1）原位新膀胱术后的康复　膀胱全切原位新膀胱术后，由于切除了尿道内括约肌，控尿主要靠尿道外括约肌，同时膀胱充盈的感知和排尿的方式发生变化，需要用腹压排尿，术后最常见的并发症就是尿失禁和排尿困难[103]。患者最为关心的也是控尿好坏，如何用好新膀胱控尿呢？

一般术后9天会拔除膀胱造瘘管，但会保留导尿管。前3天暂不会进行导尿管夹管，让其保持通畅，从而使新膀胱造瘘口创伤长好。3天后开始夹闭导尿管训练，一般在白天进行，同时每天尿量保持3000ml以上。第一周夹管时间一般为30~60min，达到时间就要开放；第二周夹管时间45~90min。通过2周这样的夹管训练，可以使新膀胱的容量提前增大，等同于新膀胱自行训练1~2个月的效果，加速储尿功能的提升。

拔除尿管后该怎么做呢？首先要养成定时排尿的习惯，白天1~2h一次，晚上据手术后时间调整闹钟，并逐渐延长闹钟间隔。定时排尿，而不是等肚子胀，再去排尿的原因在于，原位新膀胱是用肠子做的膀胱，不会像正常膀胱一样有明显尿意，只有积聚了大量尿液时才会有。其次，前2~3个月尽量蹲着排尿，因为新膀胱初期黏液较多，站立排尿有时候会因为压力不够导致黏液排出不够彻底，堵塞尿道。

此外，术后2周就可以开始进行盆底肌肉锻炼，主要包括提肛训练和蹲立运动，一般坚持3个月就好了，有助于更早地恢复控尿和提高夜间控尿率。一般来说，原位新膀胱患者术后过了恢复期即可以正常运动和工作。

（2）回肠通道术（造口）后的康复　造口的患者术后的并发症主要是由造口引起的，常见的有刺激性皮炎和过敏性皮炎，二者表现都为造口周围皮肤的发红、破损，区别在于前者一般疼痛较明显，而后者常伴瘙痒。

刺激性皮炎的处理方式主要是清洗造口和及时更换底盘和尿袋。过敏性皮炎可能是因为对底盘材质过敏引起，可以考虑更换底盘品牌，同时涂一层皮炎平软膏，停留5~8min后清洗皮肤，再粘贴底盘。

其他可能出现的并发症还有造口回缩和脱垂。此二者以预防为主，最重要的是均衡饮食，控制体重，同时不要剧烈活动。一旦出现这些并发症，不要自行强行处理，最好尽快就诊。偶尔也可见造口出血，少许渗血时，只需要用毛巾稍用力压迫即可。

术后体力恢复后即可正常工作，只是避免做提重物、过度弯腰的动作，以免引起腹压过高导致造口旁疝和造口脱垂等并发症的出现。

造口患者也有必要进行适当的运动[104]，如散步、骑自行车、太极等，但是要避免接触性、撞击类的活动。同时运动最重要的是要保护好自己的造口，运动前应确保造口袋粘贴稳固。游泳前要排空尿袋，宜选用连体泳衣。患者可以佩戴造口袋直接淋浴，也可以在造口底盘周围用防水胶布贴住或用保鲜膜包裹。淋浴后撕除，再用干毛巾或纸巾擦拭尿袋上的水分即可。

5.经腹腔镜手术的患者又有所不同，相对以上两种手术而言创伤面小、恢复较快，通过以下康复护理可有助于减少肠梗阻、切口感染、漏尿等并发症[105]。

（1）术前护理　术前介绍腹腔镜手术的优势及相关成功病例，缓解恐惧、紧张等不良情绪，帮助患者建立战胜疾病的信心，使其保持良好的心态迎接手术；指导患者床上排便、排尿锻炼，为术后康复做好准备，同时告知患者戒烟，对饮食进行指导。

（2）术中护理　协助患者调整体位，减少不必要的暴露，配合医师完成手术操作。

（3）术后护理　密切监测生命体征，定时翻身、调整体位，保持皮肤清洁，避免出现压疮；患者肛门排气后，指导进食，逐渐过渡到正常饮食；鼓励患者早期下床活动，指导其主动或被动性功能锻炼，根据患者具体情况制定相应的锻炼计划。

（4）感染预防　对于术中留置导尿管的患者，密切观察引流管内液体性状、颜色、质和量，出现异常及时处理；妥善固定引流管，每天定时更换引流袋，必要时予生理盐水冲洗膀胱，严格无菌操作，避免交叉感染。

三、饮食疗法

为预防膀胱癌复发，在饮食上要采取以下措施[106]：①饮食搭配合理，营养要均衡，保证合理摄入充足的营养。保证热能和蛋白质摄入；适当使用新鲜蔬菜和水果，以确保维生素、膳食纤维的摄入。②经常选用具有防癌抗癌作用的食物，包括多种蔬菜和水果等。③不吃或少吃可能引起癌症的膳食，如腌制、熏制、发霉食物。④少用辛辣调味品。⑤采取少量多餐，减轻胃肠负担，增加营养吸收。

四、心理疗法

科学研究表明60%以上的癌症患者存在着一些心理疾病。长期的抑郁、压力、担心都会使得肿瘤发展加速，愉快的心情可以减少膀胱癌复发的概率[107]。

患者首先要树立战胜癌症的信心和具备同癌症作斗争的毅力，通过自己的积极努力和癌友的热情帮助，在医护人员的指导下，能发挥出最大的潜能，直至战胜癌症，重获健康。

五、生活指导

良好的生活习惯也是降低膀胱癌复发概率所必需的[108]。为此，患者应保证充足的休息及合理充足的营养，以提高机体免疫功能，康复期不宜饮酒，要坚决戒烟。同时膀胱癌患者在康复期要进行一定的体育锻炼，一是通过锻炼中的人际交往，病友之间的相互同情和鼓励，会对自身情绪产生积极的影响；另一方面，锻炼可以明显改善体质，增加机体抵抗力，身心同时得到锻炼，有助于患者快速恢复健康，减少复发和转移可能。

六、膀胱癌术后复查随访

因为膀胱癌容易复发，所以要求膀胱癌患者在手术后的2年时间内，每隔3个月要复查一次膀胱镜，第一次复查从手术当日算起3个月；2年后改为半年一次，5年后改为1年复查一次。如果途中出现肿瘤复发，要按照最后一次手术时间重新开始计算复查间隔。出院后行膀胱灌注治疗或动脉灌注化疗的患者则根据主管医生的医嘱另加复诊。

第十五节 神经胶质瘤

神经胶质瘤是由于大脑和脊髓胶质细胞癌变所产生的、最常见的原发性颅脑肿瘤。年发病率约为3~8人/10万人口。如同其他肿瘤一样，胶质瘤也是由于先天的遗传高危因素和环境的致癌因素相互作用所导致的。一些已知的遗传疾病，例如神经纤维瘤病以及结核性硬化疾病等，为脑胶质瘤的遗传易感因素。

一、神经胶质瘤的治疗概况

目前对于胶质瘤的治疗，包括手术、放疗、化疗、靶向治疗等手段。具体的治疗，要综合考虑患者的功能状态、对治疗的预期结果以及肿瘤所处的脑区部位、恶性程度级别等多种因素，进行综合考虑判断，从而制定个体化综合治疗方案。

1.手术治疗 手术治疗往往是胶质瘤治疗的第一步。手术不仅可以提供最终的病理诊断，而且可以迅速去除大部分的肿瘤细胞，减轻瘤负荷，缓解症状，并为下一步的其他治疗提供便利。

对于一些低级别胶质瘤，如毛细胞星形细胞瘤，手术的完整切除是可以使患者得到根治以及长期存活。目前，胶质瘤手术已经进入微创时代，与之前相比，更为安全，创伤更小，肿瘤切除更为完全。

显微镜应用于脑胶质瘤的切除，可以更加清晰地辨别肿瘤与脑组织的边界，以及周围重要的神经血管等结构，从而能够在安全的情况下，最大化地切除胶质瘤。

神经导航的应用将胶质瘤的手术切除提高到新的高度。神经导航与汽车导航相类似，可以使外科医生在手术前从切口的设计、术中功能脑区的辨认以及手术切除方式的选择等方面，更加精确和细化。

近年来出现的术中磁共振，可以进一步提高手术切除的完整程度，并减少患者术后功能缺陷等并发症。术中皮层刺激电极的应用，可以完善术中对于运动区、语言区的辨认，从而帮助外科医生更好地保护脑的重要功能。

2.放射治疗 在接受外科手术治疗后，对于高级别胶质瘤患者，往往需要进一步的放疗。对于低级别胶质瘤患者，若存在高危因素如肿瘤体积超过6cm、手术切除不完全等，也要考虑进行放疗。

放疗包括局部的放疗和立体定向放疗。对于首次发现的胶质瘤，一般不采用立体定向放疗。局部放疗根据所采用技术不同，又可以分为适形调强放疗和三维塑形放疗。对于复发胶质瘤患者，特别是处于功能区肿瘤，有时可以考虑进行立体定向放疗。

3.化学治疗 化疗及靶向治疗在胶质瘤的治疗中逐渐发挥重要作用。对于高级别胶质瘤，替莫唑胺的应用可以显著延长患者的生存预期。目前，替莫唑胺是治疗胶质瘤唯一有明确疗效的化疗药物。对于初治高级别胶质瘤患者，替莫唑胺在与放疗同时应用后（同步放化疗阶段），还应继续单独服用一段时间（6~12周期）。

其他的化疗药物（如尼莫司汀），对于复发胶质瘤的治疗可能有一定疗效。新近出现的血管靶向药物阿伐斯汀，对于复发高级别胶质瘤有明确疗效，可以显著延长患者的生存期。对于初治高级别胶质瘤患者，阿伐斯汀与放疗、替莫唑胺的联用可以显著提高患者的无进展生存期，并有望成为标准治疗方案之一。

4. 其他治疗 其他的一些免疫治疗和生物治疗尚处于临床试验阶段，其疗效有待进一步明确。从一些研究来看，富有前景，并有望为胶质瘤患者的治疗开辟新的途径。

二、神经胶质瘤的围手术期康复指导

一般来说，患者入院手术通常都会有一定的心理准备，但是在进行手术之前仍会有较强的心理应激。这种应激反应也可能会持续到手术之后，对患者生活产生巨大的影响，甚至直接影响到患者的健康和术后康复。因此，围手术期要细致做好有关健康教育和康复护理、心理指导，积极预防术后应激及有关并发症发生[109]。

1. 术前准备

（1）新患者入院后，应按医嘱作相关常规检查，如肝肾功能、血尿常规、出凝血时间等，同时配血、备血，做抗生素过敏试验以备不时之需。

（2）有癫痫病史患者，禁用口表测温，以防突然发作时咬碎而发生险情。

（3）有颅内压明显增高者，切忌灌肠，3天无大便者可用轻泻药，如酚酞片（即果导片）、番泻叶、开塞露等。

（4）有精神症状者，为预防意外，必须家属留陪伴护。

（5）患者不能单独外出，要做特殊检查如CT、脑电图、超声波及各种造影时，可由医院工作人员或家属陪同前往。

（6）皮肤准备。术前1天剃头，手术当日晨用1∶1000苯扎溴铵纱布消毒头皮，并戴上手术帽，仔细检查术野有无感染及破损情况。

（7）女性患者生理期应停止手术，有发热或腹泻者应通知医生另作决定。

（8）手术前夜应注意患者情绪，予以心理安慰。如病情许可，给予适量的镇静药或安眠药，让患者安静入睡，便秘者可用开塞露通便。

（9）手术前12h禁食（局麻除外）。

术前准备越仔细，术后可能发生问题的概率就越小，故无论是医护人员还是患者家属都应该尽量把术前准备做好。

2. 术后护理

（1）按一般外科护理常规及麻醉后护理常规。

（2）全麻患者在麻醉未醒之前取平卧位，头转向健侧。麻醉清醒后，血压平稳者头部可抬高15°~30°左右。

（3）手术当日须禁食，第2天可进流质或半流质，或遵医嘱。

（4）每1h监护生命体征及意识、瞳孔，连续6次。其后每2h监测一次，连续12次。病情平稳3天后停止监测，若病情需要可根据医嘱继续监测。

（5）注意切口引流液情况，及时与医生沟通。经常保持敷料干燥，拔出引流管后须注意有无脑脊液漏等情况。

（6）术后当日尽量不用镇静剂或安眠药。

（7）手术后常规给予留置导尿。

（8）观察过程中如有异常发现，如瞳孔大小、意识改变、肢体瘫痪、血压不稳等，应及时与医生沟通处理。

3.健康指导

（1）心理调适　树立恢复期的信心，对疾病要有正确的认识。避免因精神因素而引起疾病的变化。加强全身支持疗法。多进食优质高蛋白食物，保证良好的营养。

（2）术后序贯放疗的问题　术后需要序贯放射治疗的患者，一般在出院后2周或1个月进行。放疗期间应定时监测血常规，放疗中出现全身不适、纳差等症状，尤其是头晕头胀、疼痛、恶心呕吐时，应及时与放疗医师沟通。

（3）术后头部护理　术后患者头皮上都留有手术瘢痕，在术后1个月内可以用温水毛巾擦拭头部，1个月后就可以洗头，但忌用手抓。手术中去除骨板的患者，应注意骨窗部位的保护，外出需要戴帽保护，出院后应避免去人多的公共场所，防止意外发生，出院3～6个月后可到医院做颅骨修补术。

（4）注意术后复查　为防止肿瘤复发，一般低级别胶质瘤每半年应复查头颅增强MRI检查，高级别胶质瘤则需3个月复查头颅增强MRI，以便及时了解病情变化，出现问题可以及时处理。

（5）准备化疗的事宜　准备术后做化疗的患者应定期行血尿常规及肝肾功能等检查，观察是否合适做化疗。

（6）预防便秘　颅脑手术患者容易发生便秘，在康复护理中须注意三点：一是让患者多吃带皮的水果和各种蔬菜，这样食物中粗纤维比较多，不容易便秘；二是适当饮水，增大代谢废物的排出，建议早餐前喝一杯热水；三是排便时不能太用力，必要时使用开塞露，也可以选择多种中成药通便；对两天以上未排便的正常饮食患者，可口服缓泻剂帮助排便，如乳果糖、番泻叶。

（7）坚持语言和肢体锻炼，并多予鼓励　研究表明[110]，通过不同方式的术后肢体活动与锻炼，有助于患者术后肢体运动功能和肌力的康复。但是一般来说，胶质瘤术后患者康复的重头戏还是在家里。

因此，家属和家庭护理人员肩负患者的康复重担，要比一般医务人员的更重、更繁琐，需要给患者足够的自信心，要有耐心和恒心，语言训练上要从最简单的单音、双音再到句子，肢体活动锻炼上要从最简单的握手、动脚，到站立，再到缓慢行走，每进步一点点都要及时给予患者表扬和鼓励。多在他们身边回忆往事，多谈一谈开心的事情。护理脑胶质瘤患者，要像大人哄小孩一样，要有爱心并有尊重的意愿。

脑胶质瘤患者术后出现偏瘫，卧床期间，家属协助做肢体被动功能锻炼。病情康复后鼓励患者主动活动，如站立练习。开始是在有依靠下站立，如背靠墙、扶拐杖等，同时指导坐站练习、登台阶练习，以改善下肢肌力。随着病情改善，从开始无依靠站立，逐渐过渡到步行。患侧上肢主要做各关节的主动练习，加强掌指关节活动与拇指的对指练习，以促进手功能顺利康复。

（8）按时服药 需按医嘱定时服药，切忌自行停药，尤其是抗癫痫药物。定时门诊随访，了解病情的转归。

三、术后并发症的康复指导

脑胶质瘤术后并发症常见的有偏瘫、失语、吞咽困难、癫痫、胃肠功能紊乱、呕吐、便秘、二便失禁等[111]，因此需要有针对性地予以康复护理。相对来说，一般家庭护理偏瘫、失语、吞咽困难、呕吐等并发症都有一定经验，而对癫痫、二便失禁等的处理则经验不足。在此介绍一些简单、可操作的相关处理方法。

1.癫痫 不少患者手术后会有并发症——癫痫，癫痫发作时患者极为痛苦，也非常容易发生意外，需要紧急救助。

首先是要避免意外：①癫痫发作时，立即上前扶住患者，尽量让其慢慢躺下，以免跌伤。为防止患者咬伤口舌，可将一个软物品比如手绢、纱布等卷成卷垫，横垫于上下齿之间。体积不要太大，太大容易堵住呼吸道，妨碍通气。②对于已经躺倒在地且面部着地者，应使之翻过身，以免呼吸道窒塞，此时若患者已牙关紧闭，不要强行撬开，否则会造成患者牙齿松动脱落。解开患者的衣领和裤带，使其呼吸通畅。③禁止强行按压、拉扯对抗患者的抽搐动作，以防伤及其肢体，可以适当指掐人中、合谷等穴位，但注意避免用力过猛而创伤皮肤。④患者痉挛停止、昏倒后，应迅速将患者的头转向一侧，并抽去其牙间垫塞物，让唾液和呕吐物流出，避免窒息。此时可将其姿势改为侧卧，并注意保暖及周围环境的安静。⑤如患者癫痫发作持续时间超过半小时，即属癫痫持续状态，应送医院救治。待患者清醒之后，只感头痛及周身酸软，对发作过程并没有记忆，这时可以细心照顾并注意观察其状态，但不要向其描述发作时的场景，以免增加其精神负担。

2.二便失禁 有的患者术后会出现二便失禁，这是因为肿瘤压迫或术后脑组织受损，功能损伤所致。脑瘤术后二便失禁，家属要引起重视，及时向主治医生反映情况，以便医生根据患者术后的具体症状及时调整治疗方案，争取把手术带来的副作用降到最低，以减少患者的躯体痛苦。

如果术后居家康复，患者大小便失禁，家属应做好皮肤护理。对肛门括约肌失禁及卧床患者来说，皮肤护理极其重要，以免发生皮肤压疮。因为皮肤压疮最容易出现在皮肤受压部位，局部循环差，恢复慢，十分不易愈合，如果合并感染，甚至会危及生命。

最具预防性的措施仍集中在减轻皮肤压力、常常更换体位、加强皮肤营养、注意皮肤卫生、预防伤口感染等方面，而不是仅仅对二便失禁的处理。

二便失禁患者的床应垫塑料布作为底单，然后再铺上布单，再用尿不湿等将患者臀部兜住，尿不湿使用后取出扔掉，可以节省清洗的麻烦。当然，最好是能掌握患者排便规律，按时接便盆排便。便后用温水、肥皂水洗净会阴及肛门周围，发现臀部有发红现象时可涂以凡士林油、四环素药膏、氧化锌软膏等，夏天可敷些爽身粉。关键的关键是，切记要经常给患者翻身，翻身是非常非常重要的，最好2~3h换一次体位。

四、生活指导

1.养成良好的生活习惯，戒烟限酒。

2.不过多地吃咸而辣的食物，不吃过热、过冷、过期及变质的食物。年老体弱或有某种疾病遗传基因者，可酌情吃一些防癌食品，定期体检，保持良好的精神状态。

3.有良好的心态应对压力，劳逸结合，不要过度疲劳。中医认为压力导致过劳体虚，从而引起免疫功能下降、内分泌失调，体内代谢紊乱，导致病理性因素如痰浊、瘀血在体内蓄积，久之会变生病证；压力大，也可导致精神紧张引起气机逆乱，气滞血淤、毒火内陷等。

4.不要食用被污染的食物，如被污染的水、农作物、家禽蛋奶及发霉的食品等，要多吃绿色有机食品，防止病从口入。

5.加强体育锻炼，增强体质，多在阳光下运动，多出汗，可将体内废物随汗液排出体外，避免形成病理因素蓄积。

五、饮食指导

脑胶质瘤术后的患者如果饮食护理得当，既有助于保持良好的营养状态，防止贫血、低蛋白血症和水肿等并发症的发生，又可适当保持身体质量，不至过于消瘦，对肢体肌力和肢体功能康复有直接好处，对术后需要化疗的患者也有较好的支撑作用。饮食调养如能配合中西医结合治疗，就可更好地减轻化疗过程中呕吐恶心症状，缓解焦虑情绪，防治化疗过程中的不良反应，如脱发、白细胞降低、贫血等[112, 113]。

1.膳食纤维与脑胶质瘤 蔬菜、水果和谷类中富含有膳食纤维，主要是纤维素、木质素、半纤维素、多缩戊糖、树胶及果胶等，这些物质能降低肿瘤的发生率。膳食纤维能预防由某些化学致癌物诱发的癌变，又能调整体内激素或内源性肿瘤抑制物。

关于膳食纤维的防癌机制，目前认为：①膳食纤维能降低肠中致癌物的浓度；②能缩短肠腔内毒物通过的时间，减少致癌物与组织间的接触时间；③能影响某些致癌物或前致癌物的产生；④对内分泌等系统有调节作用，从而影响肿瘤的生成和发展。

2.维生素与脑胶质瘤 蔬菜、水果等植物除了含有丰富的纤维素外，也含有丰富的维生素类物质。膳食纤维和维生素对肿瘤有预防作用，例如胡萝卜富含胡萝卜素，西红柿、橘子、苹果和其他水果蔬菜富含维生素C，它们与脑胶质瘤的发生都呈负相关。

有研究发现，胡萝卜素能显著降低肿瘤的发生率，且植物维生素A的防癌效果更好。维生素A能使上皮细胞分化成特定的组织，使人体的鳞状细胞癌及其他细胞癌消退，激活抗肿瘤的免疫系统。富含维生素C的新鲜水果和蔬菜对肿瘤有明显的预防作用。维生素C的作用机制是抑制内源性亚硝胺的合成，抑制组织细胞对致癌化合物的转化，甚至可使已转化的细胞逆转。正是由于维生素C的抗癌的作用，一般建议日摄取量应达到100mg以上。维生素E可抑制致癌物亚硝胺及自由基的形成，保护细胞的正常分化，增强机体免疫功能。

3.N-亚硝基化合物与脑胶质瘤 食物中的危险因素主要是N-亚硝基化合物及其前体物质，即二甲基硝酸铵和亚硝酸铵。

盐制、腌制和熏制的鱼类中含有大量的能形成亚硝酸盐类的硝酸铵类物质，有研究发现腌制和熏制的肉类食品与脑瘤呈现出有意义的联系。在单因素分析中，咸鱼也与之相关。

人类可以从吸烟及摄取食物等多途径暴露于N-亚硝基化合物，也暴露于内源性的N-亚硝基化合物，摄取诸如硝酸铵和亚硝酸铵类物质可在体内转化为N-亚硝基化合物。

有研究发现，摄食加工保存的鱼类、奶酪及其他肉制品与脑瘤有联系，以火腿、油炸猪排、腊肉最具显著意义。肉制品中常含有N-亚硝基二甲胺（NDMA）、N-亚硝基吡咯烷（MPYR）和N-亚硝基六氯吡啶（NPIP），但这些物质可能并不起主要作用。因为它并不会在动物中诱发肿瘤，在动物实验中只有N-亚硝基脲能诱发动物脑瘤，而其他形式的这类物质已证明其具有致突变性；多环芳烃类和异环胺类也同样具有这样的作用。

神经胶质瘤在中医病证中主要与肝、肾有关，主要原因是中医认为"肾主骨生髓"，胶质瘤与脊髓、脑髓有关，故肾虚而生髓病；又"巅顶之上，唯风可到"，就像山顶上只有山风能拂到一般，风为肝木之属，而从临床看，胶质瘤患者病证多见"肝风内动"等与"中风"类似的病症，故治疗上"实从肝、虚从肾"。古人主张"药食同源"，因此食物调理上也是"平肝补肾"为主。以下食谱供参考。

（1）天麻猪脑盅

[**配方**]天麻片、猪脑、冬菇，另外葱、姜、盐、料酒、味精、鸡汤等各适量。

[**制法**]天麻片用温水洗净，猪脑挑去血筋，冬菇洗净泡软。小盅内倒入适量鸡汤，加入以上诸味，隔水蒸20min。临食前加入少许味精调味。

[**功效**]养心补脑，镇静安神。本膳主要适用于脑肿瘤出现肝风内动证者。

（2）魔芋粗丝

[**配方**]魔芋、胡萝卜、牛蒡、蒜苗，另外，色拉油、调料（包括料酒、酱油、砂糖等各适量）。

[**制法**]魔芋切成适当大小，胡萝卜切成与之同样大小。牛蒡切细并加水煮5~6min。蒜苗切成3~4cm之段，在锅内将色拉油烧热，放入魔芋、牛蒡同炒，加调料煮10min，另加胡萝卜煮5~6min，最后放入蒜苗，再烧片刻，即可。

[**功效**]行瘀消肿，解毒止痛。本膳用于脑肿瘤而症见头痛、便秘者。

（3）米仁菊花决明粥

[**配方**]白菊花、炒决明子、薏苡仁、粳米，另冰糖少许。

[**制法**]先把决明子放入锅内炒至微有香气，取出即为炒决明子。待冷后和白菊花一起加清水同煎取汁，去渣，放入薏苡仁和粳米煮粥。粥将成时，放入冰糖，煮至溶化即可。

[**功效**]清肝降火，养神通便。本膳适用于脑肿瘤伴有性情急躁、双目干涩赤红及口干口苦者。

结　语

中医药学的确是一个伟大的宝库，不仅对各种疾病的诊治，也包括疾病后期的康复过程，都能发挥其独特的作用。

中医学在漫长的发展过程中，经历代医家不断补充、发展和完善，创造了诸多治疗和养生康复的方法。各种方法均有一定的适用范围和优势，将这些方法综合起来，发挥各自的优势、特色，以取得更好的、综合性的康复效果，是现代中医康复学的特色，也是各中医康复学研究者的责任。

在中医肿瘤康复学中尤是如此，它面对的是状况更为复杂的肿瘤患者，单一的处置方法难以取得更好的效果，依据《素问·异法方宜论》中所言："圣人杂合以治，各得其所宜，故治所以异而病皆愈"，不仅要用中医传统疗法，也要用现代中医疗法，更要吸收、借鉴现代医学发展的各种康复疗法，使得中医肿瘤康复学的内容不断得到充实和完善，康复方法不断得到补充和更新，使之更加切合临床需要和患者具体实情，以取得更好疗效，造福更多肿瘤患者。

参考文献

［1］Chasen A. P. Dippenaar. Cancer nutrition and Rehabilitation–its time has come［J］. Curr Oncol Rep，2008，15（3）：117-122.

［2］Cromes GF. Implementation of interdisciplinary cancer rehabilitation［J］. Rehab Couns Bull，1978，21（3）：230-237.

［3］Fialka–Moser V，Crevenna R，Korpan M，et al. Cancer rehabilitation：particularly with aspects on physical impairments［J］. J Rehabil Med，2003，35（4）：153-162.

［4］孙凌云，杨宇飞.中国老年肿瘤康复的任务和展望［J］.世界科学技术–中医药现代化，2015，17（12）：2466-2469.

［5］薛冬，蒋姗彤，张培彤，等.老年肿瘤患者治疗与康复需求国内多中心调查结果［J］.中国康复医学杂志，2017，32（3）：313-315.

［6］王霞，杨宇飞.肿瘤康复的研究进展［J］.世界科学技术–中医药现代化，2015，17（12）：2490-2496.

［7］孙增坤，程羽，袁萌，等.试述心身并治的肿瘤体质康复观［J］.辽宁中医杂志，2015，42（5）：959-961.

［8］陈炳旗.中医肿瘤康复与生存质量［J］.肿瘤防治杂志，2001，8（4）：217-219.

［9］吴整军.中医情志为病论与肿瘤发病、康复中精神心理因素的作用［J］.中国临床康复，2004，8（27）：5950-5951.

［10］王华，朱远平，李小峰，等.肿瘤康复乐园对肿瘤放化疗患者焦虑抑郁情绪的影响［J］.数理医药学杂志，2013，26（2）：151-153.

［11］马文超.中医食疗法在肿瘤康复治疗中的应用［J］.现代康复，2001，5（2）：141.

［12］吴春晓，钟广恩，周国平，等.国外针灸在肿瘤康复治疗中的应用进展［J］.针灸临床杂志，2015，31（10）：88-91.

［13］杨永，王笑民，许炜茹，等.肿瘤康复的研究进展［J］.医学综述，2018，24（7）：1324-1328.

［14］刘启欧，王淑美，李舒.中医疗法对肿瘤康复的意义［J］.中国医药指南，2015，13（34）：24-26.

［15］杨宇飞，廖娟，王维武，等.中医五行音乐改善43例恶性肿瘤患者生活质量的初步临床研究［C］.中国老年肿瘤学大会暨第二届CGOS学术年会论文

集，北京：2007.10

［16］黄云娜，杨曦，杨秋敏.中医五行音乐对恶性肿瘤化疗患者癌因性疲乏的影响［J］.中华现代护理杂志，2012，18（12）：1412-1414.

［17］王培，张梅奎.芳香疗法治疗失眠研究进展［J］.山东中医杂志，2016，35（4）：366-368.

［18］刘西芳，余运影，汪卫东.中国中医药芳香疗法发展的SWOT分析［J］.中华中医药杂志，2018，33（5）：1944-1947.

［19］郭静芳.127例喉癌患者围手术期的护理体会［J］.中国现代药物应用，2013，7（15）：193-194.

［20］谭辉，郝永丽，王海洋，等.系统康复护理对喉癌患者围手术期心理状态及术后恢复的干预研究［J］.肿瘤预防与治疗，2018，31（2）：112-116.

［21］朱雪丽.喉癌患者术后并发症的预见性护理［J］.中国实用护理杂志，2004，20（9B）：43.

［22］姚嘉麟，龚亚斌，许玲.中医疗法在肺癌术后康复中的运用［J］.医学综述，2017，23（23）：4721-4725.

［23］黄菲菲，张娟，谢莉，等.肺癌患者术后康复自我效能感影响因素研究［J］.中华护理教育，2017，14（8）：610-614.

［24］孔轻轻，沙永生，赵岳.肺康复训练对肺癌术后化疗患者生活质量的影响［J］.护士进修杂志，2014，29（10）：880-882.

［25］潘虹，刘杰，林洪生.运动干预在肺癌患者术后康复治疗中的应用［J］.医学综述，2016，22（1）：80-83.

［26］韩阳，邱月.家庭功能锻炼对非小细胞肺癌患者术后康复疗效分析［J］.辽宁中医药大学学报，2015，17（12）：199-200.

［27］付立萍，张玉芬，张荣泽，等.扶正安肺汤配合心理干预对肺癌患者术后生存质量影响［J］.陕西中医，2014，35（2）：186-187.

［28］张林娇，于思筠.参芪归藤汤辅助康复训练对肺癌化疗患者康复效果的影响［J］.陕西中医，2018，39（1）：59-61.

［29］韩睿，林洪生.健身气功八段锦对非小细胞肺癌术后患者肺功能及生存质量干预疗效的临床研究［J］.天津中医药，2016，33（12）：715-718.

［30］姚嘉麟，龚亚斌，许玲.中医疗法在肺癌术后康复中的运用［J］.医学综述，2017，23（23）：4721-4725.

［31］李印，孙海波.食管癌加速康复外科治疗的进展及展望［J］.中华胸部外科电子杂志，2017，4（3）：140-148.

［32］刘兰珍，陈静，周秀芳.术后早期经口进食在食管癌快速康复外科的应用进展［J］.全科护理.2018，16（28）：3481-3483.

［33］范敏，勾云，蔡小敏.中医护理干预对食管癌术后康复及肺部感染效果观察［J］.中国医药科学，2018，8（12）：126-128.

［34］陶丽.中医气功操练法对食管癌术后患者康复效果的影响［J］.中国继续医学教育，2018，10（34）：188-191.

［35］张佳丽.术后综合护理对食管癌术前同步放化疗患者术后并发症的影响［J］.临床医学工程，2018，25（10）：1407-1408.

［36］吴晓雪.中医辨证施护对食管癌围术期患者快速康复的护理研究［J］.养生保健指南，2017，15（37）：278.

［37］邓常青，宋娟，胡小翠，等.个性化饮食指导对食管癌手术患者康复的影响［J］.齐鲁护理杂志，2017，23（12）：7-8.

［38］王红英.综合呼吸功能锻炼改善食管癌患者术后康复效果的分析［J］.临床护理杂志，2017，16（5）：32-34.

［39］田美丽，邓江，姚凯博，等.分阶段护理干预对胃癌患者康复效果及营养水平的作用［J］.昆明医科大学学报，2018，39（12）：136-139.

［40］王姗，葛思堂，周英，等.序贯性早期肠内营养在胃癌患者术后康复治疗中的应用效果［J］.肠外与肠内营养，2018，25（2）：102-106.

［41］夏秀玲，李仙晓，樊再雯.参黄汤对胃癌术后气滞血瘀型胃肠功能障碍患者的康复作用［J］.长春中医药大学学报，2018，34（1）：119-122.

［42］王薇.基于循证理念的预警性护理对结直肠癌患者术后康复及并发症的影响［J］.心理医生，2019，25（1）：236-237

［43］邓德贤.结肠癌合并肠梗阻应用腹腔镜结合肠镜治疗对术后康复及并发症发生率的影响［J］.中国保健营养，2018，28（31）：89-90.

［44］熊娟.优质护理干预对直肠癌患者术后康复预后的影响［J］.中外医学研究，2018，16（27）：93-94.

［45］尹仙玉.体位康复训练配合护理干预对结肠癌患者术后康复效果的影响［J］.全科护理，2018，16（20）：2513-2514.

［46］叶金阳.开腹肝癌左外叶切除与腹腔镜术患者康复与机体免疫功能分析［J］.实用中西医结合临床，2017，17（3）：21-22.

［47］余传华，刘玉红.中医综合疗法对肝癌术后患者康复的影响［J］.临床医药实践，2016，25（1）：71-72.

［48］徐春艳，康璇，杨丽红，等.医护一体化护理干预促进肝癌患者快速康复的效果［J］.解放军护理杂志，2016，33（24）：53-55.

［49］程光荣，郭丽萍.肝癌患者接受肝动脉灌注化疗栓塞术后护理康复效果分析［J］.实用肝脏病杂志，2016，19（6）：700-703.

［50］庞雅桢，高群.心理联合疼痛干预对肝癌患者术后康复情况及生活质量的影

响［J］. 现代消化及介入诊疗，2018，23（3）：352-354.

［51］孙洁.心理干预在肝癌手术后护理中的应用效果分析［J］. 中西医结合心血管病电子杂志，2018，6（25）：122-123.

［52］陶莲德.早期活动干预对原发性肝癌患者术后康复的影响［J］. 护理研究，2007，21（31）：2863-2865.

［53］张娜，刘冬梅.功能锻炼在解剖性肝癌切除术后康复治疗中的临床意义［J］. 西部医学，2017，29（2）：230-232.

［54］徐晨.肝癌灌注化疗栓塞术后患者早期下床活动对术后康复的影响［J］. 齐齐哈尔医学院学报，2016，37（28）：3607-3608.

［55］王剑彬，吴彩月，王丽斯，等.低热量肠内营养支持对肝癌合并肝硬化患者术后康复及免疫功能的影响［J］. 中国肿瘤临床与康复，2018，25（1）：51-54.

［56］高彩霞，杭婷，张海霞，等.肝癌术后规范化疼痛护理管理的效果评价［J］. 西南国防医药，2018，28（5）：473-475.

［57］艾书眉，刘志勇.肝癌术后肝腹水的综合性护理方法及效果观察［J］. 当代护士，2018，25（30）：105-107.

［58］伊纪瑛，唐晨曦，章淑芳.优质护理模式在晚期肝癌大量腹水患者中的应用效果［J］. 中国医药导报，2018，15（22）：161-163，167.

［59］宋娟娟.探讨胰腺癌根治性切除手术的围手术期护理措施［J］. 世界最新医学信息文摘，2016，16（40）：217.

［60］许晓雅，王世，江金燕，等.胰腺癌放射性125I粒子植入治疗的护理体会［J］. 护理与康复，2017，16（6）：653-655.

［61］宋伟华，裴玉萍，胡静文.射频消融治疗局部晚期胰腺癌的围术期护理［J］. 中华现代护理杂志，2015，21（13）：1560-1561.

［62］王喜芹，陈阳，李惠艳.超前镇痛对胰腺癌患者术后快速康复的影响［J］. 护理学杂志，2016，31（16）：37-39.

［63］赵双，熊微.聚焦解决模式对胰腺癌手术患者心理危机及应对方式的干预效果［J］. 医学临床研究，2018，35（4）：750-752.

［64］张晓瑞，文艳杰，韩颖.子午流注择时五行音乐疗法在胰腺癌术后患者康复护理中的应用及其效果［J］. 解放军护理杂志，2018，35（21）：54-57.

［65］宁红建，韦宗萍.早期肠内免疫营养支持对胰腺癌术后营养不良患者免疫及胃肠功能改善效果观察［J］. 中国临床医生杂志，2018，46（11）：1336-1339.

［66］葛晓燕，马小红.快速康复外科护理对胆囊癌患者的生活质量及护理满意度的影响［J］. 现代消化及介入诊疗，2017，22（5）：733-735.

［67］陶俊霞.心理干预在乳腺癌患者康复中的应用［J］.临床合理用药杂志，2018，11（20）：148-149.

［68］张瑞芹，孙翠勇，康乃馨，等.康复期乳腺癌患者积极情绪与自我效能感及益处发现的关系［J］.广东医学，2018，39（12）：1865-1868.

［69］丁洁，胡秀娟.乳腺癌术后患肢淋巴水肿康复护理体会［J］.养生保健指南，2018，16（46）：281.

［70］冯微.康复锻炼对乳腺癌术后患肢运动功能恢复的影响［J］.安徽医药，2018，22（10）：2055-2058.

［71］韩涛.乳腺癌术后持续性疼痛及其康复治疗研究［J］.双足与保健，2018，27（13）：74-75.

［72］桂奕文，任建琳，朱为康，等.中药联合化疗治疗三阴性乳腺癌疗效Meta分析［J］.辽宁中医杂志，2018，45（6）：1139-1141.

［73］于福壮，韩鸿福，郝建萍，等.Ⅱ、Ⅲ期左侧乳腺癌根治术后序贯中药联合调强放疗疗效观察［J］.现代中西医结合杂志，2018，27（6）：650-654.

［74］张宏，杨凌艳，童茜，等.心理护理干预影响官颈癌术后患者生存质量及心理状态的meta分析［J］.中国计划生育和妇产科，2018，10（8）：8-14.

［75］陈艳.中西医结合护理干预对官颈癌手术患者的康复效果观察［J］.实用中西医结合临床，2017，17（12）：156-157.

［76］刘培培，李红卫.穴位综合疗法结合康复护理技术对官颈癌术后患者膀胱功能及生活质量的影响［J］.湖南中医药大学学报，2018，38（10）：1208-1211.

［77］高杰，张宏，刘莉，等.间歇导尿在官颈癌根治术后患者膀胱功能康复的应用［J］.护理学杂志，2018，33（16）：81-83.

［78］娄长丽，王怀珍.康复新液冲洗会阴部联合心理护理对官颈癌放射治疗患者的影响［J］.中国烧伤创疡杂志，2018，30（6）：425-430.

［79］陈少坚，覃强.保留灌肠治疗官颈癌放疗致放射性肠炎患者的临床效果分析［J］.中国医药科学，2018，8（11）：213-216.

［80］朱振凤，武霞.康复新液防治官颈癌放疗所致皮肤黏膜损伤的效果及护理［J］.中西医结合护理，2018，4（7）：145-148.

［81］孙静宜.官颈癌术后及放疗后患者的性功能康复437例护理体会［J］.中国性科学，2006，15（6）：10-11.

［82］蔡晓红.官颈癌患者同步放化疗健康教育的临床分析［J］.健康之路，2018，17（7）：115.

［83］秦楠，姜桂春.营养干预对提高官颈癌患者同步放化疗耐受性的作用［J］.中国食物与营养，2018，24（8）：83-86.

［84］吴静，高雯，吕宏英.自我效能感对化疗期卵巢癌患者生活质量与负性自动思维的影响［J］.护理与康复，2017，16（11）：1156-1157，1160.

［85］王李菲.人性化护理模式对卵巢癌患者生理健康和心理健康的影响［J］.国际护理学杂志，2017，36（12）：1656-1659.

［86］武欣.护理干预对提高卵巢癌化疗依从性的临床效果［J］.系统医学，2018，3（1）：166-168.

［87］唐晓芳.卵巢癌化疗患者的健康教育与护理干预［J］.实用临床医药杂志，2015，19（4）：82-84，88.

［88］古萍.卵巢癌减灭术后早期下床活动对患者康复的影响探讨［J］.双足与保健，2018，27（2）：28-30.

［89］任睿，周美英.理气汤联合针灸对卵巢癌术后患者胃肠功能恢复的影响［J］.新中医，2017，49（3）：71-73.

［90］刘琼，刘向阳，涂敏.有氧运动联合耳穴指压对卵巢癌化疗患者癌因性疲乏的影响［J］.护理学杂志，2013，28（15）：44-45.

［91］陈婷，卢晓，庄秀芳.甲状腺癌术后并发症的发生原因及护理措施［J］.临床合理用药杂志，2017，10（2）：154.

［92］朱宝燕，李晗宁.甲状腺癌患者实施心理护理干预对其焦虑及抑郁程度的影响［J］.中国药物与临床，2017，17（12）：1869-1871.

［93］蔡晓博，刘书文.甲状腺癌颈淋巴结清扫术后乳糜漏的护理［J］.护士进修杂志，2018，33（11）：1033-1034.

［94］蔡依丽，董丽娜.甲状腺癌患者行颈淋巴结清扫术后肩部功能康复锻炼的效果评价［J］.全科医学临床与教育，2018，16（3）：348-350.

［95］张恒.在甲状腺癌患者围术期开展颈部功能锻炼的临床效果观察［J］.中国实用医药，2014，9（22）：207-208.

［96］李伟，王慧，徐立金，等.甲状腺癌术后中医药康复的优势［J］.光明中医，2017，32（14）：2066-2068.

［97］邓瑜，黄冬香，叶向东，等.健康教育联合连续性护理干预在腹腔镜肾癌根治术中的应用效果［J］.国际护理学杂志，2018，37（18）：2534-2537.

［98］刘晓菲.全程系统化护理干预在腹腔镜下肾癌根治术患者中的应用［J］.齐鲁护理杂志，2018，24（14）：27-30.

［99］吕学新，何昆仑，李义，等.循证护理预防后腹腔镜肾癌根治术患者并发症的效果［J］.中国肿瘤临床与康复，2017，17（8）：982-983.

［100］李春伟，陈萍萍，汪艳，等.循证护理在全膀胱切除患者术后康复中的应用［J］.安徽卫生职业技术学院学报，2018，17（1）：55-57.

［101］邓丽芹.围术期护理干预对膀胱癌腹腔镜手术患者康复的影响［J］.实用中

西医结合临床, 2018, 18（5）: 173–174.

[102] 蔡曾琴, 彭胤琼, 黄秀娟, 等.快速康复模式护理在腹腔镜膀胱癌根治性切除术围手术期的应用 [J]. 西部医学, 2016, 28（8）: 1168–1171.

[103] 王蒙, 何玮.腹腔镜下根治性全膀胱切除术加原位新膀胱术围手术期护理研究进展 [J]. 现代泌尿生殖肿瘤杂志, 2015, 7（5）: 305–308.

[104] 王公羽.延续性护理对膀胱癌术后膀胱造口患者生活质量的影响评价 [J]. 饮食保健, 2018, 5（39）: 183–184.

[105] 罗爱娟, 廖苏苏, 黄鹂.优质护理在预防全膀胱切除术回肠代膀胱术后并发症中的效果观察 [J]. 临床合理用药杂志, 2015, 8（30）: 158–159.

[106] 许献霞, 韦坚, 吴芸, 等.饮食指导在根治性全膀胱切除术快速康复中的应用体会 [J]. 饮食保健, 2018, 5（29）: 271.

[107] 苏丽华.基于罗伊–纽曼综合模式的心理护理干预在膀胱癌患者围手术期中的应用效果 [J]. 中国健康心理学杂志, 2018, 26（8）: 1204–1207.

[108] 余琪.行为护理对膀胱癌患者生活质量的影响 [J]. 中华现代护理杂志, 2016, 22（19）: 2737–2739.

[109] 王红霞, 戴荣华.护理干预对脑胶质瘤患者围手术期应激反应的影响 [J]. 中外医疗, 2014, 33（7）: 151–152.

[110] 彭辉, 崔高亮, 李源.综合康复对脑胶质瘤术后患者肢体功能的影响 [J]. 癌症进展, 2018, 16（8）: 1045–1047, 1051.

[111] 刘静, 程丽玲, 王红萍.恶性脑胶质瘤患者术后并发症的观察与护理 [J]. 护理与康复, 2016, 15（4）: 337–339.

[112] 白书弘, 赵天书, 王珊, 等.饮食护理指导方案对额叶胶质瘤患者术后营养指标与功能康复的良性影响 [J]. 中华全科医学, 2017, 15（1）: 160–162.

[113] 何海燕.中西医结合护理脑胶质瘤化疗期的效果研究 [J]. 内蒙古中医药, 2017, 36（8）: 156.